U0302494

医学高职高专规划教材同步学习指导
湖南省精准健康扶贫基层卫生人才本土化培养规划教材

人体解剖学学习指导

主　编　刘伏祥　韩利军

副主编　唐　峰　黄国志　刘　菲

供临床、护理、预防、中医、药学、检验、放射、康复等专业
学生及精准健康扶贫定向医学生使用

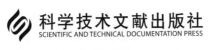

科学技术文献出版社
SCIENTIFIC AND TECHNICAL DOCUMENTATION PRESS

·北京·

图书在版编目（CIP）数据

人体解剖学学习指导 / 刘伏祥，韩利军主编. —北京：科学技术文献出版社，2019.9

ISBN 978-7-5189-6017-0

Ⅰ.①人… Ⅱ.①刘… ②韩… Ⅲ.①人体解剖学—高等职业教育—教学参考资料 Ⅳ.①R322

中国版本图书馆 CIP 数据核字（2019）第 190238 号

人体解剖学学习指导

策划编辑：张宪安	责任编辑：薛士滨 张雪峰		责任校对：文 浩	责任出版：张志平

出　版　者　科学技术文献出版社

地　　　址　北京市复兴路15号　　邮编　100038

编　务　部　（010）58882938，58882087（传真）

发　行　部　（010）58882868，58882870（传真）

邮　购　部　（010）58882873

官　方　网　址　www.stdp.com.cn

发　行　者　科学技术文献出版社发行　全国各地新华书店经销

印　刷　者　长沙鸿发印务实业有限公司

版　　　次　2019 年 9 月第 1 版　2019 年 9 月第 1 次印刷

开　　　本　787×1092　1/16

字　　　数　481千

印　　　张　21.25

书　　　号　ISBN 978-7-5189-6017-0

定　　　价　49.00元

编委会名单

作者名单

主　　　编　刘伏祥　韩利军

副　主　编　唐　峰　黄国志　刘　菲

编　　　者　（按姓氏笔画排列）

王伟志　娄底职业技术学院

叶　威　长沙卫生职业学院

向　坚　长沙卫生职业学院

刘　波　娄底职业技术学院

刘　菲　岳阳职业技术学院

刘伏祥　益阳医学高等专科学校

何婷晔　常德职业技术学院

邹自强　岳阳职业技术学院

罗　华　湘潭医卫职业技术学院

周　玉　益阳医学高等专科学校

周　奕　长沙卫生职业学院

赵　宏　益阳医学高等专科学校

贺　旭　益阳医学高等专科学校

郭凤敏　常德职业技术学院

唐　峰　常德职业技术学院

黄国志　娄底职业技术学院

韩利军　永州职业技术学院

傅　臻　湘潭医卫职业技术学院

臧　慧　益阳医学高等专科学校

主编简介

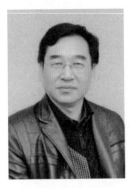

刘伏祥，男，中共党员，硕士，教授，益阳高等医学专科学校基础医学部（检验系）主任。从事解剖学和组织胚胎学教学和研究三十多年，认真对待解剖教学工作，不断改进教学方法，创立益阳医专解剖学教学网。完善护理教学内容与教学手段，制定富有护理专业特色的护理专业教学大纲。被评为益阳医专首届十佳教师，益阳医专首届师德标兵，益阳医专学术带头人。主持及主要参与省级课题 3 项，参与省级科研项目多项、校级科研项目 2 项。发表教学、科研论文 20 篇，其中有 7 篇为中文核心期刊，4 篇为科技核心期刊，SCI 会议论文 1 篇。主编国家级规划教材 3 部，作为副主编参与编写教材 6 部，参编教材 8 部，参编著作 2 部。曾获学校教学竞赛一等奖、省电大教学竞赛优秀奖、全国护理解剖学会教学课件竞赛二等奖、省级优秀论文二等奖、省级教学成果三等奖。所教电大班学生解剖学全省统考获得第一名两次。

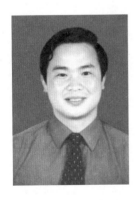

韩利军，男，中共党员，副教授。1996 年 6 月毕业于湖南师范大学生物系，2002 年—2003 年在中南大学湘雅医学院研究生进修班学习。2009 年任解剖教研室主任，现担任永州市职称评审专家、湖南省解剖学会理事、中国解剖学会护理解剖学分会委员。主编《人体解剖学》4 本。

前　　言

为了贯彻落实《国务院关于加快发展现代职业教育的决定》和《国务院关于印发国家职业教育改革实施方案的通知》等文件精神，推动我省医学职业教育发展，提升医学高职高专教学水平，积极推进学历证书和执业资格证书"双证书"制度，不断提升人才培训质量，特别是湖南省精准健康扶贫农村订单定向医学生的培训质量，根据湖南省卫生健康委员会领导指示，经益阳医学高等专科学校、湘潭医卫职业技术学院、岳阳职业技术学院、长沙卫生职业学院、常德职业技术学院、永州职业技术学院、娄底职业技术学院、湖南省卫健委培训中心等单位的院长、教务处长和有关系主任会议讨论，一致同意合作编写出版医学高职高专规划教材《人体解剖学学习指导》《生理学学习指导》《病理学学习指导》《药理学学习指导》《临床实践技能学习指导》五本配套教材。

人体解剖学、生理学、病理学、药理学是医学专业的主干课程，是最主要、最重要的医学基础课程，医学生必须学好这些基础主干课程，才能进一步学习其他医学基础课和临床课程。医学作为一门实践性很强的学科，不仅要求医师具有系统的理论知识，还必须具有熟练的医学专业技能。实践技能考试是医师资格考试的重要组成部分，只有通过实践技能考试，才有资格参加医学综合考试。

近几年来，随着专科层次的医学教育高职化，基础课被不同程度压缩，在有限的教学学时内，体现"必需、实用、够用"的原则，突出专业课程技术性和实用性，达到最佳的教学效果是十分重要的。因此，本套学习指导教材编写结合了医学教育特点，以高职医学生专业培养目标和岗位实际需要为出发点，促进学生熟练掌握基础知识。

本套教材的编写目标是为基层培养具有高尚职业道德和良好专业素质，掌握专业知识和技能，能独立开展工作，能为社区居民提供基本医疗卫生服务的合格的卫生人才。本套教材供医学高职高专各专业在校学生学习使用，尤其适合精准健康扶贫农村订单定向医学生学习使用。

本套教材的编写以《人体解剖学》《生理学》《病理学》《药理学》规划教材和教学大纲为依据，以培养目标为导向，以职业能力培训为根本，体现职业教育对卫生人才的要求，突出"三基"即基本理论、基本知识、基本技能，强调"五性"即思想性、科学性、先进性、启发性和实用性。

本套教材编写风格一是坚持创新，体现以学生为中心的编写理念，以实现和满足学生的发展为需求。二是贯彻现代职业教育理念，体现"以就业为导向，以能力为本位，以技能为核心"的职业教育理念。三是突出技能培养，提倡"做中学、学中做"的"理实一体化"思想，突出应用型、技能型教育内容。

章节编排按照《人体解剖学》《生理学》《病理学》《药理学》规划教材的章节编章，每章包括学习目标、学习要点、自测试题和自测试题答案四个部分。本套教材根据现行教学大纲和助理执业医师、执业护士考试大纲而编写，以帮助学生厘清思路、实施以点带面整体推进的单元整合教学策略，增强学生自主学习的兴趣和能力。《临床实践技能学习指导》依据《临床诊断学》《实验诊断学》《内科学》《外科学》等相关规划教材及《执业助理医师考试大纲》《卫生专业技术初级职称考试大纲》编写而成。

由于全国卫生技术资格考试和国家执业医师资格考试都采用客观选择题型，本书各章自测试题和附录模拟试卷也都采用客观选择题形式，分为Ⅰ型题、Ⅱ型题、Ⅲ型题和Ⅳ型案例分析题4大类。这有利于提高学生毕业考试、执业助理医师资格考试和卫生专业技术职称考试的应试能力。

参与本套教材编写的老师都具有丰富的教学经验，均为本书的编写付出了辛勤的劳动。本套教材的编写参考了许多国家级规划教材，并得到了湖南卫生健康委员会、各参编学校、科学技术文献出版社有限公司等单位领导的大力支持与帮助，在此一并表示诚挚的感谢！

由于学识水平和经验有限，加之时间仓促，本套学习指导教材难免会有不妥和有待完善之处，敬请广大读者批评指正。

医 学 高 职 高 专 规 划 教 材 同 步 学 习 指 导
湖南省精准健康扶贫基层卫生人才本土化培养规划教材　　　编委会主任　刘建强

自测试题题型介绍

由于目前全国卫生专业技术资格考试和国家执业医师资格考试都采用客观选择题型。本书各章自测试题和附录模拟试卷也都采用客观选择题形式，分为Ⅰ型题、Ⅱ型题、Ⅲ型题和Ⅳ型题4大类。

Ⅰ单选题（A1、A2型题）

由一个题干和五个备选答案组成，题干在前，选项在后。选项A、B、C、D、E中只有1个为正确答案，其余均为干扰答案。干扰答案可以部分正确或完全不正确，考生在回答本题型时需对备选答案进行比较，找出最佳的或最恰当的备选答案，排除似是而非的选项。

Ⅱ共用题干单选题（A3、A4型题）

以叙述一个以单一患者或家庭为中心的临床情境，提出2~6个相互独立的问题，问题可随病情的发展逐步增加部分新信息，每个问题只有1个正确答案，以考查临床综合能力。

Ⅲ共用备选答案单选题（B型题）

由2~3个题干和5个备选答案组成，选项在前，题干在后。一组题干共用上述5个备选答案，且每个题干对应一个正确的备选答案，备选答案可以重复选择或不选。

Ⅳ案例分析题（临床医学各专业"专业实践能力"科目特有题型）

案例分析题是一种模拟临床情境的串型不定项选择题，用以考查考生在临床工作中所应该具备的知识、技能、思维方式和对知识的综合应用能力。侧重考查考生对病情的分析、判断及其处理能力，还涉及对循证医学的了解情况。考生的答题情况在很大程度上与临床实践中的积累有关。

试题由一个病例和多个问题组成。开始提供一个模拟临床情境的病例，内容包括患者的性别、年龄（诊断需要时包括患者的职业背景）、就诊时间点、主诉、现病史、既往疾病史和有关的家族史。其中主要症状包括需体格检查或实验室检查才可得到的信息。随后的问题根据临床工作的思维方式，针对不同情况应该进行的临床任务提出。问题之间根据提供的信息可以具有一定的逻辑关系，随着病程的进展，不断提供新的信息，之后提出相应的问题。每道案例分析至少3~12问，每问的备选答案至少6个，最多12个，正确答案及错误答案的个数不定（≥1）。考生每选对一个正确答案给1个得分点，选错一个扣1个得分点，直至扣至本问得分为0，即不含得负分。

目　　录

第一章 绪 论

一、学习目标

（一）掌握

常用的解剖学方位术语。

（二）熟悉

学习人体解剖学的基本方法。

（三）了解

人体解剖学的定义、发展概况与分科。

二、学习要点

（一）人体组成

细胞（基本结构与功能单位）→组织（四大基本组织）→器官→系统（九大系统）。

（二）解剖学姿势

人体直立、两眼平视前方，双上肢下垂、手掌向前，双下肢并拢、足尖向前（设定姿势）。

（三）常用方位术语

1. 上与下：两者比较，近头者为上，另一个为下。
2. 前（腹侧）与后（背侧）：两者比较，近腹者为前，另一个为后。
3. 浅与深：两者比较，近体表或器官表面者为浅，另一个为深。
4. 内与外：对空腔器官而言，近腔者为内，另一个为外。
5. 内侧与外侧：两者比较，近身体正中矢状面者为内侧，另一个为外侧。
6. 近侧与远侧：两者比较，近肢体附着部位近者为近侧，另一个为远侧。

（四）轴和面

1. 轴

（1）垂直轴：呈上下方向与水平面垂直。

（2）矢状轴：呈前后方向与水平面平行与垂直轴垂直。

（3）冠状轴：呈左右方向与垂直轴和矢状轴垂直。

2. 面

（1）矢状面与正中矢状面：沿矢状轴，将人体分为左右两部分的切面，其中将人体分为左右相等两个部分的切面，称正中矢状面；

（2）冠状面：沿冠状轴，将人体人为前后两部分的切实可行面；

（3）水平面：沿水平方向，将人体分为上下两部分的切面；

（4）纵切面与横切面：针对器官，沿其长轴所作切面，称纵切面；沿其短轴所做的切面，称横切面。

三、自测试题

A1 型题

1. 人体的基本结构和功能单位是（   ）

A. 组织   B. 细胞   C. 系统

D. 器官   E. 组织间隙

2. 关于人体的分部，错误的说法是（   ）

A. 头部   B. 颈部   C. 躯干

D. 腹、腰背部   E. 四肢

3. 有关解剖学姿势（标准姿势）的描述，错误的是（   ）

A. 身体直立   B. 拇指向前   C. 两眼平视

D. 手掌向前   E. 双足并拢

4. 关于方位术语中，错误的描述是（   ）

A. 近头者为上   B. 近足者为下   C. 近腹者为前

D. 近背者为后   E. 四肢而言距其附着部近者为内侧

5. 常用解剖学术语描述，正确的是（   ）

A. 解剖学姿势规定，身体直立，呈立正姿势

B. 近腔者为内

C. 对于上肢而言，内侧即桡侧

D. 将人体分为左右两部分的面称矢状面

E. 矢状面又称为额状面

6. 关于轴的描述，正确的是（ ）

A. 矢状轴是呈左右方向的水平轴

B. 冠状轴是呈前后方向的水平轴

C. 垂直轴为上下方向并与地平面平行的轴

D. 这三种轴适用于所有器官

E. 叙述关节运动时最常见的术语

四、自测试题答案

1. **B**   2. **D**   3. **B**   4. **E**   5. **B**   6. **E**

第二章 上皮组织

一、学习目标

（一）掌握

人体组织的构成及分类。上皮组织的特征与分类，内皮、间皮、腺上皮、腺的概念。

（二）熟悉

各类被覆上皮的形态结构和分布。

（三）了解

上皮组织的特殊结构，再生与化生。

二、学习要点

（一）上皮组织的特征

上皮组织简称上皮，由大量形态较规则、排列紧密的上皮细胞和极少量的细胞间质组成。上皮组织具有以下特征：①细胞多，间质少，排列紧密，分布于人体外表面及器官的外面。②上皮细胞的两端在结构和功能上具有明显的差别，称为有极性。上皮细胞朝向体表或有腔器官腔面的一面，称游离面，常分化出一些特殊的结构与功能相适应。与游离面相对的另一面朝向深部的结缔组织，称基底面，借助基膜与结缔组织相连。③上皮组织中大多没有血管，所需营养依靠结缔组织内的血管提供，营养物质透过基膜渗入上皮细胞间隙。④上皮组织内分布有丰富的感觉神经末梢。

上皮组织主要分为被覆上皮和腺上皮两大类。被覆上皮被覆于体表或内衬于体内各管、腔及囊的内表面，构成该器官的特征性结构；腺上皮是构成腺的主要成分。上皮组织具有保护、吸收、分泌和排泄等功能。此外，体内还有少量特化的上皮，如能感受特定理化刺激的感觉上皮，具有收缩能力的肌上皮等。

（二）被覆上皮

被覆上皮覆盖于身体表面，衬贴在体腔和有腔器官的腔面，根据上皮细胞的排列层数和在垂直切面上细胞的形态（主要根据表层细胞的形态）进行分类和命名。

单层上皮
- 单层扁平（鳞状）上皮
  - 内皮：心、血管和淋巴管的腔面
  - 间皮：胸膜、心包膜和腹膜的表面
  - 其他：肺泡和肾小囊壁层
- 单层立方上皮：肾小管和甲状腺滤泡等
- 单层柱状上皮：胃、肠、胆囊和子宫等腔面
- 假复层纤毛柱状上皮：呼吸管道等腔面

复层上皮
- 复层扁平（鳞状）上皮
  - 未角化的：口腔、食管和阴道等腔面
  - 角化的：皮肤表皮
- 变移上皮（移行上皮）：肾盏、肾盂、输尿管和膀胱等腔面

1. 单层上皮

（1）单层扁平上皮

单层扁平上皮又称单层鳞状上皮，由一层很薄的扁平细胞构成。从上皮表面观察，细胞呈不规则形或多边形，核椭圆形，位于细胞中央，细胞边缘呈锯齿状或波浪状，互相嵌合；从上皮的垂直切面观察，细胞扁薄，胞质少，只有含核的部分略厚。衬贴于心、血管和淋巴管腔面的单层扁平上皮称为内皮。内皮的结构特点是细胞很薄，游离面光滑，故有利于血液和淋巴的流动及物质交换。覆盖于胸膜、腹膜和心包膜表面的单层扁平上皮，称间皮。间皮的结构特点是游离面湿润光滑，有助于减少器官摩擦，便于内脏的运动。

（2）单层立方上皮

单层立方上皮由一层近似立方状的细胞组成。从上皮表面观察，细胞呈六角形或多角形；从上皮垂直切面观察，细胞呈立方形，核圆、居中。主要分布于肾小管、甲状腺滤泡的上皮等处，具有分泌和吸收功能。

（3）单层柱状上皮

单层柱状上皮由一层棱柱状的细胞组成。从表面观察，细胞呈六角形或多角形；从垂直切面观察，细胞呈柱状，核长椭圆形，常位于细胞近基底部。主要分布在胃、肠、输卵管、胆囊、子宫等的腔面，具有分泌、吸收等功能。在小肠和大肠腔面的单层柱状上皮中，柱状细胞间还有许多散在的杯状细胞。杯状细胞形似高脚酒杯，顶部膨大，充满黏液性分泌颗粒，基底部较细窄，含深染的三角形或半月形的胞核。杯状细胞是一种腺细胞，分泌黏液，对上皮具有润滑和保护的作用。

（4）假复层纤毛柱状上皮

假复层纤毛柱状上皮由形态不同、高矮不一的细胞构成，细胞底部均达基膜。由于细胞高矮不一，细胞核不在同一平面，故从上皮垂直切面观察似复层上皮，实为单层上皮。假复层纤毛柱状上皮内可见四种不同形态的细胞，即柱状细胞、杯状细胞、梭形细胞和锥形细胞。柱状细胞最多，游离面有大量的纤毛；杯状细胞胞质清亮；梭形细胞位于柱状细胞之间；锥形细胞靠近基膜分布。假复层纤毛柱状上皮分布于呼吸道黏膜表面，杯状细胞分泌的黏液可黏附吸入的灰尘和细菌等异物，通过纤毛的节律性摆动，将含有灰尘和细菌的黏液推向咽部继而排出体外，具有重要的清洁与保护功能。

2. 复层上皮

（1）复层扁平上皮

复层扁平上皮由多层细胞构成，因表层细胞是扁平鳞片状，又称复层鳞状上皮。从上皮垂直切面观察，细胞形态不一，靠近基膜的一层基底细胞为矮柱状，为具有增殖分化能力的干细胞，其产生的部分子细胞向浅层移动；基底层以上是数层多边形细胞，再上为几层梭形或扁平细胞；最表层的扁平细胞已退化，逐渐脱落。上皮与深部结缔组织的连接凹凸不平，可增加两者的连接面积，既利于上皮获得营养供应，又使连接更加牢固。

位于皮肤表皮的复层扁平上皮，浅层细胞的核消失，胞质充满角蛋白，细胞干硬，并不断脱落，称角化的复层扁平上皮。衬贴在口腔和食管等腔面的复层扁平上皮，浅层细胞有核，含角蛋白少，称未角化的复层扁平上皮。复层扁平上皮具有耐摩擦和阻止异物侵入等作用，受损伤后有很强的再生修复能力。

（2）变移上皮

变移上皮分布于排尿管道，其细胞可分为表层细胞、中间层组胞和基底细胞。一个表层细胞可覆盖几个中间层细胞，故称为盖细胞。变移上皮的特点是细胞形状和层数可随器官的空虚与扩张状态而变化。如膀胱空虚时，上皮变厚，细胞层数增多，盖细胞呈大的立方形；膀胱充盈扩张时，上皮变薄，细胞层数减少，盖细胞呈扁平状。

（三）腺上皮和腺

腺上皮是由腺细胞组成的以分泌功能为主的上皮。腺是以腺上皮为主要成分的器官或结构。腺细胞的分泌物有酶类、黏液和激素等。有的腺分泌物经导管排至体表或器官腔内，称外分泌腺，如汗腺、唾液腺等。有的腺没有导管，分泌物（为激素）一般释放入血液，称内分泌腺，如甲状腺、肾上腺等。

外分泌腺一般由分泌部和导管两部分组成。根据导管有无分支，外分泌腺可分为单腺和复腺。分泌部的形状有管状、泡状或管泡状。

1. 分泌部

分泌部一般由单层腺细胞组成，中央有腔。泡状和管泡状的分泌部常称腺泡。腺细胞多呈锥形，由于分泌物不同而形态各异。在消化系统和呼吸系统中的腺细胞一般可分为浆液细胞和黏液细胞两种。

（1）浆液细胞

浆液细胞的核为圆形，位于细胞偏基底部；基底部胞质呈强嗜碱性染色，顶部胞质含较多嗜酸性的颗粒，称酶原颗粒，故浆液细胞具有合成和分泌酶类（如各种消化酶）的功能。

（2）黏液细胞

黏液细胞的核扁圆形，居细胞基底部；除在核周的少量胞质呈嗜碱性染色外，大部分胞质几乎不着色，呈泡沫或空泡状。杯状细胞也是一种散在分布的黏液细胞。黏液细胞具有合成和分泌黏蛋白的功能。

2. 导管

导管直接与分泌部通连，由单层或复层上皮构成，将分泌物排至体表或器官腔内。有的导管上皮细胞还可分泌或吸收水和电解质。

（四）上皮细胞表面的特化结构

上皮细胞具有极性，常在其游离面、侧面和基底面形成与功能相适应的特化结构。

1. 上皮细胞的游离面

（1）微绒毛

微绒毛是上皮细胞游离面伸出的微细指状突起，在电镜下清晰可见。光镜下所见小肠上皮细胞的纹状缘即是由密集的微绒毛整齐排列而成。微绒毛使细胞的表面积显著增大，有利于细胞的吸收功能。微绒毛的胞质中有许多纵行的微丝。

（2）纤毛

纤毛是上皮细胞游离面伸出的粗而长的突起，具有节律性定向摆动的能力。电镜下，可见纤毛中央有两条单独的微管，周围有9组二联微管（即9＋2结构）。许多纤毛的协调摆动像风吹麦浪一样，把上皮表面的黏液及其黏附的颗粒物质定向推送。呼吸道的假复层纤毛柱状上皮即以此方式，把吸入的灰尘和细菌等推至咽部与痰一起咳出。

2. 上皮细胞的侧面

上皮细胞的侧面是细胞的相邻面，细胞间隙很窄，在细胞膜接触区域特化形成了多种细胞连接。

（1）紧密连接

紧密连接又称封闭连接，一般位于细胞的侧面顶端。此处相邻细胞形成约2～4个点状融合，融合处细胞间隙消失，非融合处有极窄的细胞间隙。紧密连接可阻挡物质穿过细胞间隙，具有屏障作用。

（2）中间连接

又称黏着小带，多位于紧密连接下方，环绕上皮细胞顶部。此处相邻细胞间隙为15～20nm，内有由钙黏蛋白的胞外部分构成的低电子密度丝状物连接相邻细胞的膜。在膜的胞质内面，钙黏蛋白的胞内部分与锚定蛋白相结合，形成薄层致密物，来自胞质的微丝（肌动蛋白丝）附着其上。黏着小带除有黏着作用外，还有保持细胞形状和传递细胞收缩力的作用。

（3）桥粒

桥粒又称黏着斑，呈斑状或纽扣状，大小不等，常位于黏着小带的深部。桥粒是一种很牢固的连接，像铆钉般把细胞相连，在易受摩擦的皮肤、食管等部位的复层扁平上皮中尤其发达。

（4）缝隙连接

缝隙连接又称通讯连接，连接处的胞膜中有许多规律分布的柱状颗粒，称连接小体，它们聚集为大小不等的斑状。每个连接小体由6个杆状的连接蛋白分子围成，中央有直径约2nm的管腔。在钙离子和其他因素作用下，管道可开放或闭合，一般分子量小于1500D的物质，包括离子、cAMP等信息分子、氨基酸、葡萄糖、维生素等，均得以在相邻细胞间流通。

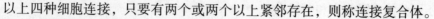

以上四种细胞连接，只要有两个或两个以上紧邻存在，则称连接复合体。

3. 上皮细胞的基底面

（1）基膜

基膜是上皮细胞基底面与深部结缔组织之间共同形成的薄膜。在 HE 染色切片一般不能分辨。在电镜下，基膜分为两部分，靠近上皮的部分为基板，与结缔组织相接的部分为网板。在毛细血管内皮下，肌细胞和某些神经胶质细胞的周围，基膜仅由基板构成。

基膜除具有支持、连接和固着作用外，还是半透膜，有利于上皮细胞与深部结缔组织进行物质交换。基膜还能引导上皮细胞移动，影响细胞的增殖和分化。

（2）质膜内褶

质膜内褶是上皮细胞基底面的细胞膜折向胞质所形成的许多内褶，内褶与细胞基底面垂直，内褶间含有与其平行的长杆状线粒体。质膜内褶主要见于肾小管，扩大了细胞基底部的表面积，有利于水和电解质的迅速转运。

（3）半桥粒

半桥粒位于上皮细胞基底面，为桥粒结构的一半，质膜内也有桥粒斑，胞质中的角蛋白张力丝附着其上，折成袢状返回胞质，主要作用是将上皮细胞固着在基膜上。

三、自测试题

A1 型题

1. 上皮组织的特点之一是（ ）

A. 细胞种类多　　　　　　B. 细胞间质多　　　　　　C. 有血管

D. 有极性　　　　　　　　E. 没有感觉神经末梢

2. 下列描述哪一项不是上皮组织的特点（ ）

A. 由大量排列紧密的细胞和极少量的细胞外基质组成　　B. 上皮细胞有极性

C. 上皮组织内富含毛细血管

D. 上皮组织内一般富有感觉神经末梢

E. 上皮组织具有保护、吸收、分泌和排泄等功能

3. 上皮组织的功能中不包括（ ）

A. 分泌　　　　　　　　　B. 吸收　　　　　　　　　C. 保护

D. 营养　　　　　　　　　E. 感觉

4. 下列描述哪项是被覆上皮的分类依据（ ）

A. 上皮组织的分布和功能　　B. 在垂直切面上细胞的形状　　C. 上皮细胞的排列层数

D. 上皮细胞的排列层数和在垂直切面上表层细胞的形状　　E. 上皮组织的分布

5. 上皮组织可分为（ ）

A. 单层上皮、复层上皮、假复层上皮

B. 单层扁平上皮、间皮、内皮

C. 表皮、腺上皮、感觉上皮

D. 被覆上皮、腺上皮、特化上皮

E. 变移上皮、复层柱状上皮、内皮

6. 单层上皮不包括（　　）

A. 内皮　　　　　　　　B. 间皮　　　　　　　　C. 变移上皮

D. 假复层纤毛柱状上皮　　E. 单层柱状上皮

7. 单层扁平上皮的结构特点之一是（　　）

A. 核圆位于细胞中央

B. 细胞边界平整，无细胞间连接

C. 细胞有核处稍厚，其他部位很薄，游离面光滑

D. 大部分细胞排列松散

E. 仅为内皮和间皮两种类型

8. 内皮是指（　　）

A. 衬贴在肺泡和肾小囊壁层等的单层扁平上皮

B. 衬贴在心、血管和淋巴管腔面的单层扁平上皮

C. 衬贴在口腔、食管和阴道等腔面未角化的上皮

D. 衬贴在心、血管和淋巴管腔面的单层立方上皮

E. 衬贴在胸膜、心包膜和腹膜表面的单层扁平上皮

9. 下列对单层立方上皮的描述，哪项是错误的（　　）

A. 分布在肾小管、甲状腺滤泡等处

B. 表面观细胞呈六角形或多角形

C. 从垂直切面观察，细胞呈立方形

D. 从表面观察，细胞呈立方形

E. 细胞核圆形，位于细胞中央

10. 单层立方上皮分布于（　　）

A. 气管和支气管　　　　B. 输尿管和膀胱　　　　C. 输卵管和子宫内膜

D. 附睾管和输出小管　　E. 以上都不是

11. 下列哪个器官是单层柱状上皮（　　）

A. 血管　　　　　　　　B. 膀胱　　　　　　　　C. 皮肤

D. 小肠　　　　　　　　E. 食管

12. 对单层柱状上皮的描述，哪项是错误的（　　）

A. 柱状上皮细胞核呈长圆形，常位于细胞近基底部

B. 从表面观察细胞呈六角形或多角形

C. 小肠腔面的柱状上皮游离面有纤毛，可定向摆动

D. 从垂直切面观察，细胞呈柱状

E. 细胞侧面近顶部处有紧密连接

13. 假复层纤毛柱状上皮分布于（　　）

A. 消化管道　　　　　　　B. 循环管道　　　　　　C. 泌尿管道

D. 呼吸管道　　　　　　　E. 以上都是

14. 下列有关假复层纤毛柱状上皮的描述，哪项是错误的（　　）

A. 内有梭形细胞　　　　　B. 各种细胞都能达到细胞游离面

C. 内有柱状细胞　　　　　D. 内有杯状细胞

E. 所有细胞基底面均附着在基膜上

15. 下列哪个部位的上皮细胞游离面有明显的纤毛（　　）

A. 小肠　　　　　　　　　B. 气管　　　　　　　　C. 血管

D. 输尿管　　　　　　　　E. 食管

16. 下列哪一项不是复层扁平上皮的特点（　　）

A. 由多层细胞组成　　　　B. 表层细胞为扁平形

C. 中间层为多边形细胞　　D. 基底层细胞为长柱状，细胞质嗜酸性较强

E. 表层细胞会不断脱落

17. 关于复层扁平上皮哪项是正确的（　　）

A. 细胞层数多，是较厚的一种上皮

B. 浅层为柱状细胞

C. 细胞间隙宽，其中有毛细血管

D. 上皮与结缔组织的连接面平直

E. 细胞间无游离神经末梢

18. 以下对复层扁平上皮的描述，哪项是错误的（　　）

A. 中间层为多边形细胞　　B. 由多层细胞组成

C. 表层细胞是扁平鳞状，又称复层鳞状上皮

D. 损伤后再生修复能力较差

E. 基底细胞为立方形或矮柱状，具有旺盛的分裂能力

19. 被覆于口腔的是（　　）

A. 复层扁平上皮　　　　　B. 单层扁平上皮　　　　C. 假复层纤毛柱状上皮

D. 变移上皮　　　　　　　E. 单层立方上皮

20. 未角化复层扁平上皮分布在下列哪个器官（　　）

A. 食管　　　　　　　　　B. 气管　　　　　　　　C. 输卵管

D. 输精管　　　　　　　　E. 皮肤

21. 复层柱状上皮分布于（　　）

A. 肾小管和甲状腺滤泡上皮　B. 肺泡和肾小囊壁层　　C. 眼睑结膜和男性尿道

D. 胃、肠和子宫等腔面　　E. 消化道和呼吸道

22. 被覆变移上皮的是（　　）

A. 膀胱　　　　　　　　　B. 小肠　　　　　　　　C. 子宫

D. 气管　　　　　　　　　E. 胸膜

23. 关于变移上皮，下列哪项错误（　　）

A. 细胞的层次和形状可随器官胀缩而改变

B. 分布于排尿管道的大部分

C. 表层细胞呈大立方形，可见双核现象

D. 细胞有分泌作用

E. 盖细胞有防止尿液侵蚀的作用

24. 以下对变移上皮的描述，哪项是错误的（　　）

A. 按核位置的深浅可分为表层细胞、中间层细胞和基底细胞

B. 上皮细胞形态可随所在器官的收缩与扩张状态不同而变化，细胞层数不变

C. 分布于排尿管道　　　　　D. 膀胱收缩时，上皮较厚

E. 表层细胞较大、较厚，称盖细胞

25. 下列定义中哪项是正确的（　　）

A. 腺体内的细胞均称腺上皮细胞

B. 有分泌机能的细胞称腺细胞

C. 能把物质排出细胞外的细胞称腺细胞

D. 以分泌功能为主的细胞称腺上皮细胞

E. 只有产生激素的细胞才称腺上皮细胞

26. 下列腺中，既含有内分泌腺又含有外分泌腺的是（　　）

A. 汗腺　　　　　　　　　B. 甲状腺　　　　　　　　C. 胰腺

D. 唾液腺　　　　　　　　E. 胃腺

27. 下列哪项属于单细胞腺（　　）

A. 杯状细胞　　　　　　　B. 滤泡旁细胞　　　　　　C. 促性腺激素细胞

D. 催乳素细胞　　　　　　E. 颈黏液细胞

28. 浆液细胞的结构特点不包括（　　）

A. 细胞基底部呈强嗜碱性　　B. 核下区有排列密集的酶原颗粒

C. 细胞基部含有丰富的粗面内质同

D. 腺细胞的分泌物较稀薄

E. 核上方有发达的高尔基复合体

29. 关于杯状细胞的描述，错误的是（　　）

A. 多见于肠及气管的黏膜上皮中

B. 其分泌物有润滑及保护上皮的作用

C. 是单细胞腺

D. 细胞质内充满酶原颗粒

E. 其形似高脚酒杯

30. 由上皮细胞游离面细胞膜和细胞质形成的细指状突起是（　　）

A. 紧密连接　　　　　　　B. 纤毛　　　　　　　　　C. 桥粒

D. 基膜　　　　　　　　　E. 微绒毛

31. 下列哪项不是微绒毛的特点（　　）

A. 仅在电镜下才能分辨　　　　B. 含有许多纵行的微丝　　　C. 可扩大上皮细胞的表面积

D. 含有各种细胞器　　　　E. 密集排列的微绒毛形成光镜下的纹状缘

32. 光镜下所见的纹状缘和刷状缘，电镜下是（　　）

A. 纤毛　　　　　　　　　B. 鞭毛　　　　　　　　　C. 微管

D. 微绒毛　　　　　　　　E. 微丝

33. 电镜下微绒毛与纤毛在结构上的不同点是（　　）

A. 前者细长，后者短粗

B. 前者内含线粒体，而后者则无

C. 前者内含纵行排列的微管，后者内含纵行排列的微丝

D. 前者内含纵行排列的微丝，后者内含纵行排列的微管

E. 前者短粗，后者细长

34. 纤毛的电镜结构之一是（　　）

A. 纤毛内可见大量可收缩的微丝

B. 可见 9 对三联微管

C. 纤毛内微管的排列方式是外周为九组二联微管，中央为两条单微管

D. 微管可收缩，使纤毛变短

E. 纤毛内可见大量的线粒体

35. 下列哪一种细胞连接不在上皮细胞侧面（　　）

A. 中间连接　　　　　　　B. 半桥粒　　　　　　　　C. 桥粒

D. 紧密连接　　　　　　　E. 缝隙连接

36. 连接闭锁小带是（　　）

A. 紧密连接　　　　　　　B. 桥粒　　　　　　　　　C. 连接复合体

D. 中间连接　　　　　　　E. 缝隙连接

37. 在皮肤、食管等部位的复层扁平上皮中，哪种细胞连接最发达（　　）

A. 紧密连接　　　　　　　B. 半桥粒　　　　　　　　C. 中间连接

D. 缝隙连接　　　　　　　E. 桥粒

38. 下列哪项是桥粒的功能（　　）

A. 交换离子和小分子物质　　B. 封闭细胞间隙，阻挡物质通透

C. 使细胞彼此牢固连接　　　D. 增加细胞的表面积　　　E. 传递信息

39. 半桥粒位于（　　）

A. 上皮细胞的游离面

B. 上皮细胞的侧面近游离面处

C. 上皮细胞的侧面近塞底面处

D. 上皮细胞的侧面近中间连接深部

E. 上皮细胞的基底面与基膜接触处

40. 上皮细胞基底面没有哪种结构（ ）

A. 质膜内褶   B. 缝隙连接   C. 半桥粒

D. 基膜   E. 细胞膜

四、自测试题答案

1. D	2. C	3. D	4. D	5. D	6. C	7. C	8. B	9. D	10. E
11. D	12. C	13. D	14. B	15. B	16. D	17. A	18. D	19. A	20. A
21. C	22. A	23. D	24. B	25. D	26. C	27. A	28. B	29. D	30. E
31. D	32. D	33. D	34. C	35. B	36. A	37. E	38. C	39. E	40. B

第三章　结缔组织

一、学习目标

（一）掌握

结缔组织的特点和分类。疏松结缔组织中各种细胞的结构和功能。软骨的分类及分布。血液的组成及各种血细胞的结构、功能与正常值。

（二）熟悉

疏松结缔组织中纤维的种类、特点和功能；致密结缔组织、脂肪组织、网状组织的结构特点。骨组织的构成及其结构特点；长骨的结构。

（三）了解

疏松结缔组织中基质的组成及功能；软骨组织的结构。血细胞的发生规律及造血干细胞与造血祖细胞的概念。

二、学习要点

（一）结缔组织的特点

结缔组织由细胞和大量细胞外基质构成，结缔组织的细胞外基质包括结缔组织细胞分泌产生的基质和纤维，以及不断循环更新的组织液。结缔组织在体内分布广泛，形态多样。广义的结缔组织包括固有结缔组织、软骨组织、骨组织、血液和淋巴，一般所说的结缔组织即狭义的结缔组织仅指固有结缔组织。固有结缔组织按结构和功能不同分成疏松结缔组织、致密结缔组织、脂肪组织和网状组织。

结缔组织的共同特点为：

1. 细胞少，种类多；细胞外基质多。
2. 细胞散居于细胞外基质内，无极性。
3. 一般都有血管。
4. 分布广泛，具有连接、支持、保护、营养等功能。

5. 起源于胚胎时期的间充质。

（二）固有结缔组织

1. 疏松结缔组织

疏松结缔组织又称蜂窝组织，其结构特点是细胞种类较多、基质多、纤维较少、排列稀疏，富含血管以及神经。广泛分布于器官之间、组织之间及细胞之间，起连接、支持、营养、防御、保护和修复等功能。

（1）细胞

1）成纤维细胞

成纤维细胞是疏松结缔组织的主要细胞成分。细胞扁平，多突起，呈星状；胞质较丰富呈弱嗜碱性；胞核较大，扁卵圆形，染色质疏松着色浅，核仁明显。在电镜下，胞质内富于粗面内质网、游离核糖体和发达的高尔基复合体，具有合成纤维和基质的功能，在创伤愈合中起着重要作用。

成纤维细胞处于功能静止状态时，细胞呈长梭形，细胞核变小，染色深，称为纤维细胞。

2）巨噬细胞

在疏松结缔组织内处于静止状态的巨噬细胞又称为组织细胞，在炎症和异物等刺激下活化成趋向游走的巨噬细胞。一般为圆形或椭圆形，功能活跃时伸出伪足而呈多突形；胞核较小，卵圆形或肾形，着色深；胞质丰富，多呈嗜酸性，功能活跃时含有许多颗粒或空泡。电镜下，胞质内含大量溶酶体、吞噬体、吞饮小泡和残余体等。巨噬细胞来源于血液中的单核细胞。巨噬细胞具有强大吞噬作用，能分泌多种生物活性物质以及参与和调节人体免疫应答等功能。

3）浆细胞

浆细胞呈卵圆形或圆形；核圆形，多偏居细胞一侧，染色质呈辐射状排列；胞质丰富，嗜碱性，核旁有一浅染区。浆细胞来源于 B 淋巴细胞。浆细胞具有合成、分泌抗体即免疫球蛋白的功能，参与机体的体液免疫应答。

4）肥大细胞

肥大细胞胞体较大，呈圆形或卵圆形；胞核小而圆；胞质内充满异染性颗粒，嗜碱性。肥大细胞分布很广，常沿小血管和小淋巴管分布。主要参与机体的过敏反应。

5）脂肪细胞

脂肪细胞体积大；胞质被一个大脂滴推挤到细胞周缘，包绕脂滴；核被挤压成扁圆形，位于细胞一侧。在 HE 标本中，脂滴被溶解，细胞呈空泡状。脂肪细胞有合成和贮存脂肪、参与脂质代谢的功能。

6）未分化的间充质细胞

未分化的间充质细胞是保留在成体结缔组织内的一些较原始的细胞。

（2）纤维

1）胶原纤维

又称白纤维，纤维常成束有分支，并交织成网，韧性大，抗拉力强。

2）弹性纤维

又称黄纤维，纤维较细，弹性大但韧性较差。

3）网状纤维

又称嗜银纤维，短小、分支交织成网，没有弹性，但有韧性，主要存在于网状组织，也分布于基膜内、淋巴器官、造血器官等处。

（3）基质

基质是一种由生物大分子构成的无定形胶状物质，填充于纤维和基质之间。构成基质的大分子物质包括蛋白聚糖和纤维粘连蛋白。

以透明质酸分子为主干，大分子蛋白聚糖聚合体形成分子筛结构，能阻止大分子物质、细菌、异物等通过，起屏障作用。溶血性链球菌和癌细胞等能产生透明质酸酶，破坏基质的防御屏障，致使感染和肿瘤浸润扩散。

组织液是从毛细血管动脉端渗出到基质中的液体。经毛细血管静脉端回流入血或经毛细淋巴管回流形成淋巴液。组织液是动态更新的，对细胞物质交换起重要作用。

2. 致密结缔组织

致密结缔组织中的纤维成分特别多，粗大，而且排列紧密；细胞和基质成分很少。

（1）规则致密结缔组织，胶原纤维平行排列，主要分布于肌腱、腱膜和大部分韧带。

（2）不规则致密结缔组织，胶原纤维交织排列，主要分布于真皮的网状层、巩膜、大多数器官的被膜等处。

（3）弹性组织，纤维以弹性纤维为主，主要位于项韧带、黄韧带、声带等。

3. 脂肪组织

脂肪组织由大量脂肪细胞聚集构成，其间有疏松结缔组织将脂肪组织分隔成脂肪小叶。脂肪组织主要分布于皮下、网膜等处。脂肪组织有贮存脂肪、参与能量代谢和维持体温的作用，还有支持、保护和缓冲外来压力的功能。

4. 网状组织

网状组织主要由网状细胞和网状纤维构成。网状细胞有突起，相邻细胞的突起相互连接成网，细胞核大，着色浅。网状细胞产生的网状纤维沿网状细胞的突起分布，共同构成网架。网状组织主要分布于骨髓、淋巴组织和淋巴器官等处，提供血细胞发生和淋巴细胞发育所需要的微环境。

（三）软骨和骨

1. 软骨

软骨由软骨组织及包裹它的软骨膜构成，软骨组织由软骨细胞和软骨基质构成。

（1）软骨组织

1）软骨细胞

软骨细胞分泌软骨基质。软骨细胞包埋在软骨基质中，所在腔隙称软骨陷窝。软骨周边的细胞幼稚，小而扁、散在；中部的细胞成熟，大而圆，分裂增殖形成 2~8 个细胞组成的同源细胞群。

2）软骨基质

由无定形基质和包埋其中的纤维组成。软骨陷窝周边的基质硫酸软骨素较多，嗜碱性强，称软骨囊。

（2）软骨膜

软骨膜是被覆于软骨表面的致密结缔组织。

（3）软骨的类型

根据软骨基质中所含纤维成分不同，软骨组织分为透明软骨、弹性软骨和纤维软骨。

1）透明软骨

主要分布于呼吸道、胸廓、关节面等部位，纤维成分主要是胶原纤维，抗压性较强。

2）弹性软骨

主要分布于耳郭、咽喉及会厌等部位，纤维成分主要为有弹性纤维，故弹性大。

3）纤维软骨

主要分布于椎间盘、关节盘和耻骨联合等处，含有大量胶原纤维，有很强的韧性。

2. 骨

骨是由骨组织、骨膜和骨髓等构成的坚硬器官。

（1）骨组织是骨的结构主体，骨组织由细胞成分和骨基质组成。

1）骨基质

简称骨质，是骨组织中钙化的细胞外基质，由有机成分和无机成分构成，含水极少。有机成分包括大量胶原纤维和少量无定形基质。胶原纤维占有机成分的90%，主要由Ⅰ型胶原蛋白组成；无定形基质主要是蛋白聚糖及其复合物。无机成分又称骨盐，约占骨组织干重的65%，以钙、磷离子为主。骨盐主要以羟基磷灰石 $[Ca_{10}(PO_4)_6(OH)_2]$ 结晶的形式存在。骨质有编制骨和板层骨两种形式，前者的胶原纤维无规则交织排列，后者的纤维则为板层样结构，即骨板。同一层古板内的纤维结构相互平行，相邻骨板的纤维则相垂直。

2）骨组织的细胞成分

骨组织的细胞包括骨祖细胞，成骨细胞，骨细胞和破骨细胞，只有骨细胞存在于骨组织内部，其他三种细胞均位于骨组织的表面。

①骨祖细胞

是软骨组织和骨组织共同的干细胞。位于软骨膜和骨膜内层，细胞呈梭形，胞体小，核卵圆形，胞质少呈弱嗜碱性。当生长、改建或修复过程中，骨祖细胞功能活跃，不断增殖分化为成骨细胞。

②成骨细胞

分布在骨组织表面，常单层排列，矮柱状或不规则形，胞质嗜碱性，成骨细胞胞质内含有基质小泡，内有细小钙盐结晶，释放后以其为基础形成羟基磷灰石结晶，促进钙化。电镜下，成骨细胞胞质内存大量粗面内质网和高尔基复合体，分泌类骨质，分泌类骨质后逐渐变为骨细胞。

③骨细胞

位于骨组织内部，比较均匀地分散于骨板之间或骨板内。骨细胞有多个细长突起。骨细

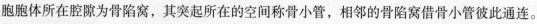

胞胞体所在腔隙为骨陷窝，其突起所在的空间称骨小管，相邻的骨陷窝借骨小管彼此通连。

④破骨细胞

分布于骨组织表面，是一种可游走的多核巨细胞。细胞巨大，形态不规则，有多个细胞核，胞质丰富，嗜酸性强，含有丰富的溶酶体和线粒体。破骨细胞具有强大的溶骨能力。

（2）长骨的结构

长骨由骨膜、骨质、骨髓、关节软骨、血管和神经等构成。

1）骨膜

骨膜由纤维结缔组织构成，含有丰富的神经和血管，对骨的营养、再生和感觉有重要作用。骨膜除关节面外，长骨的内、外表面均覆有纤维结缔组织构成的骨膜，分别称骨内膜和骨外膜，通常所说的骨膜是指骨外膜。

2）骨质

①骨密质

长骨的骨密质分布于骨干和骨骺的外侧面，其骨板结合紧密，排列有序，按其骨板排列方式可分为环骨板、骨单位和间骨板三种形式。

a. 环骨板

位于骨干的外周和近骨髓腔的内侧面。与骨干周缘成平行排列的环行骨板，分别称为外环骨板和内环骨板。

b. 骨单位

骨单位是指在内、外环骨板之间的纵行圆筒状结构，又称哈弗斯系统，其中轴是一条纵行的管道，称为中央管或哈弗斯管，中央管的周围是 10～20 层同心圆排列的骨板，称为哈弗斯骨板，骨细胞位于骨板内或骨板间。作用：骨单位是长骨干起支持作用的主要结构单位。

c. 间骨板

填充于骨单位之间，为形状不规则的骨板。

②骨松质

长骨的骨松质分布于骨干的内侧面和骨骺的中部。骨松质呈海绵状，由相互交织的骨小梁排列而成，骨小梁的排列与骨所承受的压力和张力的方向一致，因而能承受较大的重量。

3）骨髓（详见血液）

（四）血液

血液和淋巴液是流动在心血管和淋巴系统中的一种液态结缔组织。血液由血浆和血细胞组成。血浆主要成分是水，其余为血浆蛋白和其他成分。血细胞包括红细胞、白细胞和血小板。血细胞约占血液容积的 45%，血浆约占 55%。血细胞分类和计数如下图。血液主要有运输、调节人体温度、防御、调节人体渗透压和酸碱平衡等功能。

表 3-1 血细胞分类和计数

血细胞	正常值
红细胞	男：$(4.0 \sim 5.5) \times 10^{12}$个/L
	女：$(3.5 \sim 5.0) \times 10^{12}$个/L
白细胞	$(4 \sim 10) \times 10^{9}$个/L
白细胞分类：	
中性粒细胞	$50\% \sim 70\%$
嗜酸性粒细胞	$0.5\% \sim 3\%$
嗜碱性粒细胞	$0 \sim 1\%$
淋巴细胞	$25\% \sim 30\%$
单核细胞	$3\% \sim 8\%$
血小板	$(100 \sim 300) \times 10^{9}$个/L

1. 红细胞

1）形态特点：红细胞是血液中数量最多的血细胞。成年人红细胞正常值见上表 3-1。

红细胞呈双凹圆盘形，$7.5\mu m$，中间较薄，周围较厚。红细胞无核，也无细胞器，胞质内充满血红蛋白，成年人血红蛋白正常值为：男：$120 \sim 160g/L$，女：$110 \sim 150g/L$，血红蛋白的主要功能是运输氧气和二氧化碳。红细胞具有形态的可变性。

2）红细胞膜上有血型抗原，构成人体的各血型系统。

3）红细胞的寿命约 120 天，衰老死亡的红细胞在经过脾和肝脏时，被巨噬细胞所吞噬清除。

4）网织红细胞尚未完全成熟的红细胞，胞质中尚有部分残留核糖体，用煌焦油蓝染色呈细网状，约占红细胞总数的 $0.5\% \sim 1.5\%$。在周围血液中的数值可反映骨髓红细胞的生成功能。

2. 白细胞

白细胞是无色、球形、有核的血细胞。正常成人总数为 $(4.0 \sim 10.0) \times 10^{9}$个/L。白细胞根据胞质中特殊颗粒的有无，分为有粒细胞和无粒细胞。有粒细胞又根据其特殊颗粒的染色性分为中性粒细胞、嗜酸粒细胞和嗜碱粒细胞三种。无粒细胞又有单核细胞和淋巴细胞。各类白细胞占白细胞总数的百分比见上表 3-1。

1）中性粒细胞

细胞直径 $10 \sim 12\mu m$，在瑞氏（Wright）染色血涂片中，胞质呈浅粉色，有许多分布均匀、细小的颗粒，包括嗜天青颗粒和特殊颗粒；细胞核呈弯曲杆状或 $2 \sim 5$ 分叶状，叶与叶间有细丝相连。中性粒细胞具趋化作用、吞噬作用和杀菌作用。其吞噬对象主要为细菌，其次为异物。

2）嗜酸性粒细胞

细胞直径 $10 \sim 15\mu m$，核多分 2 叶。胞质内含有嗜酸性颗粒，粗大，分布均匀，染成鲜红色或橘红色。嗜酸粒细胞可受肥大细胞等释放的嗜酸性粒细胞趋化因子的作用，移行至有病原体的部位，参与炎症反应。嗜酸性粒细胞可移行至有病原体或发生过敏反应的部位。该细胞能吞噬抗原抗体复合物，释放的多种溶酶体酶有杀菌作用，阳离子蛋白对寄生虫有很强的杀灭作用。在发生过敏反应的部位，其释放的组胺酶能分解组胺，芳基硫酸酶酯能灭活白三烯，从而抑制过敏反应。

3）嗜碱性粒细胞

细胞直径 $10 \sim 12 \mu m$，核呈 S 形或不规则形，胞质含大小不等、分布不均的嗜碱性颗粒，颗粒中含多种生物活性介质。颗粒内均含有肝素、组胺、中性粒细胞趋化因子和嗜酸性粒细胞趋化因子等；细胞也可合成白三烯。嗜碱性粒细胞通过上述物质，启动针对病原体的炎症反应，也参与过敏反应。

4）单核细胞

单核细胞是血液中最大的血细胞，也是体积最大的白细胞，细胞直径 $14 \sim 20 \mu m$。核呈肾形、马蹄铁形或扭曲折叠的不规则形，着色浅。胞质丰富，弱嗜碱性，呈灰蓝色，内含许多嗜天青颗粒。单核细胞进入结缔组织或其他组织分化为巨噬细胞或其他具有吞噬功能的细胞。

5）淋巴细胞

人体的淋巴细胞有大、中、小三型，存在于血液中的大部分是直径 $6 \sim 8 \mu m$ 的小淋巴细胞，小部分为直径 $9 \sim 12 \mu m$ 的中淋巴细胞。小淋巴细胞的核圆，一侧有浅凹，染色深浓密呈块状，着色深。淋巴细胞的胞质嗜碱性，呈天蓝色。淋巴细胞可分为三类：T 淋巴细胞（又名 T 细胞）、B 淋巴细胞（又名 B 细胞）和自然杀伤（NK）细胞。淋巴细胞是主要的免疫细胞，在机体防御疾病过程中发挥关键作用。

3. 血小板

血小板是从骨髓成熟的巨核细胞胞浆解脱落下来的小块胞质。其正常值见表 3-1。血小板呈双凸圆盘形，直径 $2 \sim 4 \mu m$；当受到刺激时，则伸出突起，呈不规则形。血小板中部有蓝紫色的血小板颗粒，为颗粒区，周边为均质浅蓝色的透明区。血小板主要功能是参与止血与凝血，寿命为 7 ~ 14 天。

4. 淋巴

淋巴是在淋巴系统内流动的液体，由淋巴液和淋巴细胞构成。淋巴液是血浆在毛细血管动脉端的部分渗出液，蛋白含量低于血浆，机体不同部位，淋巴管内的淋巴成分也不同。

5. 骨髓和血细胞的发生

（1）造血器官的演变

1）卵黄囊造血期最早的造血发生在胚胎时期的血岛，胚胎发育第 3 周开始形成。

2）肝、脾、胸腺和淋巴结造血期从胚胎第 6 周开始至第 6 个月。

3）骨髓造血期胚胎后期，骨髓开始造血并维持终生。

（2）骨髓的结构

骨髓分为红骨髓和黄骨髓，红骨髓是造血组织，黄骨髓是脂肪组织。红骨髓主要由造血组织和血窦构成。

1）造血组织由网状组织、造血细胞和基质细胞构成。造血细胞赖以生长发育的环境称

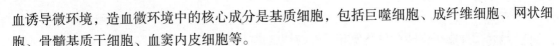

血诱导微环境，造血微环境中的核心成分是基质细胞，包括巨噬细胞、成纤维细胞、网状细胞、骨髓基质干细胞、血窦内皮细胞等。

2）血窦为官腔大、形状不规则的毛细血管。

（3）造血干细胞和造血祖细胞

1）造血干细胞是生成各种血细胞的原始细胞，又称多能干细胞。

2）造血祖细胞是由造血干细胞分化而来的分化方向确定的干细胞，即定向干细胞。

（4）红细胞发生过程的形态演变

红细胞的发育过程可分为三个阶段：原始阶段、幼稚阶段和成熟阶段，其中幼稚阶段又分早、中、晚三期。

血细胞的发育有一定规律：

1）胞体由大变小，但巨核细胞则由小变大。

2）胞核由大变小，红细胞的核最后消失，粒细胞的核由圆形逐渐变成杆状乃至分叶，但巨核细胞的核由小变大，呈分叶状。核染色质由稀疏变粗密（常染色质都多变少），核的着色由浅变深，核仁由明显渐至消失。

3）胞质由少变多，胞质嗜碱性逐渐变弱，但单核细胞和淋巴细胞仍保持嗜碱性；胞质的特殊结构或蛋白成分，如粒细胞的特殊颗粒、红细胞的血红蛋白，均从无到有，逐渐增多。

4）细胞分裂能力从有到无。但淋巴细胞仍保持很强的潜在分裂能力。

三、自测试题

A1 型题

1. 有关结缔组织的特点，描述错误的是（　　）

A. 细胞排列疏松，数量少，种类多

B. 细胞外基质少

C. 基质的成分主要是蛋白多糖、纤维粘连蛋白和水

D. 结缔组织一般有血管、淋巴管

E. 细胞没有极性，散在于细胞外基质中

2. 广义的结缔组织不包括下列哪项（　　）

A. 固有结缔组织　　　　B. 软骨组织　　　　C. 骨组织

D. 血液和淋巴　　　　　E. 肌原纤维

3. 狭义的结缔组织是指（　　）

A. 致密结缔组织　　　　B. 疏松结缔组织　　　　C. 脂肪组织

D. 网状组织　　　　　　E. 固有结缔组织

4. 在疏松结缔组织中，最常见的细胞是（　　）

A. 成纤维细胞　　　　　B. 巨噬细胞　　　　C. 浆细胞

D. 肥大细胞 　　　　　　　　E. 脂肪细胞

5. 疏松结缔组织中能产生基质和纤维的细胞是（　　）

A. 成纤维细胞 　　　　　B. 巨噬细胞 　　　　　C. 浆细胞

D. 肥大细胞 　　　　　　　　E. 脂肪细胞

6. 成纤维细胞转变为纤维细胞表示其（　　）

A. 功能活跃 　　　　　　B. 进入衰老状态 　　　　C. 功能静止

D. 即将分裂增殖 　　　　　　E. 即将死亡

7. 关于成纤维细胞的描述，下列错误的是（　　）

A. 细胞扁平，多突起，呈星状

B. 胞质较丰富呈嗜酸性

C. 胞核较大，扁卵圆形，染色质疏松着色浅，核仁明显

D. 具有合成纤维和基质的功能，在创伤愈合中起着重要作用

E. 在电镜下，胞质内富于粗面内质网、游离核糖体和发达的高尔基复合体

8. 关于巨噬细胞的特点描述，下列错误的是（　　）

A. 在疏松结缔组织内处于静止状态的巨噬细胞又称为组织细胞

B. 一般为圆形或椭圆形；功能活跃时伸出伪足而呈多突形

C. 胞质内含大量溶酶体、吞噬体、吞饮小泡和残余体等

D. 胞核较小，卵圆形或肾形，着色深

E. 不属于单核吞噬细胞系统，具有变性运动和强烈的吞噬能力

9. 关于巨噬细胞的功能，不包括（　　）

A. 合成和分泌免疫球蛋白 　　B. 分泌生物活性物质 　　C. 抗原呈递作用

D. 吞噬病原体 　　　　　　　　E. 吞噬衰老死亡的细胞

10. 在疏松结缔组织中，能产生免疫球蛋白（抗体）的细胞是（　　）

A. 巨噬细胞 　　　　　　B. 浆细胞 　　　　　　C. 成纤维细胞

D. 肥大细胞 　　　　　　　　E. 脂肪细胞

11. 与花粉引起的过敏反应有关的两种细胞是（　　）

A. 成纤维细胞和巨噬细胞 　B. 巨噬细胞和肥大细胞 　C. 肥大细胞和浆细胞

D. 巨噬细胞和浆细胞 　　　　E. 浆细胞和单核细胞

12. 胞质内含嗜碱性分泌颗粒的是（　　）

A. 成纤维细胞 　　　　　B. 纤维细胞 　　　　　C. 肥大细胞

D. 巨噬细胞 　　　　　　　　E. 浆细胞

13. 疏松结缔组织中产生肝素的细胞是（　　）

A. 成纤维细胞 　　　　　B. 单核细胞 　　　　　C. 肥大细胞

D. 巨噬细胞 　　　　　　　　E. 浆细胞

14. 疏松结缔组织中产生组织胺、白三烯的细胞是（　　）

A. 成纤维细胞 　　　　　B. 单核细胞 　　　　　C. 肥大细胞

D. 巨噬细胞 　　　　　　　　E. 浆细胞

15. 关于浆细胞的描述，错误的是（　　）

A. 浆细胞卵圆形或圆形

B. 浆细胞核圆形，偏多居细胞一侧，染色质成核中心向核膜呈辐射状排列

C. 胞质丰富，嗜碱性，核旁有一浅染区

D. 浆细胞来源于 B 淋巴细胞

E. 浆细胞具有合成、分泌免疫球蛋白的功能，参与机体的细胞免疫应答

16. 关于胶原纤维的描述，错误的是（　　）

A. 在结缔组织三种纤维中，数量最少

B. 生化成分为 I 形胶原蛋白

C. 光镜下显明、暗交替的周期性横纹

D. 由大量胶原纤维黏合而成

E. 韧性大，抗拉力强

17. 关于弹性纤维的描述，错误的是（　　）

A. HE 染色呈淡红色，折光性强

B. 新鲜时呈黄色，又称为黄纤维

C. 纤维较细，有分支并连接成网，有很强的弹性

D. 纤维主要由弹性蛋白和原纤维蛋白构成

E. 主要构成造血组织和淋巴器官的支架

18. 构成淋巴器官支架的主要是（　　）

A. 成纤维细胞和巨噬细胞　　　B. 网状纤维和巨噬细胞　　　C. 弥散淋巴组织淋巴窦

D. 网状纤维和胶原纤维　　　E. 网状纤维和网状细胞

19. 构成基质蛋白聚糖多聚体主干的分子是（　　）

A. 透明质酸分子　　　　B. 硫酸软骨素　　　　C. 硫酸角质素

D. 胶原蛋白　　　　E. 纤维粘连蛋白

20. 一般将脂肪组织分为哪两类（　　）

A. 黄色脂肪组织和白色脂肪组织

B. 黄色脂肪组织和红色脂肪组织

C. 白色脂肪组织和红色脂肪组织

D. 黄色脂肪组织和棕色脂肪组织

E. 黄白色脂肪组织和红色脂肪组织

21. 规则的致密结缔组织主要分布于（　　）

A. 腱膜　　　　　　B. 真皮　　　　　　C. 硬脑膜

D. 所有韧带　　　　　E. 黄韧带和项韧带

22. 关于黄色脂肪组织的特点描述，错误的是（　　）

A. 主要由单泡脂肪细胞组成，又称单泡脂肪组织

B. 细胞核圆形，位于细胞中央

C. 单泡脂肪细胞的胞质中有一大脂滴

D. 有储存能量、维持体温、缓冲、保护和填充等作用

E. 主要分布在皮下、网膜和系膜

23. 下列哪种细胞与花粉导致的过敏反应无关（ ）

A. 脂肪细胞   B. 嗜碱性粒细胞   C. 嗜酸性粒细胞

D. 肥大细胞   E. 浆细胞

24. 癌细胞和溶血性链球菌等能够产生破坏基质分子筛防御屏障的（ ）

A. 碱性磷酸酶   B. 酸性磷酸酶   C. 胶原酶

D. 透明质酸酶   E. 溶菌酶

25. 软骨囊是指（ ）

A. 软骨表面的结缔组织   B. 软骨细胞周围的结缔组织

C. 软骨细胞周围的软骨基质   D. 软骨细胞周围的胶原纤维

E. 软骨细胞所在的空腔

26. 关于软骨囊的描述，错误的是（ ）

A. 是新生的软骨基质   B. 染色深，具有异染性   C. 位于软骨陷窝的周边

D. 内含较多的胶原纤维   E. 含硫酸软骨素较多

27. 软骨细胞的营养依靠（ ）

A. 毛细血管直接开口于软骨陷窝   B. 基质中丰富的血管

C. 基质中有少量的淋巴管   D. 有软骨内小管

E. 通过基质渗透

28. 关于同源细胞群，描述正确的是（ ）

A. 单核细胞聚集而成   B. 属于一种多核细胞   C. 来源于同一个软骨细胞

D. 是成骨细胞的前体   E. 是破骨细胞的前体

29. 关于软骨细胞的描述，错误的是（ ）

A. 软骨细胞包埋在软骨基质中，所在腔隙称软骨陷窝

B. 软骨细胞分泌软骨基质

C. 软骨周边的细胞成熟，小而扁、散在

D. 中部的细胞大而圆，分裂增殖为 2 ~ 8 个细胞组成的同源细胞群

E. 细胞质微嗜碱性，电镜下可见丰富的粗面内质网和发达的高尔基复合体

30. 软骨膜中不存在的是（ ）

A. 淋巴管   B. 神经   C. 血管

D. 骨祖细胞   E. 骨细胞

31. 在透明软骨的软骨组织中不存在的是（ ）

A. 毛细血管   B. 胶原蛋白   C. 硫酸软骨素

D. 硫酸角质素   E. 透明质酸

32. HE 染色的透明软骨切片中看不到纤维的原因是（ ）

A. 软骨组织不含纤维   B. 纤维在 HE 染色中不着色

C. 纤维很少且平行排列   D. 基质中含有较多水分

E. 含胶原纤维，其折光率与基质基本相同

33. 下列关于透明软骨的描述，错误的是（　　）

A. 主要分布于呼吸道、胸廓、关节面等部位

B. 纤维成分主要是胶原纤维，抗压性较强

C. 透明软骨新鲜时呈半透明状

D. 软骨内有血管和神经

E. 基质中含有较多水分

34. 关于纤维软骨的描述，错误的是（　　）

A. 软骨细胞位于软骨陷窝内，散在于纤维素间

B. 基质中含大量胶原纤维，成束排列

C. 分布于耳郭、外耳道、会厌等处

D. 胶原纤维丰富

E. 肉眼观呈白色

35. 与透明软骨比较，纤维软骨的主要特征是（　　）

A. 软骨基质较多　　　　B. 基质中含大量胶原纤维束　C. 无同源细胞群

D. 软骨陷窝不明显　　　E. 无软骨囊

36. 弹性软骨见于（　　）

A. 关节盘　　　　　　　B. 椎间盘　　　　　　　　C. 耳郭

D. 气管　　　　　　　　E. 关节软骨

37. 软骨分类的依据是（　　）

A. 软骨细胞的数量　　　B. 软骨细胞的形态

C. 软骨基质中硫酸软骨素的含量

D. 软骨基质中纤维的种类和数量

E. 软骨的功能

38. 关于软骨的说法，正确的是（　　）

A. 富含钙、磷两种无机盐　B. 三种软骨均含纤维

C. 基质中油少量的淋巴液　D. 透明软骨长骨的生长作用甚微

E. 电镜下可见软骨细胞有许多细长突起

39. 下列可分化成为软骨细胞的是（　　）

A. 成骨细胞　　　　　　B. 骨祖细胞　　　　　　　C. 破骨细胞

D. 浆细胞　　　　　　　E. 巨噬细胞

40. 软骨组织和骨组织的相同点是（　　）

A. 细胞位于陷窝内　　　　B. 细胞周围的基质形成嗜碱性的囊

C. 细胞有长的突起　　　　D. 有同源细胞群

E. 含有血管

41. 下列哪项不是软骨组织与固有结缔组织相比的不同点（　　）

A. 软骨组织由细胞和细胞外基质构成

B. 软骨组织的细胞只有软骨细胞

C. 软骨基质呈固态

D. 软骨组织内无血管

E. 软骨组织内无神经

42. 骨组织十分坚硬的原因不包括 （ ）

A. 基质内含大量骨盐

B. 羟磷灰石结晶与胶原纤维紧密结合

C. 胶原纤维排列成层，相邻两层相互垂直

D. 骨基质结构呈板层状

E. 骨细胞与羟磷灰石结晶紧密结合

43. 关于骨组织的细胞描述，错误的是 （ ）

A. 骨祖细胞位于骨膜内面，不进入骨组织内部

B. 骨髓腔的形成主要是由于破骨细胞的破骨作用所致

C. 成骨细胞功能静息状态时即转变为骨被覆细胞

D. 骨组织即便成熟以后也有一定的溶骨作用

E. 类骨质未钙化前，骨细胞可以自由移动

44. 骨基质是指 （ ）

A. 未钙化的细胞外基质   B. 骨盐   C. 无定形基质

D. 钙化的细胞外基质   E. 骨细胞分泌的细胞外基质

45. 成骨细胞的结构特点不包括 （ ）

A. 细胞呈矮柱状或立方形   B. 细胞核大，核仁明显

C. 胞质嗜酸性   D. 高尔基复合体和粗面内质网发达

E. 相邻细胞之间可形成缝隙连接

46. 成骨细胞释放基质小泡的作用与下列哪项有关 （ ）

A. 类骨质钙化   B. 骨细胞形成   C. 类骨质形成

D. 骨质脱钙   E. 参与骨胶原纤维的形成

47. 下列骨组织的细胞中，位于骨组织内部的是 （ ）

A. 骨祖细胞   B. 成骨细胞   C. 骨细胞

D. 破骨细胞   E. 骨被覆细胞

48. 分泌类骨质的细胞是 （ ）

A. 间充质细胞   B. 骨原细胞   C. 成骨细胞

D. 破骨细胞   E. 软骨细胞

49. 类骨质是指 （ ）

A. 新形成的尚无骨盐沉积的骨质   B. 尚未形成骨板的骨质

C. 黏合线处的骨质   D. 软骨雏形的基质

E. 中央管周围的骨质

50. 有关破骨细胞的结构和功能，哪项是错误的（   ）

A. 细胞大，胞质嗜酸性

B. 含有一个巨大的细胞核

C. 胞质含许多溶酶体和吞噬泡

D. 接触骨基质的细胞表面有皱褶缘

E. 属于单核吞噬细胞系统

51. 破骨细胞溶骨时能分泌（   ）

A. ATP 酶和水解酶　　　　B. 碱性磷酸酶　　　　C. 水解酶和有机酸

D. 酸性磷酸酶　　　　　　E. 基质小泡

52. 下列骨组织的细胞中属于单核吞噬细胞系统的是（   ）

A. 骨细胞　　　　　　　　B. 骨祖细胞　　　　　　C. 成骨细胞

D. 破骨细胞　　　　　　　E. 骨被覆细胞

53. 相邻骨细胞突起间有（   ）

A. 桥粒　　　　　　　　　B. 连接复合体　　　　　C. 缝隙连接

D. 中间连接　　　　　　　E. 紧密连接

54. 关于骨细胞的描述，不正确的是（   ）

A. 位于骨组织内部，分散于骨板之间或骨板内

B. 骨细胞有多个细长突起

C. 骨细胞胞体所在腔隙为骨陷窝，相邻的骨陷窝彼此独立不相连

D. 骨细胞突起所在的空间称骨小管

E. 随细胞成熟，骨细胞胞体逐渐变小，细胞器减少，突起延长

55. 下列哪项不属于长骨的结构（   ）

A. 骨密质　　　　　　　　B. 骨松质　　　　　　　C. 骨髓

D. 骨膜　　　　　　　　　E. 板障静脉

56. 下列哪项不是骨密质的骨板的排列形式（   ）

A. 环骨板　　　　　　　　B. 骨单位　　　　　　　C. 间骨板

D. 骺板　　　　　　　　　E. 哈弗斯系统

57. 长骨增长的主要原因是（   ）

A. 初级骨化中心的出现　　B. 次级骨化中心的出现　　C. 骨领的出现

D. 骨膜内成骨细胞的成骨　　E. 骺板软骨的不断生长和骨化

58. 骨陷窝和骨小管内除含骨细胞及其突起外还有（   ）

A. 毛细血管　　　　　　　B. 毛细淋巴管　　　　　C. 神经末梢

D. 组织液　　　　　　　　E. 结缔组织

59. 长骨骨干内的血管穿行于（   ）

A. 穿通管和中央管　　　　B. 中央管和骨陷窝　　　C. 骨陷窝和骨小管

D. 穿通管和骨陷窝　　　　E. 中央管和骨小管

60. 骨板的组成主要是 （　）

A. 平行排列的细胞
B. 平行排列的细胞和骨盐
C. 交叉排列的胶原纤维和骨盐
D. 平行排列的胶原纤维和骨盐
E. 交叉排列的胶原纤维和细胞

61. 骨祖细胞可直接分化为 （　）

A. 成骨细胞
B. 骨细胞
C. 间充质细胞
D. 软骨细胞
E. 破骨细胞

62. 关于骺板软骨的说法，哪项错误 （　）

A. 是纤维软骨
B. 位于长骨的骨骺和骨干之间
C. 在机体发育期，其软骨细胞不断增殖
D. 是长骨增长的结构基础
E. 青春期之后逐渐被骨组织代替，留下的痕迹为骺线

63. 关于关节的说法，错误的是 （　）

A. 关节囊的内、外层也叫纤维膜
B. 滑液由滑膜分泌
C. 关节软骨的纤维呈拱形走向
D. 关节囊和关节软骨所围成的腔就是关节腔
E. 关节软骨本质上是一种纤维软骨

64. 血液中，细胞数目最多的是 （　）

A. 白细胞
B. 血小板
C. 中性粒细胞
D. 红细胞
E. 淋巴细胞

65. 在白细胞中，数量最多的细胞是 （　）

A. 中性粒细胞
B. 嗜酸性粒细胞
C. 淋巴细胞
D. 单核细胞
E. 嗜碱性粒细胞

66. 对血细胞正常值的描述，正确的是 （　）

A. 男性红细胞 $(4.5 \sim 5.5) \times 10^9$ 个/L
B. 女性红细胞 $(3.5 \sim 4.5) \times 10^9$ 个/L
C. 白细胞 $(4 \sim 10) \times 10^9$ 个/L
D. 血小板 $(100 \sim 300) \times 10^{12}$ 个/L
E. 网织红细胞占细胞总数的 $0.5\% \sim 1.5\%$

67. 观察血细胞常用的方法是 （　）

A. 石蜡切片、HE 染色
B. 冰冻切片、HE 染色
C. 涂片、HE 染色
D. 涂片、Wright 或 Giemsa 染色
E. 石蜡切片、Wright 或 Giemsa 染色

68. 光镜下观察血细胞常用的方法是 （　）

A. 石蜡切片
B. HE 染色
C. 涂片
D. Giemsa 染色
E. Wright 染色

69. 关于红细胞描述错误的是 （   ）

A. 成熟外周血红细胞无任何细胞器

B. 胞质中充满血红蛋白

C. 细胞呈双凸圆盘状

D. 细胞膜上有 ABO 血型抗原

E. 向组织和细胞供给氧气，带走二氧化碳

70. 煌焦油蓝活体染色时网织红细胞中的蓝色细网或颗粒是 （   ）

A. 残存的滑面内质网　　　　B. 残存的多聚核糖体　　　　C. 残存的溶酶体

D. 残存的线粒体　　　　E. 残存的高尔基复合体

71. 红细胞的平均寿命一般是 （   ）

A. 7～10 天　　　　B. 半年左右　　　　C. 120 天

D. 三个月左右　　　　E. 数周

72. 白细胞分类的主要依据是 （   ）

A. 细胞的大小　　　　B. 细胞核的形状和分叶　　　　C. 胞质中有无颗粒

D. 胞质中有无特殊颗粒　　　　E. 胞质中有无溶酶体

73. 中性粒细胞的嗜天青颗粒内含有 （   ）

A. 碱性磷酸酶　　　　　　　　　　　　　　　　B. 吞噬素和溶菌酶

C. 酸性磷酸酶和髓过氧化物酶　　　　　　　　　D. 组胺酸

E. 芳基硫酸酯酶

74. 关于中性粒细胞描述错误的是 （   ）

A. 占白细胞总数的比例最高

B. 细胞核呈杆状或分叶状

C. 胞质中含嗜天青颗粒和特殊颗粒

D. 在急性细菌性疾病时明显增多，杀死细菌后，中性粒细胞自身也死亡，成为脓细胞

E. 胞质的特殊颗粒含组胺、肝素和白三烯

75. 关于嗜酸性粒细胞描述正确的是 （   ）

A. 胞质的特殊颗粒含有组胺

B. 在发生急性细菌性炎症时显著增多

C. 来自多核巨细胞

D. 细胞核常分 4～5 叶

E. 在过敏性疾病和寄生虫病时增多

76. 嗜酸性粒细胞的嗜酸性颗粒中不含有下列哪种物质 （   ）

A. 碱性磷酸酶　　　　B. 芳基硫酸酯酶　　　　C. 多种溶酶体酶

D. 阳离子蛋白　　　　E. 组胺酶

77. 嗜酸性粒细胞的功能不包括 （   ）

A. 吞噬抗原抗体复合物　　　　B. 杀灭寄生虫　　　　C. 具有趋向性

D. 能释放多种溶酶体酶具有杀菌作用　　　　E. 增强过敏反应

78. 关于嗜碱性粒细胞描述正确的是 （ ）

A. 占白细胞总数的比例最高　B. 细胞质具有强嗜碱性　　　C. 胞核呈圆形

D. 胞质中含嗜碱性特殊颗粒　E. 在急性细菌性感染疾病时明显增多

79. 关于嗜碱性粒细胞的嗜碱性颗粒，描述不正确的是 （ ）

A. 嗜碱性颗粒大小不等

B. 嗜碱性颗粒在胞质中分布均匀

C. 颗粒内含有肝素、组胺、中性粒细胞趋化因子和嗜酸性粒细胞趋化因子等

D. 细颗粒中的肝素有抗凝作用

E. 通过颗粒中的物质，嗜碱性粒细胞可以启动针对病原体的炎症反应，也参与过敏反应

80. 下列关于嗜碱性粒细胞与肥大细胞的比较中，哪项说法错误 （ ）

A. 胞质中都含有大量嗜碱性颗粒

B. 都能产生组织胺、白三烯、肝素、嗜酸性粒细胞趋化因子等

C. 都不具有吞噬、杀菌作用

D. 都能引起过敏反应

E. 都能抗寄生虫

81. 关于单核细胞的描述，错误的是 （ ）

A. 是体积最大的白细胞，细胞直径 $14 \sim 20 \mu m$

B. 核呈肾形、马蹄铁形或扭曲折叠的不规则形，着色浅

C. 胞质丰富，弱嗜碱性，呈灰蓝色，内含许多嗜天青颗粒

D. 单核细胞游出血管壁到疏松结缔组织则变成浆细胞

E. 单核细胞是具有吞噬功能的细胞

82. 在白细胞中，能转化为浆细胞的是 （ ）

A. 中性粒细胞　　　　　　　B. 嗜酸性粒细胞　　　　　　C. 淋巴细胞

D. 单核细胞　　　　　　　　E. 嗜碱性粒细胞

83. 关于淋巴细胞的描述，正确的是 （ ）

A. 人体的淋巴细胞有特大、大、中、小四型

B. 存在于血液中的淋巴细胞大部分是直径 $9 \sim 12 \mu m$ 的中淋巴细胞

C. 小淋巴细胞的核圆，一侧有浅凹，染色深浓密呈块状，着色深

D. 淋巴细胞可分为三类：胸腺依赖淋巴细胞（又名 B 细胞）、骨髓依赖淋巴细胞（又名 T 细胞）和自然杀伤（NK）细胞

E. 淋巴细胞胞质内含有大量游离核糖体、溶酶体、粗面内质网、高尔基复合体和线粒体等

84. 关于血小板描述正确的是 （ ）

A. 是有核的细胞

B. 胞直径 $7 \sim 8 \mu m$

C. 胞质中有嗜碱性的特殊颗粒

D. 胞质的特殊颗粒含组胺和肝素

E. 在止血和凝血过程中起重要作用

85. 关于血小板的描述，错误的是（　　）

A. 血小板是从骨髓成熟的巨核细胞胞浆解脱落下来的小块胞质

B. 血小板周边有蓝紫色的颗粒区，中部为均质浅蓝色的透明区

C. 血小板呈双凸圆盘形，直径 $2\sim4\mu m$

D. 血小板受到刺激时，则伸出突起，呈不规则形

E. 血小板主要功能是参与止血与凝血，寿命为 $7\sim14$ 天

86. 血小板颗粒内容物不包含下列哪种物质（　　）

A. 5 - 羟色胺 　　　　　　　B. PDGF 　　　　　　　C. 组织胺

D. 血小板因子Ⅳ 　　　　　　E. 凝血酶敏感蛋白

87. 多能造血干细胞是（　　）

A. 发生各种血细胞的原始细胞 　　　　　　B. 是一种小淋巴细胞

C. 不能以自我复制的方式进行细胞繁殖 　　D. 起源于胚胎外胚层

E. 它的形态和结构与大淋巴细胞相似

88. 以下对造血组织的描述，错误的是（　　）

A. 由网状纤维、造血细胞和基质细胞构成

B. 造血细胞赖以生长发育的环境称血诱导微环境

C. 造血微环境中的核心成分是基质细胞，包括巨噬细胞、成纤维细胞、网状细胞等

D. 造血组织的不同部位具有不同的造血诱导微环境

E. 网状组织是造血组织的支架

89. 人胚胎期最早形成造血干细胞的部位是（　　）

A. 卵黄囊血岛 　　　　　　B. 骨髓 　　　　　　C. 肝

D. 淋巴结 　　　　　　　　E. 脾

90. 关于血细胞发生过程描述错误的是（　　）

A. 分原始、幼稚和成熟 3 个阶段

B. 胞体由大变小，但巨核细胞由小变大

C. 细胞分裂能力从无到有

D. 细胞核由大变小

E. 红细胞核消失

91. 细胞的细胞质脱落形成血小板的是（　　）

A. 单核细胞 　　　　　　B. 巨噬细胞 　　　　　　C. 间充质细胞

D. 巨核细胞 　　　　　　E. 淋巴细胞

92. 具有造血功能的是（　　）

A. 红骨髓 　　　　　　B. 疏松结缔组织 　　　　　　C. 白骨髓

D. 黄骨髓 　　　　　　E. 血窦

93. 关于造血干细胞的说法，错误的是（　　）

A. 有很强的增殖潜能 　　　B. 有多向分化能力 　　　C. 最早发生于脾

D. 有自我更新能力　　　　　E. 它的形态和结构与小淋巴细胞相似

94. 下列哪项不是红骨髓的主要组成成分（　　）

A. 网状组织　　　　　　　B. 基质细胞　　　　　　　C. 造血细胞

D. 脂肪组织　　　　　　　E. 血窦

95. 造血诱导微环境的基质细胞不包括（　　）

A. 成纤维细胞　　　　　　　B. 网状细胞　　　　　　　C. 巨噬细胞

D. 血窦内皮细胞　　　　　　E. 朗格汉斯细胞

96. 下列关于红细胞发生过程的形态变化规律的说法，哪项错误（　　）

A. 胞体从小到大　　　　　　B. 胞核从有到无　　　　　　C. 血红蛋白从无到有

D. 细胞器从有到无　　　　　E. 细胞分裂功能从有到无

97. 下列关于血液的说法，正确的是（　　）

A. 血液是心血管系统内流动的，液体属于结缔组织

B. 血液中大部分是血细胞，细胞外基质是血浆，占血液的少部分

C. 血液由血浆和红细胞构成

D. 血液中不含纤维蛋白原

E. 血红蛋白是存在于血浆中的血浆蛋白

A2 型题

98. 某幼儿奔跑者摔跤，皮肤、皮下软组织多处严重受创，父母担忧不已，为了让伤口尽快愈合，饮食中除了补充优质蛋白等营养物质外，还应该注意多补充（　　）

A. 钙离子　　　　　　　　B. 亚铁离子　　　　　　　C. 维生素 B

D. 镁离子　　　　　　　　E. 维生素 C

99. 某早产新生儿，体重 2.1kg，其他指标基本正常，医生将其送入保温箱中的原因是（　　）

A. 黄色脂肪组织过少　　　B. 棕色脂肪组织过少　　　C. 肺泡表面活性物质过少

D. 促红细胞生成素过少　　E. 肝功能未发育成熟

100. 小儿佝偻病主要是缺乏（　　）

A. 维生素 A　　　　　　　B. 维生素 B　　　　　　　C. 维生素 C

D. 维生素 D　　　　　　　E. 维生素 E

101. 片上观察到青少年长骨出现下列哪项结构，提示其身高基本不能再增长（　　）

A. 骺板软骨　　　　　　　B. 骨骺线　　　　　　　　C. 关节软骨

D. 成骨区　　　　　　　　E. 骨髓腔

102. 影响骨生长的主要因素不包括（　　）

A. 遗传因素　　　　　　　B. 激素　　　　　　　　　C. 维生素

D. 营养　　　　　　　　　E. 思维方式

103. 下列外周血检查结果中，属于血小板减少的是（　　）

A. 低于 300×10^9 个/L　　B. 低于 50×10^9 个/L　　C. 低于 100×10^9 个/L

D. 低于 200×10^9 个/L   E. 低于 10×10^9 个/L

104. 不参与机体造血的是（　）

A. 肝   B. 脾   C. 长骨骨髓腔的骨髓

D. 红骨髓   E. 淋巴滤泡

105. 王某，女，17 岁，最近自觉面色苍白、疲乏、困倦就医，医生根据血象，以下可初步诊断为贫血的是（　）

A. 红细胞 2.5×10^{12} 个/L   B. 红细胞 4.0×10^{12} 个/L

C. 红细胞 $(3.5 \sim 5.0) \times 10^{12}$ 个/L   D. 血红蛋白 120g/L

E. 血红蛋白 130g/L

B 型题

（第 106 ～ 108 题共用备选答案）

A. 成纤维细胞   B. 巨噬细胞   C. 浆细胞

D. 肥大细胞   E. 脂肪细胞

106. 来自于血液中单核细胞的是（　）

107. 来自于血液中 B 淋巴细胞的是（　）

108. 来自于骨髓的造血祖细胞的是（　）

（第 109 ～ 115 题共用备选答案）

A. 成纤维细胞   B. 浆细胞   C. 巨噬细胞

D. 单核细胞   E. 肥大细胞   F. 脂肪细胞

G. 未分化的间充质细胞

109. 分泌免疫球蛋白的是（　）

110. 能分泌大量细胞外基质的细胞是（　）

111. 能合成和储存脂肪的是（　）

112. 胞质中含有溶酶体最多的细胞是（　）

113. 可以分化为成纤维细胞和脂肪细胞的是（　）

114. 成人疏松结缔组织内的干细胞是（　）

115. 具有抗原呈递作用的是（　）

（第 116 ～ 119 题共用备选答案）

A. 网状纤维   B. 肌原纤维   C. 神经原纤维

D. 胶原纤维   E. 弹性纤维

116. 白纤维是指（　）

117. 黄纤维是指（　）

118. 嗜银纤维是指（　）

119. 多分布于造血器官和淋巴器官的是（　）

（第 120 ～ 127 题共用备选答案）

A. 成骨细胞   B. 骨祖细胞   C. 破骨细胞

D. 软骨细胞　　　　　　　　E. 骨细胞

120. 夹在相邻两层骨板之间或散在骨板内的细胞是（　　）

121. 具有形成骨胶原纤维功能的细胞是（　　）

122. 细胞内有多个细胞核的细胞是（　　）

123. 能形成同源细胞群的是（　　）

124. 骨膜和软骨膜分布有的是（　　）

125. 产生类骨质的是（　　）

126. 属于单核吞噬细胞系统的是（　　）

127. 来源于间充质细胞的是（　　）

（第 128～131 题共用题备选答案）

A. 外环骨板　　　　　　B. 内环骨板　　　　　　C. 间骨板

D. 哈弗斯系统　　　　　E. 骨小梁

128. 骨板排列成同心圆状的是（　　）

129. 构成骨松质的是（　　）

130. 环绕骨干外表面，层数多，排列较整齐的是（　　）

131. 大小形状兼不规则的是（　　）

（第 132～139 题共用备选答案）

A. 红细胞　　　　　　　B. 中性粒细胞　　　　　C. 淋巴细胞

D. 单核细胞　　　　　　E. 巨核细胞　　　　　　F. 嗜酸性粒细胞

G. 嗜碱性粒细胞

132. 过敏或寄生虫感染是明显增多的是（　　）

133. 细菌感染时增多最明显的是（　　）

134. 细胞颗粒与肥大细胞类似的是（　　）

135. 产生血小板的是（　　）

136. 吞噬细菌后变成脓细胞的是（　　）

137. 可以分化为巨噬细胞的是（　　）

138. 没有细胞器的是（　　）

139. 细胞体积分大中小三型，为机体关键免疫细胞的是（　　）

（第 140～145 题共用备选答案）

A. 多能干细胞　　　　　B. 造血祖细胞　　　　　C. 巨核细胞

D. T 淋巴细胞　　　　　E. B 淋巴细胞

140. 产生于骨髓的免疫细胞是（　　）

141. 产生于胸腺的细胞是（　　）

142. 能游出血管壁成为浆细胞的是（　　）

143. 各种血细胞的祖先是（　　）

144. 胞质脱落到外周血成为血小板的是（　　）

145. 只能向 1 至 2 个细胞系定向分化的是（　　）

四、自测试题答案

1. B	2. E	3. E	4. A	5. A	6. C	7. B	8. E	9. A	10. B
11. C	12. C	13. C	14. C	15. E	16. A	17. E	18. E	19. A	20. D
21. A	22. B	23. A	24. D	25. C	26. C	27. E	28. C	29. C	30. E
31. A	32. E	33. D	34. C	35. B	36. C	37. D	38. B	39. B	40. A
41. A	42. E	43. E	44. D	45. C	46. A	47. C	48. C	49. A	50. B
51. C	52. D	53. C	54. C	55. E	56. D	57. E	58. D	59. A	60. D
61. A	62. A	63. E	64. D	65. A	66. C	67. D	68. D	69. C	70. B
71. C	72. D	73. C	74. E	75. E	76. A	77. E	78. D	79. B	80. E
81. D	82. C	83. E	84. E	85. B	86. C	87. A	88. A	89. A	90. C
91. D	92. A	93. C	94. D	95. E	96. A	97. A	98. E	99. B	100. D
101. B	102. E	103. C	104. E	105. A	106. B	107. C	108. D	109. B	110. A
111. F	112. C	113. G	114. G	115. C	116. D	117. E	118. A	119. A	120. E
121. A	122. C	123. D	124. B	125. A	126. C	127. B	128. D	129. E	130. A
131. C	132. F	133. B	134. G	135. E	136. B	137. D	138. A	139. C	140. E
141. D	142. E	143. A	144. C	145. B					

第四章 肌组织

一、学习目标

(一) 掌握

骨骼肌纤维的形态结构与功能。心肌纤维的形态结构特点及其与骨骼肌纤维的异同点。平滑肌纤维的形态结构特点与功能。

(二) 熟悉

肌组织的特点和类型。

(三) 了解

骨骼肌和心肌的超微结构。骨骼肌收缩的肌丝滑动学说。

二、学习要点

(一) 肌组织的功能与分类

肌组织主要由肌细胞组成。肌细胞因呈细长纤维状，又称肌纤维。肌组织分骨骼肌、心肌和平滑肌。三种根据有无横纹分为横纹肌和无横纹肌，其中骨骼肌、心肌有横纹，平滑肌无横纹。骨骼肌分布于运动系统，心肌分布于心脏及邻近心脏的大血管壁内，而平滑肌分布于内脏器官、血管壁等。

(二) 骨骼肌

1. 骨骼肌纤维的光镜结构特点

(1) 骨骼肌纤维呈细长圆柱形，细胞核数量多，一条肌纤维内含有几十个甚至几百个核，核呈扁椭圆形，位于肌膜下方。

(2) 肌浆中含有丰富的肌原纤维，肌原纤维呈细丝状，沿肌纤维长轴平行排列。

(3) 骨骼肌纤维表面呈现出明暗相间的周期性横纹。

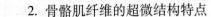

2. 骨骼肌纤维的超微结构特点

1）肌原纤维由粗、细两种肌丝构成，且有明暗相间的带。明带又称 I 带，暗带又称 A 带，暗带中央有一条浅色窄带称 H 带，H 带中央有一条深色的 M 线，明带中央有一条深色的 Z 线。相邻两条 Z 线之间的一段肌原纤维称肌节，每个肌节由 1/2I 带＋A 带＋1/2I 带构成。肌节依次排列构成肌原纤维，肌节是肌原纤维和骨骼肌纤维结构和功能的基本单位。

在肌原纤维中，粗肌丝位于肌节中部的 A 带（暗带），固定于 M 线，两端游离，细肌丝位于肌节两侧，一端固定于 Z 线，另一端插入粗肌丝之间，止于 H 带外侧。

2）横小管：为肌细胞膜内陷形成，传递神经冲动。

3）肌浆网与三联体：靠近横小管的肌浆网膨大，称终池。两侧的终池加横小管，称三联体。

3. 肌丝滑动学说

骨骼肌收缩的机制是肌丝滑动原理。其过程为：①运动神经末梢将神经冲动传递给肌膜；②肌膜的兴奋经横小管迅速传递给肌浆网；③肌浆网膜上的钙泵活动，将大量 Ca^{2+} 转运到肌浆内；④Ca^{2+} 与肌钙蛋白结合，发生构型改变，进而使原肌球蛋白位置也随之变化；⑤原来被掩盖的肌动蛋白位点暴露，迅即与肌球蛋白头接触；⑥肌球蛋白头 ATP 酶被激活，分解 ATP 并释放能量；⑦肌球蛋白的头及杆发生屈曲转动，将肌动蛋白拉向 M 线；⑧细肌丝向 A 带内滑入，I 带变窄，A 带长度不变，但 H 带因细肌丝的插入可变窄或消失，由于细肌丝在粗肌丝之间向 M 线滑动，肌节缩短，肌纤维收缩；⑨收缩完毕，肌浆内 Ca^{2+} 被泵入肌浆网，肌原蛋白恢复原来构型，原肌球蛋白恢复原位又掩盖肌动蛋白位点，肌球蛋白头与肌动蛋白脱离接触，肌纤维松弛。

（三）心肌

1. 心肌纤维的光镜结构特点

1）心肌纤维呈短柱状，常有分支，彼此吻合成网。心肌纤维一般只有一个核，呈卵圆形，位于细胞中央，少数为双核。

2）心肌纤维连接处称闰盘，在 HE 染色标本中，闰盘呈深色的阶梯状或横线状。

3）心肌纤维也有横纹，但不如骨骼肌纤维明显。

4）肌原纤维不明显。

2. 心肌纤维的超微结构特点

1）粗、细肌丝形成粗细不等的肌丝束，肌原纤维不明显，横纹不明显。

2）横小管较粗，位于 Z 线水平，肌浆网稀疏，终池扁而小，常见横小管与一侧的终池紧贴形成二联体。

3）闰盘位于 Z 线水平，闰盘的横位部分有中间连接和桥粒，纵位部分有缝隙连接。此结构利于化学信息和电冲动交流，使心肌纤维同步舒缩成为一个功能整体。

（四）平滑肌

1. 平滑肌纤维的光镜结构特点

平滑肌纤维呈长梭形，无横纹，细胞核只有一个，椭圆形或杆状，位于细胞中央。平滑肌纤维多成束或成层分布在内脏器官中，肌纤维相互平行或交错排列。相邻平滑肌纤维之间有缝隙连接，利于化学信息和神经冲动的沟通，利于众多平滑肌纤维同时收缩而形成功能整体。

2. 平滑肌纤维的超微结构

平滑肌纤维的肌膜向肌浆内凹陷形成许多小凹。目前认为这些小凹相当于横纹肌的横小管。肌浆网发育很差，呈小管状，位于肌膜下与小凹相邻近。平滑肌细胞的骨架系统比较发达，主要由密斑、密体和中间丝组成。密斑位于肌膜的内面，主要是平滑肌纤维细肌丝的附着点。密体位于细胞质内，为细肌丝和中间丝的共同附着点。一般认为密体相当于横纹肌的Z线。相邻的密体之间由直径10nm的中间丝相连，构成平滑肌的菱形网架，在细胞内起着支架作用。

附表4-1:

表4-1 骨骼肌、心肌、平滑肌的形态结构以及分布比较

比较	细胞形态	细胞核	横纹	闰盘	分布	功能	神经支配
骨骼肌	细长，圆柱状	数十个到数百个，扁椭圆形，多靠近肌膜	有	无	运动系统	随意运动	躯体运动神经
心肌	短圆柱状，有分支	1～2个，卵圆形，位于中央	有	有	心脏、紧邻心脏大血管根部	不随意运动	内脏运动神经
平滑肌	长梭形，无分支	1个，杆状或长椭圆形，位于中央	无	无	中空性器官管壁内	不随意运动	内脏运动神经

三、自测试题

A1 型题

1. 包在整块肌肉表面的致密结缔组织称 （ ）

A. 肌膜   B. 肌外膜   C. 肌束膜

D. 肌浆网   E. 肌内膜

2. 下列关于骨骼肌纤维的描述哪项是错误的 （ ）

A. 细胞呈细长圆柱形   B. 肌原纤维顺肌纤维的长轴平行排列

C. 有多个细胞核   D. 细胞核靠近肌膜

E. 无横纹

3. 肌原纤维的结构和功能的基本单位是 （ ）

A. 肌节   B. 肌质   C. 肌膜

D. 肌浆网　　　　　　　　E. 肌纤维

4. 肌节是（　　）

A. 两条相邻 Z 线之间的一段肌原纤维

B. 两条相邻 Z 线之间的一段肌纤维

C. 两条相邻 M 线之间的一段肌原纤维

D. 两条相邻 M 线之间的一段肌纤维

E. 两条相邻 H 带之间的一段肌原纤维

5. 细肌丝含（　　）

A. 肌球蛋白、肌动蛋白和原肌球蛋白

B. 肌球蛋白、肌动蛋白和肌钙蛋白

C. 肌球蛋白、肌钙蛋白

D. 肌动蛋白、原肌球蛋白和肌钙蛋白

E. 原肌球蛋白、肌钙蛋白

6. 组成粗肌丝的蛋白质是（　　）

A. 原肌球蛋白　　　　　B. 肌原蛋白　　　　　C. 肌球蛋白

D. 肌动蛋白　　　　　　E. 肌红蛋白

7. 滑行学说认为骨骼肌纤维收缩时，肌节的变化是（　　）

A. A 带和 H 带缩短　　　B. I 带和 H 带缩短　　　C. A 带缩短

D. I 带和 A 带缩短　　　E. A 带，I 带和 H 带均缩短

8. 每个肌节包括（　　）

A. 1/2A 带 + I 带 + 1/2A 带　B. 1/2A 带 + I 带 + 1/2I 带　C. 1/2I 带 + A 带 + 1/2I 带

D. 1/2I 带 + A 带 + 1/2A 带　E. 1/2I 带 + 1/2A 带

9. 骨骼肌纤维收缩时，与肌球蛋白分子头部结合的是（　　）

A. 钙离子　　　　　　　B. ATP　　　　　　　C. 肌钙蛋白

D. 肌动蛋白　　　　　　E. 原肌球蛋白

10. 肌浆网是肌细胞内（　　）

A. 粗面内质网　　　　　B. 滑面内质网　　　　　C. 细胞内小管

D. 高尔基复合体　　　　E. 线粒体

11. 心肌纤维能成为一个同步舒缩的功能整体，主要依赖于（　　）

A. 桥粒　　　　　　　　B. 二联体　　　　　　　C. 中间连接

D. 紧密连接　　　　　　E. 缝隙连接

12. 心肌分布在（　　）

A. 心脏　　　　　　　　B. 消化管壁　　　　　　C. 骨

D. 关节　　　　　　　　E. 呼吸道管壁

13. 心肌纤维连接处的结构称（　　）

A. 横小管　　　　　　　B. 肌节　　　　　　　　C. 肌浆网

D. 二联体　　　　　　　E. 闰盘

14. 心肌闰盘含有 （ ）

A. 中间连接、桥粒、紧密连接

B. 紧密连接、桥粒、缝隙连接

C. 连接复合体、紧密连接

D. 连接复合体、半桥粒

E. 中间连接、桥粒、缝隙连接

15. 光镜下心肌纤维与骨骼肌纤维区别，哪项是错误的 （ ）

A. 二种肌纤维的大小和粗细不同

B. 骨骼肌纤维有横纹，心肌纤维没有横纹

C. 骨骼肌纤维没有闰盘，心肌纤维有闰盘

D. 骨骼肌纤维含有多个胞核，大多位于周边，心肌纤维只有一二个胞核，位于中央

E. 骨骼肌纤维没有分支，心肌纤维有分支

16. 平滑肌纤维间存在的细胞连接是 （ ）

A. 中间连接   B. 紧密连接   C. 缝隙连接

D. 桥粒   E. 缝隙连接和桥粒

17. 下列哪项不属于平滑肌纤维肌丝成分是 （ ）

A. 粗肌丝   B. 细肌丝   C. 中间丝

D. 肌原纤维   E. 密体

18. 平滑肌纤维包括 （ ）

A. 粗肌丝   B. 细肌丝   C. 中间丝

D. 密斑   E. 以上都是

19. 平滑肌纤维中的中间丝起 （ ）

A. 收缩作用   B. 连接作用   C. 滑动作用

D. 保护作用   E. 骨架作用

20. 平滑肌分布在 （ ）

A. 中空性器官的管壁内   B. 心脏   C. 骨

D. 关节   E. 大血管根部

21. 对平滑肌纤维的描述正确的是 （ ）

A. 细胞呈长椭圆形   B. 细胞质内无肌原纤维

C. 细胞质内有数十个至数百个细胞核   D. 细胞质可见横纹

E. 细胞连接处有闰盘

22. 骨骼肌、心肌、平滑肌从哪些方面鉴别 （ ）

A. 有无闰盘   B. 细胞的形态   C. 分布范围

D. 细胞核的数量及位置   E. 以上均是

23. 下列哪项是心肌纤维区别于骨骼肌、平滑肌所独有的 （ ）

A. 横纹   B. 肌节   C. 肌原纤维

D. 粗肌丝和细肌丝   E. 闰盘

A2 型题

24. 包裹肌束的结缔组织称 （　　）

A. 肌膜 　　　　　　　　B. 肌外膜 　　　　　　　　C. 肌束膜

D. 肌浆网 　　　　　　　E. 肌内膜

25. 分布在每条肌纤维外面的结缔组织称 （　　）

A. 肌膜 　　　　　　　　B. 肌外膜 　　　　　　　　C. 肌束膜

D. 肌浆网 　　　　　　　E. 肌内膜

26. 下列关于肌节的描述哪项是错误的 （　　）

A. 是骨骼肌收缩的基本结构单位

B. 肌原纤维是由许多肌节连续排列而成

C. 收缩时肌节变长

D. 肌节由粗肌丝、细肌丝构成

E. 肌节是指两条相邻 Z 线之间的一段肌原纤维

27. 骨骼肌三联体的结构和功能是 （　　）

A. 一个横小管 （传递兴奋） 和一个终池 （储存释放钙离子）

B. 两个横小管 （传递兴奋） 和一个终池 （储存释放钙离子）

C. 一个横小管 （传递兴奋） 和两侧的终池 （储存释放钙离子）

D. 一个横小管 （储存释放钙离子） 和一个终池 （传递兴奋）

E. 两个横小管 （传递兴奋） 和两个终池 （储存释放钙离子）

28. 横桥位于 （　　）

A. 细肌丝 　　　　　　　B. 粗肌丝 　　　　　　　　C. 横小管

D. 肌质网 　　　　　　　E. 三联体

29. 下列关于描述骨骼肌纤维的收缩机制正确的是 （　　）

A. 细肌丝缩短 　　　　　B. 粗肌丝缩短 　　　　　　C. 粗、细肌丝均缩短

D. 细肌丝在粗细肌之间向 M 线方向滑动

E. 粗肌丝向 M 线方向收缩

30. 心肌细胞彼此相连形成功能整体的结构是 （　　）

A. 横小管 　　　　　　　B. 肌浆网 　　　　　　　　C. 闰盘

D. 肌丝 　　　　　　　　E. 二联体

31. 下列哪项是心肌闰盘的横位部分 （　　）

A. 紧密连接 　　　　　　B. 中间连接 　　　　　　　C. 桥粒

D. 缝管连接和中间连接 　E. 桥粒和中间连接

32. 下列哪项属于心肌闰盘的纵位部分 （　　）

A. 中间连接 　　　　　　B. 桥粒 　　　　　　　　　C. 缝隙连接

D. 连接复合体 　　　　　E. 横小管

33. 平滑肌纤维不包括 （　　）

A. 横小管　　　　　　　B. 细肌丝　　　　　　　C. 中间丝

D. 密斑　　　　　　　　E. 粗肌丝

34. 平滑肌纤维内含有 （　　）

A. 细肌丝和粗肌丝，不含中间丝

B. 粗肌丝和中间丝，不含细肌丝

C. 细肌丝和中间丝，不含粗肌丝

D. 细肌丝、粗肌丝和中间丝

E. 细肌丝、微丝与中间丝

B 型题

（35～37 题共用备选答案）

A. 骨骼肌　　　　　　　B. 心肌　　　　　　　　C. 平滑肌

D. 肌节　　　　　　　　E. 闰盘

35. 心肌纤维连接处为 （　　）

36. 主要分布于运动系统的肌组织是 （　　）

37. 主要分布于内脏和血管壁的肌组织是 （　　）

（38、39 题共用备选答案）

A. A 带中央　　　　　　B. I 带中央　　　　　　C. H 带中央

D. A 带、I 带交界处　　E. A 带内、H 带外侧

38. 骨骼肌纤维的 M 线分布于 （　　）

39. 骨骼肌纤维的 Z 线分布于 （　　）

（40～43 题共用备选答案）

A. 三联体　　　　　　　B. 肌质网　　　　　　　C. 终池

D. 纵小管　　　　　　　E. 横小管

40. 能将肌膜的兴奋性快速传入细胞内的是 （　　）

41. 骨骼肌纤维的肌膜向肌浆内凹陷形成 （　　）

42. 具有摄取、贮存和释放钙离子的是 （　　）

43. 横小管与两侧终池共同构成 （　　）

（44～46 题共用备选答案）

A. I 带　　　　　　　　B. H 带　　　　　　　　C. A 带

D. A 带和 H 带　　　　E. A 带和 I 带

44. 只有粗肌丝而无细肌丝的部位是 （　　）

45. 既有粗肌丝又有细肌丝的部位是 （　　）

46. 只有细肌丝而无粗肌丝的部位是 （　　）

（47～49 题共用备选答案）

A. I 带　　　　　　　　B. A 带　　　　　　　　C. I 带

D. A 带与 I 带交界处　　　　E. Z 线水平

47. 骨骼肌纤维的横小管位于（　　）

48. 心肌纤维的横小管位于（　　）

49. 心肌纤维的闰盘位于（　　）

（50、51 题共用备选答案）

A. 缝隙连接　　　　　　　　B. 中间连接　　　　　　　　C. 桥粒

D. 缝管连接和中间连接　　　E. 桥粒和中间连接

50. 下列哪项便于细胞间化学信息交流和电冲动传导（　　）

51. 下列哪项能使心肌纤维间的连接牢固（　　）

四、自测试题答案

1. B　　2. E　　3. A　　4. A　　5. D　　6. C　　7. B　　8. C　　9. D　　10. B

11. E　12. A　13. E　14. E　15. B　16. C　17. D　18. E　19. E　20. A

21. B　22. E　23. E　24. C　25. E　26. C　27. C　28. B　29. D　30. C

31. E　32. C　33. A　34. D　35. E　36. A　37. C　38. C　39. B　40. E

41. E　42. B　43. A　44. B　45. C　46. A　47. D　48. E　49. E　50. A

51. E

第五章 神经组织

一、学习目标

（一）掌握

神经组织的组成，神经元的形态结构，突触的含义和结构。神经纤维的结构与分类。

（二）熟悉

神经胶质细胞的结构与功能特点。神经纤维、神经末梢的含义。

（三）了解

神经纤维和神经末梢的分类。

二、学习要点

（一）神经组织细胞的分类与功能

神经组织包括神经细胞和神经胶质细胞。神经细胞又称神经元，是神经系统结构和功能的基本单位，具有接受刺激，传导神经冲动的功能。神经胶质细胞的数量多，对神经元起支持、保护、绝缘、营养等作用。

（二）神经元

神经元分为胞体和突起两部分。

1. 胞体是细胞的代谢营养中心。形态呈圆形、锥体形、星形、梭形等。细胞膜具有接受刺激，产生及传导兴奋的能力。细胞核居中且大而圆，染色浅。光镜下可见细胞质内含嗜碱性的块状或颗粒状的物质，称尼氏体。特殊染色（银染）下可见许多交织状的神经原纤维。电镜下，尼氏体由丰富的粗面内质网和核糖体构成，具有合成蛋白质的功能。神经原纤维在镀银染色中呈棕黑色细丝，由神经丝、微丝和微管交错排列，并伸入树突和轴突内，具有支持和传递的作用。

2. 突起分为树突和轴突。树突短而粗，可有分支，其内部结构与胞体处相似，内有尼

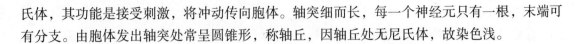

氏体，其功能是接受刺激，将冲动传向胞体。轴突细而长，每一个神经元只有一根，末端可有分支。由胞体发出轴突处常呈圆锥形，称轴丘，因轴丘处无尼氏体，故染色浅。

（三）突触

1. 含义

突触是神经元与神经元之间或神经元与非神经元之间一种特化的细胞连接方式。

2. 分类

突触分为化学性突触和电突触。电突触多见于低等动物，它实际是一种缝隙连接。化学性突触即是通常所说的突触。此类突触是指一个神经元的轴突终末部分与另一个神经元的树突或胞体连接。其中轴—树突触是神经元之间最常见的一种连接。此外还有轴—轴和树—树突触等。

3. 结构

电镜下突触可分为突触前成分、突触间隙、突触后成分。突触前成分和突触后成分中彼此相对的细胞膜，分别称突触前膜和突触后膜。突触前膜内含突触小泡，突触小泡内含神经递质。突触后膜富含神经递质受体。两膜间的狭窄间隙为突触间隙，宽 15～30nm。

4. 突触信息传递

神经冲动到达突触前膜时，突触小泡与突触前膜融合将神经递质释放入突触间隙中，神经递质与突触后膜上相应受体结合，从而引起突触后神经元出现兴奋或抑制性变化。

（四）神经胶质细胞

1. 中枢神经系统的神经胶质细胞

包括星形胶质细胞、少突胶质细胞、小胶质细胞、室管膜细胞。

（1）星形胶质细胞从胞体发出的突起充填在神经元胞体及其突起之间，起支持和绝缘作用，有些突起末端扩大形成脚板，在脑和脊髓表面形成胶质界膜，或贴附在毛细血管壁上构成血脑屏障的神经胶质膜。

（2）少突胶质细胞在银染色标本中，突起较少，常呈串珠状。它的突起末端扩展成扁平薄膜，包卷神经元的轴突形成髓鞘，是中枢神经系统的髓鞘形成细胞。

（3）小胶质细胞是最小的胶质细胞，来源于血液中的单核细胞，具有吞噬能力。当中枢神经系统损伤时，小胶质细胞可转变为巨噬细胞，吞噬细胞碎屑及退化变性的髓鞘。

2. 周围神经系统的神经胶质细胞

包括施万细胞和卫星细胞，施万细胞又称神经膜细胞，是周围神经系统的髓鞘形成细胞。它们成串排列，包在轴突周围，形成髓鞘。施万细胞外表面有一层基膜，在神经纤维的再生中起诱导作用。

（五）神经纤维

由神经元的长轴突及包绕它的神经胶质细胞构成。分为有髓神经纤维和无髓神经纤维。

1. 有髓神经纤维

有髓神经纤维由神经元的轴突和周围包卷的髓鞘构成。周围神经髓鞘由施万细胞、中枢神经髓鞘由少突胶质细胞层层包绕而成，可分成许多节段，每一节髓鞘是由一个施万细胞的细胞膜所包裹而成多层膜结构，形似藕节。相邻节段之间无髓鞘，形成一狭窄处，称郎飞结，两结之间为结间体。有髓神经纤维传导神经冲动，是从一个郎飞结跳跃到相邻的另一个郎飞结，这种传导方式称跳跃式传导，传导速度快。

2. 无髓神经纤维

无髓神经纤维直接为裸露的轴突，其外无神经胶质细胞包裹，无髓鞘，也无郎飞结，神经冲动的传导速度慢。

（六）神经末梢

周围神经纤维的终末部分，遍布全身。根据功能的不同可分为感觉神经末梢和运动神经末梢。

1. 感觉神经末梢

感觉神经末梢由感觉神经元（假单极神经元）周围突的终末所形成，又可分游离神经末梢和有被囊的神经末梢。

（1）游离神经末梢

游离神经末梢是感觉神经元周围突末段失去髓鞘，这些裸露的细小分支分布于表皮、角膜、黏膜上皮及结缔组织等，形成游离神经末梢，感觉冷、热和痛的刺激。

（2）有被囊的神经末梢

有被囊的神经末梢其结构特点是外膜均包裹有结缔组织被囊。有髓神经纤维进入被囊前失去髓鞘，以裸露的轴突进入被囊。按功能与结构分为触觉小体、环层小体和肌梭。①触觉小体，多分布在手指掌侧皮肤内真皮乳头处，主要功能是感受触觉。②环层小体，多分布在手、脚掌侧皮肤真皮深层、韧带、关节囊、腹膜、肠系膜等处，主要功能是感受压力、振动、张力等。③肌梭，是本体感受器，分布在骨骼肌内，主要功能是感受肌纤维的伸缩变化，在调节骨骼肌的活动上起重要作用。

2. 运动神经末梢

运动神经末梢是运动神经元的轴突在肌组织和腺体的终末部分，包括躯体运动末梢和内脏运动末梢。躯体运动末梢分布于骨骼肌，运动神经元的轴突末端到达骨骼肌肌膜处失去髓鞘，反复分支形成葡萄状终末，与骨骼肌建立突触连接，在光镜下连接处呈椭圆形板状隆起，称运动终板。当神经冲动到轴突终末时，突触小泡释放乙酰胆碱，与突触后膜相应的受体结合，引起肌纤维的收缩。

内脏运动神经末梢分布于心肌、平滑肌、腺体和各种内脏等。

三、自测试题

A1 型题

1. 神经组织的组成包括（　　）
A. 神经元和细胞间质　　　　B. 神经细胞和神经胶质　　　　C. 神经元和神经纤维
D. 神经元和感受器、效应器　E. 细胞间质和细胞胶质

2. 有关神经元的描述，正确的是（　　）
A. 神经原纤维没有运输作用
B. 尼氏体是神经元的代谢营养中心
C. 轴突只有 1 个，有接受刺激的功能
D. 树突只有 1 个，有传导神经冲动的功能
E. 树突有多个，有接受刺激的功能

3. 神经元胞质中不含有（　　）
A. 神经纤维　　　　　　B. 嗜染质　　　　　　C. 神经原纤维
D. 线粒体　　　　　　　E. 高尔基复合体

4. 神经元的轴丘内无（　　）
A. 神经丝　　　　　　　B. 线粒体　　　　　　C. 微管
D. 滑面内质网　　　　　E. 尼氏体

5. 尼氏体能合成（　　）
A. 酶　　　　　　　　　B. 蛋白质　　　　　　C. 神经调质
D. 神经递质　　　　　　E. 以上都是

6. 尼氏体在电镜下的结构是（　　）
A. 粗面内质网和游离核糖体　　　　　　　　B. 滑面内质网和游离核糖体
C. 粗面内质网和高尔基复合体　　　　　　　D. 线粒体和游离核糖体
E. 高尔基复合体和游离核糖体

7. 神经冲动的传导是在神经组织的哪种结构上进行的（　　）
A. 轴膜　　　　　　　　B. 轴浆　　　　　　　C. 神经丝
D. 髓鞘　　　　　　　　E. 微管

8. 下列对神经元的描述正确的是（　　）
A. 接受刺激　　　　　　B. 传导冲动　　　　　C. 整合信息
D. 神经系统结构与功能基本单位　　　　　　E. 以上都是

9. 神经元的分类描述，正确的是（　　）
A. 按神经元的突起数量分为三类
B. 按神经元轴突的长短分为两型
C. 按神经元的功能分为三类

D. 按神经元释放的神经递质和神经调质的化学性质进行分类

E. 以上都是

10. 下列属于神经胶质细胞功能的是（　　）

A. 支持　　　　　　　　B. 保护　　　　　　　　C. 营养

D. 绝缘　　　　　　　　E. 以上都是

11. 神经递质的受体存在于（　　）

A. 突触前膜　　　　　　B. 突触间隙　　　　　　C. 突触后膜

D. 突触小泡　　　　　　E. 突触

12. 神经元与神经元之间，或神经元与效应细胞之间传递信息的部位称

A. 突触　　　　　　　　B. 化学性突触　　　　　C. 电突触

D. 突触前膜　　　　　　E. 突触后膜

13. 按神经元的接触方式分（　　）

A. 轴—树突触　　　　　B. 轴—体突触　　　　　C. 轴—棘突触

D. 以上都是　　　　　　E. 以上都不是

14. 电突触是神经元之间存在的（　　）

A. 中间连接　　　　　　B. 紧密连接　　　　　　C. 缝隙连接

D. 桥粒　　　　　　　　E. 连接复合体

15. 突触包括（　　）

A. 突触前成分　　　　　B. 突触后成分　　　　　C. 突触间隙

D. 以上都是　　　　　　E. 以上都不是

16. 对于星形胶质细胞的描述，不正确的是（　　）

A. 分泌神经营养因子和多种生长因子

B. 最小的神经胶质细胞

C. 对神经元的分化、功能的维持，以及创伤后神经元的可塑性变化，有重要的影响

D. 胞体呈星形、核圆或卵圆形、较大、染色较浅

E. 在脑和脊髓损伤时，星形胶质细胞可增生，形成胶质瘢痕

17. 在中枢神经系统中，具有吞噬功能的神经胶质细胞是（　　）

A. 小胶质细胞　　　　　B. 少突胶质细胞　　　　C. 室管膜细胞

D. 星形胶质细胞　　　　E. 施万细胞

18. 关于神经冲动的传导，正确的是（　　）

A. 电流的传导是在轴膜进行

B. 有髓神经纤维的神经冲动呈跳跃式传导

C. 有髓神经纤维的轴突越粗、髓鞘越厚、结间体越长，传导速度越快

D. 无髓神经纤维因无髓鞘和郎飞结，神经冲动只能沿轴膜连续传导，故传导速度慢

E. 以上都对

19. 关于周围着髓神经纤维，哪项是错误的（　　）

A. 轴突外包神经膜细胞

B. 髓鞘和神经膜都有节段性

C. 轴突越粗，髓鞘越厚，结间体越长

D. 结间体越长，传导速度越慢

E. 髓鞘切迹的位置不是固定不变的

20. 环层小体分布于（ ）

A. 皮下组织   B. 腹膜   C. 肠系膜

D. 韧带和关节囊   E. 以上都是

21. 关于运动终板的结构，哪项是错误的（ ）

A. 神经纤维抵达肌纤维时，仍有完整的髓鞘

B. 轴突到达肌纤维反复分支，每一支与一条骨骼肌纤维联系

C. 轴突终末与肌纤维连接处形成板状隆起

D. 轴突终末富含线粒体和突触小泡

E. 突触后膜下凹成许多浅槽

A2 型题

22. 下列关于光镜下神经细胞特点描述，哪项是错误的（ ）

A. 细胞形状多种多样，都有突起

B. 由胞体上伸出树突和轴突

C. 胞核一般较大，多呈圆形，异染色质少，核仁大而明显

D. 胞体和突起中都有尼氏体

E. 胞体和突起中有神经原纤维

23. 下面哪项是细胞的营养和代谢中心（ ）

A. 胞体   B. 树突   C. 轴突

D. 轴丘   E. 轴质

24. 神经元尼氏体分布在（ ）

A. 整个神经元内   B. 胞体内   C. 胞体和树突内

D. 胞体和轴突内   E. 树突和轴突内

25. 能合成神经递质的结构是（ ）

A. 神经原纤维   B. 细胞核   C. 尼氏体

D. 突触小体   E. 细胞膜

26. 能合成神经调质的结构是（ ）

A. 神经原纤维   B. 细胞核   C. 尼氏体

D. 突触小体   E. 细胞膜

27. 关于突触哪项是错误的（ ）

A. 是神经元与种经元之间或神经元与非神经细胞之间的一种特化的细胞连接

B. 是神经元传递神经冲动的结构

C. 由突触前成分，突触间隙和突触后成分组成

D. 突触前成分内有许多突触小泡，小泡内含有营养物质

E. 突触后膜有神经递质的受体

28. 有髓神经纤维传导神经冲动的是 （ ）

A. 在轴膜上连续传导

B. 一个朗飞结向另一个朗飞结跳跃式的传导

C. 由一个结间体向另一个结间体跳跃式的传导

D. 由一个施—兰切迹向另一个施—兰切迹跳跃式的传导

E. 在髓鞘上传导

29. 关于神经胶质哪项是错误的 （ ）

A. 广泛分布于中枢神经和周围神经系统

B. 细胞和突起内无尼氏体

C. 对神经元起支持营养保护和绝缘等作用

D. 有分裂和增殖能力

E. 释放特定种类的神经递质

30. 感受冷、热、疼痛刺激的感受器是 （ ）

A. 环层小体　　　　　　B. 触觉小体　　　　　　C. 游离神经末梢

D. 肌梭　　　　　　　　E. 运动终板

31. 神经元轴突内不含有 （ ）

A. 线粒体　　　　　　　B. 微管　　　　　　　　C. 尼氏体

D. 滑面内质网　　　　　E. 微丝

32. 环层小体分布于 （ ）

A. 皮下组织　　　　　　B. 肌组织　　　　　　　C. 上皮组织

D. 真皮乳头层　　　　　E. 血管

33. 触觉小体分布于 （ ）

A. 皮下组织　　　　　　B. 肌组织　　　　　　　C. 上皮组织

D. 真皮乳头层　　　　　E. 血管

34. 下列哪种不属于感觉神经末梢 （ ）

A. 突触小体　　　　　　B. 肌梭　　　　　　　　C. 运动终板

D. 环层小体　　　　　　E. 游离神经末梢

35. 游离神经末梢感受 （ ）

A. 冷　　　　　　　　　B. 热　　　　　　　　　C. 轻触

D. 疼痛　　　　　　　　E. 以上都是

36. 肌梭能感受 （ ）

A. 触觉　　　　　　　　B. 疼痛　　　　　　　　C. 压力

D. 肌张力　　　　　　　E. 温度

B 型题

（37～39 题共用备选答案）

A. 神经丝和微管　　　B. 线粒体　　　　C. 神经调质

D. 尼氏体　　　　　　E. 滑面内质网

37. 神经元的轴突内无（　　）

38. 神经原纤维包括（　　）

39. 轴丘不含有（　　）

（40～42 题共用备选答案）

A. 酶　　　　　　　　B. 蛋白质　　　　C. 神经调质

D. 神经递质　　　　　E. 神经原纤维

40. 神经元向其他神经元或效应细胞传递信息的载体是（　　）

41. 增强或减弱神经元对神经递质的反应，并起调节作用的是（　　）

42. 电镜下镀银染色呈交织排列的棕褐色细丝状结构的是（　　）

（43～46 题共用备选答案）

A. 微丝　　　　　　　B. 微管　　　　　C. 神经膜

D. 轴膜　　　　　　　E. 突触小泡

43. 在轴突运输中起重要作用的是（　　）

44. 参与物质运输的是（　　）

45. 突触前成分内含许多（　　）

46. 神经元产生神经冲动的起始部位（　　）

（47～50 题共用备选答案）

A. 多极神经元　　　　B. 双极神经元　　C. 假单极神经元

D. 感觉神经元　　　　E. 运动神经元

47. 接受体内、外的化学或物理性刺激，并将信息传向中枢的是（　　）

48. 负责把神经冲动传递给肌细胞或腺细胞的是（　　）

49. 有一个轴突和多个树突的是（　　）

50. 有树突和轴突各一个（　　）

（51～53 题共用备选答案）

A. 突触前成分　　　　B. 突触后成分　　C. 突触间隙

D. 突触小泡　　　　　E. 突触后膜

51. 突触后成分的胞膜称（　　）

52. 突触前膜与突触后膜之间称（　　）

53. 突触小泡位于（　　）

（54～56 题共用备选答案）

A. 星形胶质细胞　　　B. 小胶质细胞　　C. 少突胶质细胞

D. 施万细胞　　　　　E. 室管膜细胞

54. 形成周围神经系统脊髓神经纤维髓鞘的细胞是 （ ）

55. 形成中枢神经系统脊髓神经纤维髓鞘的细胞是 （ ）

56. 在中枢神经系统中，最大的一种神经胶质细胞是 （ ）

（57～59 题共用备选答案）

A. 卫星细胞　　　　　　B. 施万细胞　　　　　　　C. 小胶质细胞

D. 少突胶质细胞　　　　E. 室管膜细胞

57. 当神经系统损伤时，哪种细胞可转变为巨噬细胞，吞噬死亡细胞的碎屑 （ ）

58. 分布于神经节，属于周围神经系统内神经胶质细胞是 （ ）

59. 分布在脊髓中央管和脑室面，能产生脑脊液的是 （ ）

（60～64 题共用备选答案）

A. 神经纤维　　　　　　B. 髓鞘　　　　　　　　　C. 郎飞结

D. 施万细胞　　　　　　E. 少突胶质细胞

60. 相邻的施万细胞不完全连接，于神经纤维上这一部位较狭窄的是 （ ）

61. 由神经元的长轴突及包绕它的神经胶质细胞构成 （ ）

62. 根据神经胶质细胞的哪项可分成有髓神经纤维和无髓神经纤维两种 （ ）

63. 周围神经系统的有髓神经纤维的髓鞘由哪种细胞胞膜构成 （ ）

64. 中枢神经系统的有髓神经纤维的髓鞘由哪种细胞构成 （ ）

（65～68 题共用备选答案）

A. 触觉　　　　　　　　B. 疼痛与温度　　　　　　C. 压觉

D. 肌张力　　　　　　　E. 运动终板

65. 肌梭能感受 （ ）

66. 游离神经末梢感受 （ ）

67. 环层小体感受 （ ）

68. 触觉小体感受 （ ）

四、自测试题答案

1. B　　2. E　　3. A　　4. E　　5. E　　6. A　　7. A　　8. E　　9. E　　10. E

11. C　　12. A　　13. D　　14. C　　15. D　　16. B　　17. A　　18. E　　19. D　　20. E

21. A　　22. D　　23. A　　24. C　　25. C　　26. C　　27. D　　28. B　　29. E　　30. C

31. C　　32. A　　33. D　　34. C　　35. E　　36. D　　37. D　　38. A　　39. D　　40. D

41. C　　42. E　　43. D　　44. B　　45. E　　46. D　　47. E　　48. E　　49. A　　50. B

51. E　　52. C　　53. A　　54. D　　55. C　　56. A　　57. C　　58. A　　59. E　　60. C

61. A　　62. B　　63. D　　64. E　　65. D　　66. B　　67. C　　68. A

第六章　运动系统

一、学习目标

（一）掌握

骨的形态分类、构造和功能。躯干骨的组成与功能。椎骨的一般形态和各部椎骨的特征。胸骨的形态、分部，胸骨角的临床意义。肋的一般形态和分类。躯干骨的体表标志。颅骨的构成、分部和功能。上肢骨的组成、分部及排列。锁骨、肩胛骨、肱骨、尺骨和桡骨的形态结构。上肢骨的体表标志。下肢骨的组成、分部及排列。髋骨、股骨、髌骨、胫骨和腓骨的形态结构。下肢骨的体表标志。

关节的基本结构和辅助结构。椎间盘的形态结构，前纵韧带、后纵韧带的位置和功能。脊柱的构成、分部和功能。脊柱的生理性弯曲及运动。胸廓的构成、胸廓上口和胸廓下口的形态及围成。颞下颌关节的组成、结构特点及运动。胸锁关节、肩关节、肘关节、桡腕关节及拇指腕掌关节的组成、结构特点及运动。骨盆的组成、分部，骨盆上、下口的围成。髋关节、膝关节、距小腿关节的组成、结构特点和运动。足弓的构成及功能。

肌的形态和构造。咀嚼肌的组成，咬肌、颞肌的起止、作用。胸锁乳突肌和前斜角肌的起止、作用。斜方肌、背阔肌的起止、作用。竖脊肌的位置和作用。胸大肌的起止、作用。肋间肌的名称、起止和作用。膈的位置、形态、作用、三个裂孔的位置及通过的主要结构。腹肌外侧群的位置、层次、肌纤维方向、形成结构及作用。三角肌、大圆肌、肱二头肌、肱三头肌的起止、作用。臀大肌、髂腰肌、梨状肌的起止、作用。股四头肌、缝匠肌的起止、作用。胫骨前肌、胫骨后肌、小腿三头肌的起止、作用。

（二）熟悉

新生儿颅的特征及生后变化。颅的侧面观。手骨的组成，腕骨的排列顺序。足骨的组成，跗骨的排列顺序。

关节的运动形式和分类。脊柱的整体观。

肌的辅助装置。腹直肌鞘的构成和特点。前臂肌的分群、各肌群的组成、作用和神经支配。旋前圆肌、旋后肌的位置、作用。

（三）了解

骨的表面形态，骨的化学成分和物理性质。第 1 肋、第 11～12 肋的形态特征。关节的分类。椎体间的连结概况。肋与胸骨和胸椎的连结。腕掌关节、掌指关节和指间关节的组成、结构特点及运动。骶髂关节、跗骨间关节、跗跖关节、跖趾关节和趾间关节的组成和运动。

肌的起止、配布和作用。面肌的组成、分布特点。背肌的分群、各肌群的组成、作用。手肌的分群、中间群各肌的名称及作用。

二、学习要点

运动系统由骨、骨连结和骨骼肌构成。骨和骨连结构成人体的支架称骨骼，赋予人体基本形态，对人体起着支持、保护和运动的作用。在运动中，骨起杠杆作用，关节为运动的枢纽，骨骼肌为运动的动力器官。

（一）骨学

1. 概述

骨是具有一定的形态和功能，有血管和神经分布，能不断进行新陈代谢，并有修复、改造和再生能力，有支持、保护作用的一种器官。

（1）骨的分类

骨的形态不一，根据外形可分为长骨、短骨、扁骨和不规则骨四类。

1）长骨

呈长管状，分一体两端。长骨中部细长称为体或骨干，体内的腔称骨髓腔，容纳骨髓。骨的两端膨大称为骺，骺表面有光滑的关节面。骨干与骺邻接的部分称干骺端。长骨多见于四肢，如股骨和肱骨。

2）短骨

呈立方形，位于连接牢固并有一定灵活性的部位，如手的腕骨和足的跗骨。

3）扁骨

呈板状，主要构成容纳重要器官的腔壁，起保护作用，如颅盖骨、胸骨、肋骨等。

4）不规则骨

形状不规则，功能各异。如椎骨和某些颅骨。在一些不规则骨内，具有含气的腔，称含气骨。如上颌骨和额骨等。

（2）骨的构造

骨是由骨质、骨膜和骨髓构成，并有血管和神经分布。

1）骨质

分骨密质和骨松质。骨密质致密坚硬，耐压性较大，由紧密排列成层的骨板构成，分布于骨的表面。骨松质呈海绵状，由骨小梁交织排列而成，位于骨的内部。扁骨由内、外两层骨密质板中间夹着一层骨松质构成。颅盖骨的骨松质称为板障，有板障静脉经过。

2）骨膜

是被覆于骨内、外面由纤维结缔组织构成的膜，分布于除关节面以外的整个骨外面。衬于骨髓腔内面和骨松质腔隙内的称骨内膜。骨膜含有丰富的血管、神经和淋巴管，对骨的营养、生长或再生具有重要作用。

3）骨髓

充满于长骨的髓腔和骨松质的腔隙内，分红骨髓和黄骨髓。红骨髓有造血功能，含有大量不同发育阶段的红细胞和其他幼稚型的血细胞。黄骨髓见于5岁以后的长骨骨干中，含大量的脂肪组织，失去造血活力。成人红骨髓主要分布于长骨的两端、短骨、扁骨和不规则骨的松质内，如肋骨、胸骨和椎骨等处。这些地方的红骨髓可终生保持。临床上常在髂结节、髂后上棘和胸骨等处穿刺取样，检查骨髓。

（3）骨的化学成分及物理特性

骨的化学成分包括有机质和无机质，成年人大约为3∶7。有机质由胶原纤维和粘多糖蛋白组成，它使骨具有韧性和弹性。无机质主要是钙盐，使骨具有硬度。一生中骨的无机物与有机物不断变化。年龄愈大，无机物的比例愈高。因此，年幼者骨易变形，年长者易发生骨折。

2. 躯干骨

躯干骨包括24块椎骨、12对肋和1块胸骨。

（1）椎骨

1）椎骨的一般形态

椎骨为不规则骨，典型椎骨由位于前方短圆柱形的椎体和后方板状的椎弓构成。椎体和椎弓共同围成椎孔，各部椎孔相连成椎管。椎体呈扁圆柱形，表层为密质，内部为松质。椎弓左右对称，前部缩窄的部分为椎弓根，其上、下缘为椎骨上、下切迹。后部较宽的部分为椎弓板。上、下两个相邻椎弓根的椎骨上下、切迹围成椎间孔，内有脊神经根通过。从椎弓板上发出7个突起即椎弓正中向后伸出的一个棘突，向两侧突出的一对横突，两侧向上的一对上关节突和向下的一对下关节突。

2）各部椎骨的主要特征

①颈椎

横突根部有横突孔，有椎A通过，横突的末端前后各有一结节。第1～6颈椎棘突较短，末端分叉。椎体小，椎孔大。

第1颈椎又名寰椎，呈环形，没有椎体、棘突和关节突，由前弓、后弓和两个侧块构成。前弓后面正中有齿突凹，侧块有上、下关节面。

第2颈椎又名枢椎，由椎体向上伸出一齿突，与寰椎的齿突凹相关节。

第7颈椎又名隆椎，棘突长，末端不分叉。

②胸椎

椎体呈心形，在椎体的后外侧上、下缘各有一半圆形肋凹。横突末端前面有横突肋凹。棘突细长向后下方倾斜，彼此掩盖成叠瓦状。

③腰椎

棘突呈板状，水平伸向后。椎体大，椎弓发达。

④骶骨

由 5 个骶椎愈合而成，呈倒置的三角形。底向上，底的前缘中份向前突，称岬。骶骨前面光滑微凹，有 4 对骶前孔。背面隆凸粗糙，有 4 对骶后孔。由骶椎椎孔连接成骶管。骶管向下开口于骶骨背面下部的骶管裂孔，裂孔两侧向下的突起称骶角。骶骨侧有耳状面与髂骨耳状面相关节。

（2）胸骨

胸骨属于扁骨，自上而下分为胸骨柄、胸骨体和剑突三部分。胸骨柄上缘有颈静脉切迹。柄和体连结处形成微向前凸的角，称胸骨角，两侧连第 2 肋软骨。

（3）肋

肋由肋骨和肋软骨组成，共 12 对。上 7 对肋骨的前端借助软骨连于胸骨，称真肋。第 8～10 对肋骨的前端借助软骨连于上位软骨，形成肋弓，称假肋。第 11、12 对肋前端游离，称浮肋。

肋骨可分为体和前、后两端。后端膨大叫肋头，与胸椎体上的肋凹相关节。肋头后外方有肋结节，其上有关节面，与横突肋凹相关节。除第一肋骨外，肋体分上、下缘和内、外面。内面下缘处一浅沟称肋沟。体的后份急转处称肋角。肋骨前端接肋软骨。

（4）躯干骨的重要骨性标志

1）颈静脉切迹在胸骨柄上缘，左、右锁骨内侧端之间，与第 2 胸椎体下缘线平齐。

2）胸骨角是胸骨柄与胸骨体相连接处微向前凸的角，两侧接第 2 肋软骨，是计数肋骨的重要标志。可与第 4 胸椎体下缘平齐。

3）肋弓由第 8～10 肋软骨依次连于上位肋软骨，形成左右肋弓。是临床上腹部触诊的重要标志。

4）骶管裂孔在骶骨背面正中的下端，左右两骶角之间，为骶管向下的开口，齐脊髓硬膜外隙的终点。

5）第 7 颈椎棘突头向前俯屈时，在项下部正中最突出处，可作为确定椎骨棘突序数的标志。

3. 颅骨

（1）颅的组成

颅位于脊柱的上方，由 23 块扁骨和不规则骨组成（6 块听小骨除外）。分为脑颅和面颅两部分。脑颅骨包括成对的顶骨和颞骨，不成对的额骨、蝶骨、枕骨和筛骨，共 8 块，围成颅腔，容纳脑。面颅骨包括成对的上颌骨、颧骨、鼻骨、泪骨、腭骨及下鼻甲骨，不成对的犁骨、下颌骨及舌骨，共 15 块，构成眶、鼻腔、口腔和面部的骨性支架。

（2）颅的整体观

1）颅顶面观

呈卵圆形，前宽后窄。颅的上面称颅盖。有三条缝，即位于额骨与两侧顶骨的冠状缝，两顶骨之间的矢状缝以及两侧顶骨与枕骨之间的人字缝。

2）颅侧面观

由额骨、蝶骨、顶骨、颞骨及枕骨构成。侧面中部有外耳门，外耳门后下方的突起即乳突。在颞窝内有额骨、顶骨、颞骨和蝶骨四骨交界处所构成的翼点，此处骨质薄，内有脑膜中动脉分支经过。颞窝下方的窝称颞下窝，窝内有三角形裂隙，其深部称翼腭窝。此窝向外通颞下窝，向前借眶下裂通眶，向内借蝶腭孔通鼻腔，向后借圆孔通颅中窝，借翼管通颅底外面，向下经腭大孔通口腔。

3）颅前面观

前面可见一对容纳眼球的眶和位于其间的骨性鼻腔，下方为由上颌骨、下颌骨围成的口腔。

①眶分为底、尖和四壁，眶尖部有视神经孔，眶下壁有眶下沟、孔。

②骨性鼻腔外侧壁有向下突出的三个骨片，自上而下分别称为上鼻甲、中鼻甲和下鼻甲。各鼻甲下方的间隙，分别称为上鼻道、中鼻道和下鼻道。鼻腔周围有四对鼻旁窦，分别开口于鼻腔。其中额窦、上颌窦和前筛窦、中筛窦开口于中鼻道，后筛窦开口于上鼻道，蝶窦开口于蝶筛隐窝。

4）颅底外面观

颅底外面前部由上颌骨和腭骨水平板围成的部分称骨腭，中部是蝶骨的翼突，后部正中有一大孔，称枕骨大孔，其前外方分别有破裂孔、颈静脉孔、颈动脉管外口等结构。

5）颅底内面观

由前向后分三个窝。

①颅前窝，由额骨眶部、筛骨的筛板和蝶骨小翼构成。正中线上由前向后有额嵴、盲孔、鸡冠等结构。筛板上有筛孔通鼻腔。

②颅中窝，由蝶骨体和大翼、颞骨岩部等构成。中央是蝶骨体，上面有垂体窝，窝前外侧有视神经管。垂体窝和鞍背统称蝶鞍。其两侧，由前向后，依次有眶上裂、圆孔、卵圆孔和棘孔等。

③颅后窝，主要由枕骨和颞骨岩部后面等构成。窝中央有枕骨大孔。还有枕内隆凸、横窦沟、乙状窦沟和舌下神经管等结构。

（3）新生儿颅的特征

新生儿由于脑和感觉器官发育早，故脑颅远大于面颅。额结节、顶结节和枕鳞都是骨化中心，发育明显，新生儿颅顶呈五角形。颅顶各骨尚未完全发育，骨与骨之间的间隙充满纤维组织。间隙的膜较大称为颅囟，主要有前囟和后囟。前囟在生后 1～2 岁闭合。新生儿面颅中的上、下颌骨不发达，无牙，鼻旁窦未发育，眉弓、乳突不明显，故新生儿面颅短，口鼻较小。

（4）颅骨的重要骨性标志

1）颞骨乳突：在耳郭后方，内有乳突小房。

2）颧弓：由颧骨颞突与颞骨颧突结合而成。在弓的上缘线后端即耳郭前方可触及颞浅动脉的搏动。弓中点上方约 4 厘米，为翼点，相当于脑膜中动脉经过之处，弓的下方一横指处，腮腺导管横过咬肌表面。

4. 上肢骨

上肢骨由上肢带骨和自由上肢骨组成。上肢带骨包括锁骨和肩胛骨。自由上肢骨包括肱骨、尺骨、桡骨、腕骨、掌骨和指骨。

（1）锁骨

位于胸廓前上方，呈"∽"形，内侧端粗大为胸骨端，有关节面与胸骨柄两侧构成胸锁关节。外侧端扁平为肩峰端，与肩胛骨的肩峰相关节。锁骨对固定上肢、支持肩胛骨、便于上肢灵活运动起重要作用。锁骨中、外1/3交界处易发生骨折。

（2）肩胛骨

位于胸廓后外侧的上份，是三角形的扁骨，可分为三缘、三角和前、后两面。上缘短而薄，外侧有喙突。外侧缘肥厚、内侧缘薄而长。外侧角有关节盂，上角平对第2肋，下角对第7肋或第7肋间隙。前面为肩胛下窝，后面有肩胛冈和肩峰，将其分为冈上窝和冈下窝。

（3）肱骨

为典型的长骨。上端膨大，有半球形的肱骨头。头周围稍细的部分称解剖颈，肱骨头外侧和前方有大结节和小结节，其下方稍细的部分，称外科颈。体后面中份有由上内斜向下外的桡神经沟。体前外侧有三角肌粗隆，下端内侧部有肱骨滑车、内上髁、尺神经沟，外侧部有肱骨小头、外上髁。下端的后面有鹰嘴窝，前面有冠突窝。

（4）尺骨

上端前面有滑车切迹，在其下方和后上方各有一突起，分别称冠突和鹰嘴，冠突外侧有桡切迹。尺骨下端称尺骨头。其后内侧向下的突起，称为尺骨茎突。

（5）桡骨

上端称桡骨头，上面有关节凹，头周围有环状关节面。下端内侧面有尺切迹，下面有腕关节面，下端外侧部向下突出称桡骨茎突。骨体呈三棱柱形。

（6）手骨

1）腕骨

共8块，近侧列由桡侧向尺侧依次为手舟骨、月骨、三角骨和豌豆骨。远侧列为大多角骨、小多角骨、头状骨和钩骨。

2）掌骨

共5块，其近侧端为底，中间为体，远侧端为头。由外侧向内侧依次为第1～5掌骨。

3）指骨

共14块，除拇指两节外，余均3节。由近侧至远侧依次为近节、中节和远节指骨。每节都分底、体和头三部分。

（7）上肢骨的重要骨性标志

1）肩峰：在肩部的最高点，是测量上肢长度的定点。

2）肩胛下角：对应第7肋或第7肋间隙，是确定肋骨序数的标志。

3）肱骨下端的内上髁、外上髁与尺骨上端的鹰嘴：三者在伸肘时同在一直线上，而屈肘时三者连线成等腰三角形。

4）尺、桡骨茎突：在腕部内、外侧，桡骨茎突较尺骨茎突低1～1.5厘米。

5. 下肢骨

下肢骨包括下肢带骨和自由下肢骨。下肢带骨即髋骨，自由下肢骨包括股骨、髌骨、胫骨、腓骨、跗骨、跖骨、趾骨。

（1）髋骨

是不规则骨，由髂骨、坐骨和耻骨三者愈合而成。在三骨愈合处的外侧面形成深陷的髋臼。

1）髂骨

位于髋骨的后上部，分体和翼两部分。髂骨翼内侧面称髂窝，窝的后下方有一斜行隆起线，称弓状线；其后上方有耳状面，与骶骨的耳状面相关节。髂骨翼上缘称髂嵴，其前端为髂前上棘，其后端为髂后上棘，髂前上棘向后 5～7cm 处向后外突起，称髂结节。

2）坐骨

位于髋骨后下部，分体和支两部。坐骨体下方后部肥厚粗糙，称坐骨结节。坐骨体后缘有坐骨棘，其上、下方分别有坐骨大、小切迹。

3）耻骨

位于髋骨前下部，分体和上、下两支。上支的上缘锐薄，称耻骨梳，向前终于耻骨结节。耻骨上、下支移行部的内侧，有椭圆形的耻骨联合面。

（2）股骨

是人体最长最结实的长骨，分为一体两端。上端球形的膨大为股骨头。头的外下侧较细的部分称股骨颈。颈、体交界处上外侧的隆起为大转子。下内侧隆起为小转子。下端形成两个膨大，称内侧髁和外侧髁，两髁间有髁间窝，两髁侧面的突起称内、外上髁。股骨体呈圆柱形，后面有纵行的骨嵴，称粗线。体上部外侧有臀肌粗隆。

（3）髌骨

人体最大的一块籽骨，位于膝关节前方，包于股四头肌腱内，略呈三角形，上宽下窄，前面粗糙后面光滑。

（4）胫骨

上端膨大形成内侧髁和外侧髁，两髁上关节面之间的骨性隆起称髁间隆起。上端与体移行处的前面有胫骨粗隆。下端膨大形成内踝，下端下面和内踝外面的关节面与距骨滑车相关节。体为三棱柱形。

（5）腓骨

上端膨大称腓骨头，下端膨大为外踝。

（6）足骨

1）跗骨

有 7 块，属短骨，分成前、中、后三列。后列为跟骨和距骨，跟骨后端有跟结节。距骨上面有距骨滑车。中列为足舟骨。前列为内侧楔骨、中间楔骨和外侧楔骨及骰骨。

2）跖骨

有 5 块，其后端为底，中部为体，前端为头。

3）趾骨

共14块，各节趾骨的名称和结构均与手指骨相同。

（7）下肢骨的重要骨性标志

1）髂嵴：是髋骨的游离缘，其前、后端有髂前上棘和髂后上棘，是骨盆测量的标志。

2）坐骨结节和股骨大转子：两者作测量骨盆之用，两者连线中点为坐骨神经经过的位置。

3）腓骨头：在小腿上端的外侧，稍下方有腓总神经通过。

（二）骨连接

1. 概述

（1）骨连结的分类

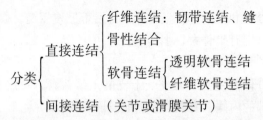

$$\text{分类}\begin{cases}\text{直接连结}\begin{cases}\text{纤维连结：韧带连结、缝}\\\text{骨性结合}\\\text{软骨连结}\begin{cases}\text{透明软骨连结}\\\text{纤维软骨连结}\end{cases}\end{cases}\\\text{间接连结（关节或滑膜关节）}\end{cases}$$

（2）关节

关节是骨连结的最高级形式，其相对骨面间互相分离，具有充以滑液的腔隙，借其周围的结缔组织相连结，因而一般具有较大的活动性。

1）关节的基本构造：

①关节面

关节面是参与组成关节的各相关骨的接触面。分为关节头和关节窝，关节面上覆盖有关节软骨，多由透明软骨构成，可使粗糙不平的关节面变为光滑，减少关节面的摩擦，缓冲震荡和冲击。

②关节囊

包在关节的周围，封闭关节腔。可分为外层的纤维膜和内层的滑膜。滑膜能产生滑液，可增加润滑，且是关节软骨、半月板等新陈代谢的重要媒介。

③关节腔

为关节囊滑膜层和关节面共同围成的密闭腔隙，腔内有少量滑液，呈负压，对维持关节的稳固有一定作用。

2）关节的辅助结构：

①韧带

由致密结缔组织构成，分为囊内韧带和囊外韧带。可加强关节的稳固性和限制关节的运动。

②关节盘和关节唇

关节盘是指位于两骨关节面之间的纤维软骨，其周缘附于关节囊，将关节分为两部，关节盘使两关节面更为适应，增加了关节的稳固性和运动的多样性。关节唇是附于关节窝周缘的纤维软骨环，它加深关节窝，增大关节面，增加了关节的稳固性。

③滑膜襞和滑膜囊

某些关节的滑膜层折叠突入关节腔形成滑膜襞，滑膜呈囊状膨出形成滑膜囊，起充填和减少摩擦的作用。

3）关节的运动：

①屈和伸：沿冠状轴上的运动，相关关节的两骨角度变小为屈，反之为伸。

②收和展：沿矢状轴上的运动，内收是向正中面靠拢的运动，反之为外展。

③旋转：沿垂直轴上所做的运动，骨的前面转向内侧称旋内，转向外侧称旋外。在前臂手背转向前方的运动称旋前，反之称旋后。

④环转：冠状轴和矢状轴上的复合运动，骨的近端在原位转动，远端作圆周运动。

2. 躯干骨连结

24 块椎骨、1 块骶骨和 1 块尾骨借骨连结构成脊柱。胸椎与 12 对肋相连接，肋前端连胸骨，形成骨性胸廓。

（1）脊柱

1）椎骨间的连结

①椎间盘

椎间盘是连接相邻两个椎体间的纤维软骨，由中央的髓核和周边的纤维环构成。纤维环由多层同心圆排列的纤维软骨构成；髓核由富有弹性的胶状物构成。椎间盘坚韧而又有弹性，即牢固连结两个椎体，又可使两个椎体之间有少量的活动。

②韧带

a. 前纵韧带：紧贴各椎体前面，上起枕骨，下达第 1 或第 2 骶椎，有防止脊柱过伸和椎前盘向前脱出的作用。

b. 后纵韧带：位于各椎体后面，纵贯脊柱全长，可限制脊柱过度前屈。

c. 黄韧带：连结相邻两椎弓板之间，由弹性纤维构成。

d. 棘间韧带：连结相邻两棘突之间。

e. 棘上韧带和项韧带：连结棘突的尖端。

③关节

关节突关节：由相邻椎骨的上下关节突的关节面构成。

寰椎与枕骨及枢椎的关节：寰枕关节、寰枢关节。

2）脊柱的形态和功能

从前面观察脊柱，可见椎体从第 2 颈椎向下逐渐增大。从后面看，可见各部椎骨的棘突连贯成纵嵴。从侧面观察，可见脊柱有颈、腰、骶四个生理弯曲。其中颈曲和腰曲凸向前，胸曲和骶曲凸向后。脊柱除支持体重、保护内脏外，还可作前屈、后伸、侧屈和旋转运动。

（2）胸廓

胸廓由 12 块胸椎、12 对肋、1 块胸骨和它们之间的连结共同构成。构成胸廓的关节主要有肋椎关节和胸肋关节。

1）肋椎关节

①肋头关节：由肋头的关节面和与之相应胸椎体的肋凹构成。

②肋横突关节：由肋结节关节面和相应的横突肋凹构成。

2）胸肋关节：由2~7肋软骨和胸骨相应的肋切迹构成。

3）胸廓的整体观及其运动

成人胸廓近似圆锥形，容纳胸腔脏器。胸廓有上、下两口和前、后、外侧壁。

胸廓上口：较小，由胸骨柄上缘、第1肋和第1胸椎体围成，是胸腔和颈部的通道。

胸廓下口：宽而不整，由第12胸椎、第11及12对肋前端、肋弓和剑突围成，两侧肋弓在中线构成向下开放的胸骨下角。剑突又将胸骨下角分成左、右剑肋角。胸廓主要参与呼吸运动，吸气时，在肌作用下，肋的前部抬高，伴以胸骨上升，从而加大胸廓前后径。肋上抬时，肋体向外扩展，加大胸廓横径，使胸腔容积增大。呼气时正好相反。

3. 颅骨的连结

颅骨之间多借缝、软骨或骨直接连结，十分牢固。颞下颌关节是颅骨唯一可动的滑膜关节。颞下颌关节：由下颌骨的下颌头与颞骨的下颌窝和关节结节构成。关节囊松弛，囊外由外侧韧带加强。囊内有关节盘，其周缘与关节囊相连，将关节腔分为上、下两部分。颞下颌关节属于联合关节，两侧必须同时运动。此关节能做下颌骨上提、下降、前进、后退以及侧方运动。

4. 上肢骨连结

上肢骨连结分为上肢带骨连接和自由上肢骨连结。上肢带骨的连接包括胸锁关节、肩锁关节和喙肩韧带。自由上肢骨连结包括肩关节、肘关节、桡尺连结、手关节。

（1）胸锁关节：由锁骨的胸骨端和胸骨的锁切迹及第一肋软骨的上面构成，关节囊内有关节盘。胸锁关节的活动度虽小，但以此为支点扩大了上肢的活动范围。

（2）肩锁关节：由锁骨的肩峰端与肩峰的关节面构成，是肩胛骨活动的支点。关节的上方有肩锁韧带加强，关节囊和锁骨下方有坚韧的喙锁韧带连于喙突。囊内的关节盘常出现于关节上部，部分分隔关节，关节活动度小。

（3）喙肩韧带：为三角形的扁韧带，连于肩胛骨的喙突与肩峰之间，它与喙突、肩峰共同构成喙肩弓，架于肩关节上方，有防止肱骨头向上脱位的作用。

（4）肩关节

由肱骨头与肩胛骨的关节盂构成。其特点是肱骨头大，关节盂小，关节盂周缘有纤维软骨构成的盂唇加深关节窝；关节囊薄而松弛，囊的上方附于关节盂周缘，下方附着于肱骨解剖颈，囊的上、前、后方有肌肉加强，下壁薄弱，肩关节脱位时，肱骨头常从此脱出。肩关节的运动十分灵活，能作屈、伸、收、展、旋内、旋外和环转运动。

（5）肘关节

肘关节是由肱骨下端与桡、尺骨上端构成的复合关节，它包括三个关节。肱尺关节；由肱骨滑车与尺骨滑车切迹构成。肱桡关节；由肱骨小头与桡骨头关节凹构成。桡尺近侧关节；由桡骨环状关节面与尺骨桡切迹构成。上述三个关节包在同一个关节囊内，囊的前、后壁薄弱，两侧有桡侧副韧带和尺侧副韧带加强。在桡骨环状关节面周围有桡骨环状韧带，其

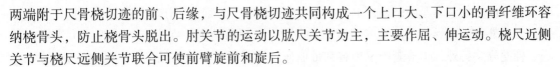

两端附于尺骨桡切迹的前、后缘，与尺骨桡切迹共同构成一个上口大、下口小的骨纤维环容纳桡骨头，防止桡骨头脱出。肘关节的运动以肱尺关节为主，主要作屈、伸运动。桡尺近侧关节与桡尺远侧关节联合可使前臂旋前和旋后。

（6）桡尺连结

1）前臂骨间膜：前臂骨间膜是连结尺、桡骨体之间的纤维膜，纤维方向是从桡骨向下内达尺骨。

2）桡尺近侧关节（见肘关节）

3）桡尺远侧关节：由尺骨头环状关节面构成关节头，由桡骨的尺切迹及自下缘至尺骨茎突根部的关节盘共同构成关节窝。关节盘将尺骨与腕骨分开。

（7）手关节

桡腕关节：由桡骨下端的关节面和尺骨头下方的关节盘为关节窝，手舟骨、月骨、三角骨的近侧面为关节头构成。该关节可作屈、伸、收、展和环转运动。

除桡腕关节外，手的关节还有腕骨间关节、腕掌关节、掌指关节和手指间关节。其中前两者活动范围很小。掌指关节可作屈、伸、收、展和环转运动。指间关节可作屈、伸运动。拇指腕掌关节由大多角骨与第1掌骨底构成的鞍状关节，可作屈、伸、收、展、环转和对掌运动。

5. 下肢骨的连结

下肢骨的连结分为下肢带骨的连结和自由下肢骨的连结。下肢带骨的连结包括骶髂关节、耻骨联合、骶结节韧带和骶棘韧带、骨盆。自由下肢骨的连结包括髋关节、膝关节、踝关节、足弓。

（1）骶髂关节

由骶骨和髂骨的耳状面构成，关节面凹凸不平，彼此结合十分紧密。其前、后面分别有骶髂前、后韧带加强。骶髂关节具有相当大的稳定性，以适应支持体重的功能。

（2）耻骨联合

由两侧的耻骨联合面借纤维软骨构成的耻骨间盘连结而成。其上、下方分别有耻骨上韧带和耻骨间韧带加强。

（3）骶结节韧带和骶棘韧带

前者连在骶骨和坐骨结节之间，呈扇形；后者连在骶骨和坐骨棘之间。这两条韧带将与坐骨大、小切迹围成坐骨大孔和坐骨小孔。

（4）骨盆

骨盆是由骶骨、尾骨和两侧髋骨及其连结构成。骨盆被骶骨的岬、弓状线、耻骨梳、耻骨结节和耻骨联合上缘所围成的界线分为上方的大骨盆和下方的小骨盆。小骨盆上口为界线，下口由尾骨尖、骶结节韧带、坐骨结节、坐骨支、耻骨支和耻骨联合下缘围成。骨盆的主要功能是支持体重和保护盆腔脏器。在女性，骨盆还是胎儿娩出的产道。女性骨盆外形宽短，骨盆上口近似圆形，较宽大，骨盆下口和耻骨下角较大。

（5）髋关节

髋关节由髋臼和股骨头构成。其结构特点是：股骨头关节面约为球形的2/3，几乎全部纳入髋臼内。关节囊厚而坚韧，上端附于髋臼周缘，下方前面附于转子间线，后面则附于股骨颈中、外 1/3 交界处，故包裹股骨颈内侧 2/3，颈的外 1/3 在囊外，故股骨颈骨折有囊内、外支分。另外，关节囊周围均有韧带加强，特别是前壁的髂股韧节，唯有下壁较薄弱，故股骨头脱位常发生在此处。在关节腔内有股骨头韧带。髋关节可作屈、伸、收、展、旋内、旋外和环转运动，但其运动幅度远不及肩关节。

（6）膝关节

由股骨和颈骨的内、外侧髁及髌骨构成。其结构特点是：关节囊松弛，附于各关节面周缘，前面有髌韧带加强，两侧由胫侧附韧带和腓侧附韧带加强。膝关节腔内有前、后交叉韧带和内、外侧半月板。前、后交叉韧带可防止胫骨前后移位。内、外侧半月板可加深关节窝，增强关节的稳定性。膝关节主要作屈、伸运动，在半屈位时可作小幅度的旋内和旋外运动。

（7）踝关节

踝关节由胫、腓骨的下端与距骨滑车构成，主要可作背屈和跖屈的运动，在踝关节高度跖屈时，还可作轻度的侧方运动。

除上述关节外还有跗骨间关节、跗跖关节、跖趾关节和趾骨间关节。前两个关节运动幅度较小，后两个关节可作屈、伸运动。

（8）足弓

跗骨和跖骨连成的凸向上的弓称为足弓。分为前后方向上的内、外侧纵弓和内外方向上的横弓。横弓由骰骨、三快楔骨和跖骨构成。足弓可增加稳固性和减小震荡等。

（三）肌学

1. 概述

骨骼肌为随意肌，每块肌都是一个器官，都有一定的位置、形态、结构和血管、神经分布。他们大多附着于骨和关节的周围，收缩和舒张产生运动。全身的骨骼肌按所在的部位可分为头肌、颈肌、躯干肌、上肢肌和下肢肌。

（1）肌的形态和构造

肌的外形大致可分为长肌、短肌、阔肌和轮匝肌四种，每块骨骼肌包括可收缩的肌腹和附着的肌腱两部分。阔肌的腱性部分成薄膜状，称腱膜。

（2）肌的辅助装置

肌的辅助装置包括筋膜、滑膜囊和腱鞘，具有保持肌的位置，减少摩擦和保护的作用。

1）筋膜

筋膜有浅筋膜和深筋膜。浅筋膜位于真皮之下，由疏松结缔组织构成。深筋膜由致密结缔组织构成，位于浅筋膜的深面，包被在肌的表面，随肌的分层而分层，在四肢可附着于骨，构成肌间隔等。

2）滑膜囊

滑膜囊为封闭的结缔组织小囊，位于腱与骨面接触处。

3）腱鞘

腱鞘是包于肌腱外面的鞘管，位于肌腱活动度较大的部位，分为纤维层和滑膜层，滑膜层又称为腱滑膜鞘。

2. 头肌

（1）面肌（表情肌）

包括颅顶肌的枕额肌、眼轮匝肌、口周围的口轮匝肌、鼻肌等。

（2）咀嚼肌

包括咬肌、颞肌、翼内肌、翼外肌。见表 6-1。

表 6-1　咬肌、颞肌的起止与作用

肌肉名称	起点	止点	作用
咬肌	颧弓下缘和内面	咬肌粗隆	上提下颌骨
颞肌	颞窝	下颌骨冠突	上提下颌骨，后部纤维使下颌骨向后

3. 颈肌

（1）颈浅肌群

包括颈阔肌和胸锁乳突肌。见表 6-2。

（2）舌骨上、下肌群

1）舌骨上肌群：二腹肌、下颌舌骨肌、茎突舌骨肌、颏舌骨肌。

2）舌骨下肌群：肩胛舌骨肌、胸骨舌骨肌、胸骨甲状肌、甲状舌骨肌。

（3）颈深肌群

包括前斜角肌、中斜角肌、后斜角肌。前、中斜角肌与第 1 肋之间的空隙为斜角肌间隙，有锁骨下动脉和臂丛通过。

表 6-2　胸锁乳突肌、前斜角肌的起止与作用

肌肉名称	起点	止点	作用
胸锁乳突肌	胸骨柄，锁骨内侧端	颞骨乳突	一侧收缩使头向同侧屈，面转向对侧并上仰，两侧收缩使头向后仰
前斜角肌	颈椎横突	第 1 肋	一侧肌收缩，使颈侧屈，两侧肌同时收缩，可上提第 1 肋助深吸气。如肋骨固定，则可使颈前屈

4. 躯干肌

躯干肌包括背肌、胸肌、膈、腹肌和会阴肌。

（1）背肌

包括浅层的斜方肌、背阔肌、肩胛提肌、菱形肌，和深层的竖脊肌、夹肌。见表 6-3。

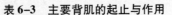

表 6-3　主要背肌的起止与作用

肌肉名称	起点	止点	作用
斜方肌	上项线、枕外隆突、项韧带、第七颈椎和全部胸椎的棘突	锁骨外侧 1/3 部分、肩峰和肩胛冈	使肩胛骨向脊柱靠拢，上部肌束上提肩胛骨，下部肌束使肩胛骨下降肩胛骨固定，一侧肌收缩使颈向同侧屈、脸转向对侧，两侧同时收缩可使头后仰
背阔肌	以腱膜起于下 6 个胸椎的棘突、全部腰椎的棘突、骶正中嵴和髂嵴后部	肱骨小结节嵴	使肱骨内收、旋内和后伸，上肢上举
竖脊肌	骶骨背面和髂嵴后部	向上分出三群肌束，沿途止于椎骨和肋骨，向上可到达颞骨	两侧收缩使脊柱后伸和仰头，一侧收缩使脊柱侧屈

（2）胸肌

分为胸上肢肌和胸固有肌。胸上肢肌包括胸大肌、胸小肌、前锯肌。胸固有肌包括肋间外肌、肋间内肌、肋间最内肌。见表 6-4。

表 6-4　胸肌的起止与作用

肌肉名称	起点	止点	作用
胸大肌	锁骨内侧半、胸骨和第 1~6 肋软骨等处	肱骨大结节嵴	使肩关节内收、旋内和前屈上肢固定，可上提躯干
肋间外肌	肋间隙浅层，肋骨下缘	下位肋骨上缘	提肋助吸气
肋间内肌	肋间外肌深面，肋骨上缘	上位肋骨下缘	降肋助呼气
肋间最内肌	肋间内肌深面，肋骨上缘	上位肋骨下缘	降肋助呼气

（3）膈

膈位于胸腔和腹腔之间，是一块向上膨隆的穹窿状扁肌。其肌束起于胸廓下口周缘，向中央部移行为腱膜，称中心腱。膈上有 3 个裂孔：主动脉裂孔、食管裂孔、腔静脉孔。见表 6-5。三个孔内分别有主动脉、食管和下腔静脉等通过。

膈肌是重要的呼吸肌。当膈肌收缩时，膈顶下降，胸腔容积增大而吸气；当膈肌舒张时，膈顶复位，胸腔容积缩小而呼气。

表 6-5　膈肌的三个裂孔位置、通过结构

名称	主动脉裂孔	食管裂孔	腔静脉孔
位置	位于第 12 胸椎前方	约在第 10 胸椎水平	约在第 8 胸椎水平
通过的结构	主动脉和胸导管	食管和迷走神经	下腔静脉

（4）腹肌

1）前外侧群

内侧为腹直肌及鞘，外侧由浅入深依次是：腹外斜肌、腹内斜肌、腹横肌。见表6-6。

2）后群

腹后壁有腰大肌、腰方肌。

3）腹直肌鞘

由腹外侧壁三层扁肌的腱膜构成，分前、后两层。前层由腹外斜肌腱膜与腹内斜肌腱膜的前层愈合而成；后层由腹内斜肌腱膜的后层与腹横肌腱膜愈合而成。在脐下4~5cm处三块扁肌的腱膜全部转到腹直肌的前面构成腹直肌鞘的前层，使后层缺如，中断处形成弓状线，弓状线以下，腹直肌后面与腹横筋膜相贴。

4）腹股沟管

位于腹股沟韧带内侧半的上方，为腹壁扁肌间的一条斜行裂隙，长4~5cm，有内、外两口和前、后、上、下4壁。男性有精索、女性有子宫圆韧带通过。

表6-6　腹肌外侧群的位置、层次、肌纤维方向、形成结构及作用

肌肉名称	位置	层次	肌纤维方向	形成结构	作用
腹外斜肌	腹前外侧部	浅层	外上斜向前下	形成腹股沟韧带、腔隙韧带、腹股沟管皮下环和腹直肌鞘前层	保护腹腔脏器，维持腹内压，收缩时增加腹压，使脊柱前屈、侧屈与旋转，降肋助呼气
腹内斜肌	腹前外侧部	腹外斜肌深面	外下斜向前上	腹股沟镰（联合腱）、提睾肌、腹直肌鞘前、后层	
腹横肌	腹前外侧部	腹内斜肌深面	横行	腹股沟镰（联合腱）、提睾肌、腹直肌鞘（弓状线以上）后层	

5. 上肢肌

上肢肌分为上肢带肌、臂肌、前臂肌和手肌。见表6-7。

（1）上肢带肌

上肢带肌包括三角肌、冈上肌、冈下肌、小圆肌、大圆肌、肩胛下肌。

（2）臂肌

1）前群：肱二头肌、喙肱肌、肱肌。

2）后群：肱三头肌。

（3）前臂肌

1）前群，浅层：从桡侧向尺侧依次为肱桡肌、旋前圆肌、桡侧腕屈肌、掌长肌、指浅屈肌、尺侧腕屈肌。深层：从桡侧向尺侧依次为拇长屈肌、指深屈肌、旋前方肌。

2）后群，浅层：从桡侧向尺侧依次为桡侧腕长伸肌、桡侧腕短伸肌、指伸肌、小指伸肌、尺侧腕伸肌。深层：从桡侧向尺侧依次为旋后肌、拇长展肌、拇短伸肌、拇长伸肌、示指伸肌。

（4）手肌

手肌分三群，①外侧群，又称大鱼际，包括拇短展肌、拇短屈肌、拇对掌肌、拇收肌。②内侧群，又称小鱼际，包括小指展肌、小指短屈肌、小指对掌肌。③中间群，包括蚓状肌4块、骨间掌侧肌3块、骨间背侧肌4块。

表6-7　主要上肢肌的起止与作用

肌肉名称	起点	止点	作用
三角肌	锁骨外侧段、肩峰和肩胛冈	肱骨三角肌粗隆	外展肩关节，前部肌束使肩关节屈，旋内，后部肌束使肩关节伸和旋外
大圆肌	肩胛骨下角背面	肱骨小结节嵴	使肩关节内收和旋内
肱二头肌	长头起自肩胛骨盂上结节，短头起自肩胛骨喙突	桡骨粗隆	屈肘、屈肩，当前臂在旋前位时，使前臂旋后
肱三头肌	长头起自肩胛骨盂下结节外侧头和内侧头分别起自肱骨后面桡神经沟的外上方和内下方的骨面	尺骨鹰嘴	伸肘，长头使肩关节后伸和内收
旋前圆肌	肱骨内上髁	桡骨外侧面中部	使前臂旋前，屈肘关节
旋后肌	尺骨近侧	桡骨上1/3的前面	使前臂旋后

6. 下肢肌

下肢肌分为髋肌、大腿肌、小腿肌和足肌。见表6-8。

（1）髋肌

1）前群：髂腰肌（由腰大肌和髂肌组成）、腰小肌、阔筋膜张肌。

2）后群：臀大肌、臀中肌、臀小肌、梨状肌、闭孔内肌、股方肌、闭孔外肌。

（2）大腿肌

1）前群：缝匠肌、股四头肌（股直肌、股内侧肌、股外侧肌、股中间肌）。

2）内侧群：耻骨肌、长收肌、股薄肌、短收肌、大收肌（收肌腱裂孔）。

3）后群：股二头肌、半腱肌、半膜肌。

（3）小腿肌

1）前群：胫骨前肌、趾长伸肌、拇长伸肌。

2）外侧群：腓骨长肌、腓骨短肌。

3）后群：①浅层：小腿三头肌（腓肠肌、比目鱼肌）。②深层：趾长屈肌、拇长屈肌、胫骨后肌。

（4）足肌

1）足背肌：趾短伸肌、拇短伸肌。

2）足底肌：①内侧群：拇展肌、拇短屈肌、拇收肌。②外侧群：小指展肌、小指短屈肌。③中间群：趾短屈肌、足底方肌、蚓状肌、骨间足底肌、骨间足背肌。

表 6-8 主要下肢肌的起止与作用

名称	起点	止点	作用
髂腰肌	腰大肌起自腰椎体侧面和横突，髂肌起自髂窝	股骨小转子	使髋关节前屈和旋外，下肢固定时，可使躯干前屈
臀大肌	髂骨翼外面和骶骨背面	臀肌粗隆及髂胫束	髋关节伸及旋外，下肢固定，可伸直躯干
梨状肌	骶骨前面骶前孔外侧	股骨大转子	外旋、外展髋关节
缝匠肌	髂前上棘	胫骨上端内侧面	屈髋和屈膝，并使已屈的膝关节旋内
股四头肌	股直肌起自髂前下棘，股内侧肌和股外侧肌分别起自股骨粗线内、外侧唇，股中间肌起自股骨体前面	向下形成一腱包绕髌骨，续为髌韧带，止于胫骨粗隆	是膝关节强有力的伸肌，股直肌还可屈髋
股二头肌	长头起自坐骨结节，短头起自股骨粗线	腓骨头	屈膝、伸髋，小腿旋外
胫骨前肌	胫骨外侧面	内侧楔骨内侧面和第1跖骨底	伸踝关节（背屈），使足内翻
小腿三头肌	腓肠肌起自股骨内、外侧髁的后面，比目鱼肌起自腓骨后面的上部	以跟腱止于跟骨	屈踝和屈膝，在站立时固定踝关节和膝关节
胫骨后肌	胫骨、腓骨和小腿骨间膜的后面	舟骨粗隆和内侧、中间及外侧楔骨	屈踝关节和使足内翻

三、自测试题

A1 型题

1. 骨的形态分类不包括（　　）

A. 圆骨   B. 长骨   C. 扁骨

D. 短骨   E. 不规则骨

2. 下列属于长骨的是（　　）

A. 指骨   B. 椎骨   C. 月骨

D. 锁骨   E. 三角骨

3. 下列属于短骨的是（　　）

A. 指骨   B. 椎骨   C. 月骨

D. 锁骨   E. 趾骨

4. 骨构造的描述，正确的是 （ ）

A. 骨干主要由骨密质构成　　B. 骨骺主要由骨松质构成　　C. 骨髓有红骨髓和黄骨髓

D. 骨膜无血管和神经　　E. 骺软骨即指关节软骨

5. 下列关于骨的构造，正确的是 （ ）

A. 由骨密质、骨松质、和骨膜构成

B. 由骨密质、骨松质、和骨髓构成

C. 由骨质、骨膜、骨髓、神经和血管构成

D. 由骨密质、骨松质、和黄骨髓构成

E. 骨密质在骨骺处厚，在骨干处薄

6. 胸骨角两侧平对第几肋 （ ）

A. 第 5 肋　　B. 第 4 肋　　C. 第 3 肋

D. 第 2 肋　　E. 第 1 肋

7. 下列关于椎骨的叙述，正确的是 （ ）

A. 颈椎棘突分叉　　B. 颈椎均有肋凹　　C. 第 12 胸椎无肋凹

D. 第 6 颈椎棘突长　　E. 腰椎关节突关节面几乎呈矢状位

8. 上肢带骨是 （ ）

A. 肩胛骨和胸骨　　B. 肩胛骨和肋骨　　C. 肋骨和锁骨

D. 胸骨和锁骨　　E. 锁骨和肩胛骨

9. 近侧列腕骨有 （ ）

A. 手舟骨、月骨、三角骨、骰骨

B. 小多角骨、大多角骨、头状骨、距骨

C. 手舟骨、月骨、三角骨、头状骨

D. 楔骨、钩骨、头状骨、大多角骨

E. 手舟骨、月骨、三角骨、豌豆骨

10. 桡骨的主要骨性标志是 （ ）

A. 桡骨粗隆和桡骨茎突　　B. 桡骨头和桡骨茎突　　C. 桡骨粗隆和桡骨头

D. 桡骨颈和桡骨粗隆　　E. 桡骨头和尺切迹

11. 两相邻椎骨的上、下切迹围成 （ ）

A. 椎孔　　B. 椎管　　C. 横突孔

D. 椎间孔　　E. 棘孔

12. 骶管是 （ ）

A. 骶前孔连接而成　　B. 骶后孔连接而成　　C. 骶椎椎孔连接而成

D. 骶管裂孔连接而成　　E. 骶前后孔连接而成

13. 下列关于肩胛骨的叙述，正确的是 （ ）

A. 喙突与肩胛冈相延续　　B. 肩峰是肩胛冈向外侧的伸展和扩大

C. 喙突向前内侧突出　　D. 上角增厚形成关节盂

E. 关节盂位于喙突的内侧

14. 下列关于尺骨的叙述，正确的是（ ）

A. 鹰嘴突向前下方，伸肘时进入鹰嘴窝内

B. 桡切迹位于冠突的外侧面

C. 冠突突向后上方，屈肘时进入冠突窝内

D. 伸肘时尺骨鹰嘴和肱骨内、外上髁成等腰三角形

E. 冠突后下方的粗糙隆起称尺骨粗隆

15. 骨性鼻中隔的构成为（ ）

A. 鼻骨和筛骨　　　　　B. 犁骨和筛骨垂直板　　　C. 额骨和梨骨

D. 泪骨和筛骨　　　　　E. 蝶骨和筛骨

16. 屈颈时，颈部最明显的是（ ）

A. 第 1 颈椎棘突　　　　B. 第 2 颈椎棘突　　　　　C. 第 5 颈椎棘突

D. 第 7 颈椎棘突　　　　E. 第 6 颈椎棘突

17. 筛窦后群开口于（ ）

A. 中鼻道中部　　　　　B. 蝶筛隐窝　　　　　　　C. 中鼻道后部

D. 上鼻道　　　　　　　E. 下鼻道

18. 在直立姿势下，最不易引流的鼻窦是（ ）

A. 额窦　　　　　　　　B. 蝶窦　　　　　　　　　C. 上颌窦

D. 筛窦前群　　　　　　E. 筛窦后群

19. 在体表不能摸到的结构是（ ）

A. 肩峰　　　　　　　　B. 尺骨粗隆　　　　　　　C. 桡骨茎突

D. 肱骨内上髁　　　　　E. 肩胛骨下角

20. 颈静脉切迹是哪块骨上的结构（ ）

A. 胸骨　　　　　　　　B. 肋骨　　　　　　　　　C. 肱骨

D. 尺骨　　　　　　　　E. 桡骨

21. 颅盖骨内的骨松质称为（ ）

A. 内板　　　　　　　　B. 外板　　　　　　　　　C. 板障

D. 骨板　　　　　　　　E. 骨缝

22. 椎弓和椎体围成（ ）

A. 椎间孔　　　　　　　B. 椎孔　　　　　　　　　C. 横突孔

D. 椎骨上、下切迹　　　E. 椎管

23. 有关第 7 颈椎的描述，错误的是（ ）

A. 有椎体和椎弓　　　　B. 有横突肋凹　　　　　　C. 棘突特别长，末端不分叉

D. 又名隆椎　　　　　　E. 不参与胸廓的组成

24. 典型的胸椎特点为（ ）

A. 椎体两侧后部有肋凹　　B. 有横突肋凹　　　　　C. 椎体横切面呈心形

D. 棘突细长，并向后下倾斜　E. 具有上述特征

25. 近侧列腕骨不包括（　）

A. 手舟骨　　　　　　　　B. 月骨　　　　　　　　　C. 三角骨

D. 钩骨　　　　　　　　　E. 豌豆骨

26. 在体表不能摸到的结构是（　）

A. 肩峰　　　　　　　　　B. 肩胛下角　　　　　　　C. 桡骨茎突

D. 肱骨内上髁　　　　　　E. 肩胛下窝

27. 属于颅中窝的结构是（　）

A. 颞窝　　　　　　　　　B. 垂体窝　　　　　　　　C. 翼腭窝

D. 颞下窝　　　　　　　　E. 下颌窝

28. 骶骨的正确描述是（　）

A. 有五对骶前孔　　　　　B. 由4块骶椎融合而成　　　C. 与第4腰椎相关节

D. 骶管内有脊髓通过　　　E. 于骶角处可寻骶管裂孔进行神经阻滞麻醉

29. 下列搭配错误的是（　）

A. 长骨—指骨　　　　　　B. 短骨—三角骨　　　　　C. 不规则骨—肋骨

D. 扁骨—胸骨　　　　　　E. 含气骨—上颌骨

30. 第一颈椎（　）

A. 又名枢椎　　　　　　　B. 没有椎体、棘突　　　　C. 有一个向上伸出的突起

D. 呈环状，前弓长、后弓短　E. 参与胸廓的组成

31. 解剖学姿势时，下列何结构朝前（　）

A. 腰椎棘突　　　　　　　B. 股骨内侧髁　　　　　　C. 肱骨鹰嘴窝

D. 骶管裂孔　　　　　　　E. 肩胛下窝

32. 颈椎的结构特点（　）

A. 第一颈椎有齿突　　　　B. 第二颈椎称隆椎　　　　C. 横突有横突孔

D. 第七颈椎称枢椎　　　　E. 第七颈椎棘突分叉

33. 关于肩胛下角说法，正确的是（　）

A. 平第1肋　　　　　　　B. 平第2肋　　　　　　　C. 平第3肋

D. 平第5肋　　　　　　　E. 平第7肋

34. 下列关于胸骨角的描述，正确的是（　）

A. 平对第2肋间隙　　　　　　　　　　　　　　　　B. 平对第2肋软骨

C. 为胸骨体与剑突形成的结构　　　　　　　　　　D. 凸向内面

E. 是两肋弓的夹角

35. 有鼻旁窦的骨是（　）

A. 额骨　　　　　　　　　B. 下颌骨　　　　　　　　C. 颞骨

D. 顶骨　　　　　　　　　E. 枕骨

36. 下列搭配错误的是（　）

A. 颈椎—横突孔　　　　　B. 胸椎—肋凹　　　　　　C. 胫骨—外踝

D. 肱骨—鹰嘴窝　　　　　E. 肩胛骨—关节盂

37. 属于胸椎的特点是（　　）

A. 横突有肋凹　　　　　　　　B. 横突有孔　　　　　　　　C. 椎体高大

D. 棘突水平　　　　　　　　　E. 上、下关节面呈矢状位

38. 下列骨不属于脑颅骨者（　　）

A. 蝶骨　　　　　　　　　　　B. 颧骨　　　　　　　　　　C. 额骨

D. 筛骨　　　　　　　　　　　E. 颞骨

39. 垂体窝位于（　　）

A. 筛板上面　　　　　　　　　B. 额骨眶部上面　　　　　　C. 颞骨岩部上面

D. 蝶骨体上面　　　　　　　　E. 以上都不对

40. 骶管麻醉的穿刺部位正对（　　）

A. 骶角　　　　　　　　　　　B. 骶管裂孔　　　　　　　　C. 骶前孔

D. 骶后孔　　　　　　　　　　E. 骶岬

41. 不在肱骨上端的结构是（　　）

A. 大结节　　　　　　　　　　B. 小结节　　　　　　　　　C. 外科颈

D. 解剖颈　　　　　　　　　　E. 桡神经沟

42. 属于股骨下端的结构是（　　）

A. 股骨头　　　　　　　　　　B. 粗线　　　　　　　　　　C. 臀肌粗隆

D. 腘面　　　　　　　　　　　E. 股骨颈

43. 颈椎（　　）

A. 均有椎体　　　　　　　　　B. 第 1、2 颈椎无横突孔　　　C. 第 7 颈椎棘突没有分叉

D. 第 2 颈椎又称为寰椎　　　　E. 棘突末端都分叉

44. 胸骨（　　）

A. 由胸骨柄和胸骨体组成

B. 胸骨体外侧缘连结第 2～8 肋软骨

C. 胸骨角平对第 4 肋

D. 胸骨角向后平对第 4 胸椎体

E. 上 7 对肋软骨与胸骨之间均为滑膜关节

45. 属于面颅骨的是（　　）

A. 上鼻甲　　　　　　　　　　B. 下鼻甲　　　　　　　　　C. 蝶骨

D. 额骨　　　　　　　　　　　E. 筛骨

46. 位于垂体窝后方的结构（　　）

A. 颈动脉沟　　　　　　　　　B. 视交叉　　　　　　　　　C. 海绵窦

D. 鞍背　　　　　　　　　　　E. 鞍膈

47. 属于籽骨的是（　　）

A. 月骨　　　　　　　　　　　B. 钩骨　　　　　　　　　　C. 髌骨

D. 距骨　　　　　　　　　　　E. 股骨

48. 下列关于长骨的叙述，错误的是 （　）

A. 可分为一体两端　　　　　B. 体内有骨髓腔　　　　　C. 内部仅有黄骨髓

D. 骺的内部为骨松质　　　　E. 体中部有滋养孔

49. 解剖学姿势时，下列何结构朝后 （　）

A. 关节盂　　　　　　　　　B. 股骨头　　　　　　　　C. 髋臼

D. 肩胛冈　　　　　　　　　E. 椎体

50. 成对的脑颅骨 （　）

A. 额骨　　　　　　　　　　B. 顶骨　　　　　　　　　C. 枕骨

D. 蝶骨　　　　　　　　　　E. 筛骨

51. 颅中窝的交通 （　）

A. 筛孔　　　　　　　　　　B. 内耳门　　　　　　　　C. 颈静脉孔

D. 卵圆孔　　　　　　　　　E. 舌下神经管

52. 骨的生长是由哪种结构决定的 （　）

A. 关节软骨　　　　　　　　B. 骨膜　　　　　　　　　C. 骺软骨

D. 骨髓　　　　　　　　　　E. 都不对

53. 颅的侧面不可见 （　）

A. 翼点　　　　　　　　　　B. 乳突　　　　　　　　　C. 颞骨

D. 外耳门　　　　　　　　　E. 下鼻甲

54. 蝶窦开口于 （　）

A. 下鼻道　　　　　　　　　B. 中鼻道　　　　　　　　C. 上鼻道

D. 蝶筛隐窝　　　　　　　　E. 鼻前庭

55. 不成对的脑颅骨有 （　）

A. 顶骨　　　　　　　　　　B. 颞骨　　　　　　　　　C. 蝶骨

D. 上颌骨　　　　　　　　　E. 泪骨

56. 下列关于肋的组成正确的描述是 （　）

A. 真肋：1~7肋，假肋：8~12肋

B. 真肋：1~5肋，假肋：6~10肋，浮肋：11~12肋

C. 真肋：1~8肋，假肋：9~12肋

D. 真肋：1~7肋，假肋：8~10肋，浮肋：11~12肋

E. 以上都不是

57. 骶管麻醉须摸认的骨性标志 （　）

A. 骶正中嵴　　　　　　　　B. 骶岬　　　　　　　　　C. 骶角

D. 骶后孔　　　　　　　　　E. 都不对

58. 炎症最容易发展成慢性的鼻旁窦是 （　）

A. 额窦　　　　　　　　　　B. 蝶窦　　　　　　　　　C. 上颌窦

D. 筛窦　　　　　　　　　　E. 以上都不对

59. 躯干骨不包括（　　）

A. 椎骨　　　　　　　　　B. 骶骨　　　　　　　　　C. 尾骨

D. 胸骨　　　　　　　　　E. 肩胛骨

60. 临床上成人经常用于抽取红骨髓的是（　　）

A. 肱骨　　　　　　　　　B. 锁骨　　　　　　　　　C. 胫骨

D. 肋骨　　　　　　　　　E. 髂骨

61. 幼儿骨叙述错误的是（　　）

A. 弹性较大柔软易变形　　B. 有机质和无机质各占一半　C. 有机质相对少些

D. 在外力作用下不易骨折　E. 骨折后多为青枝骨折

62. 躯干骨由下列骨组成（　　）

A. 椎骨、肋骨和肋软骨　　B. 胸骨、肋骨和肩胛骨　　C. 椎骨、骶骨和尾骨

D. 椎骨、胸骨和 12 对肋　E. 椎骨、骶骨和尾骨

63. 对椎骨描述，不正确的是（　　）

A. 相邻椎弓间构成椎间孔　B. 椎体之间有椎间盘相连　C. 是不规则骨

D. 椎体与椎弓共同围成椎孔　E. 所有的椎间孔相连构成椎管

64. 穿过横突孔的结构（　　）

A. 脊神经　　　　　　　　B. 椎动脉　　　　　　　　C. 颈内静脉

D. 迷走神经　　　　　　　E. 颈内动脉

65. 计数椎骨棘突的标志是（　　）

A. 枢椎的齿突　　　　　　B. 隆椎的棘突　　　　　　C. 胸骨角

D. 颈动脉结节　　　　　　E. 肩胛骨下角

66. 计数肋序数的骨性标志是（　　）

A. 隆椎　　　　　　　　　B. 肩峰　　　　　　　　　C. 肋弓

D. 胸骨角　　　　　　　　E. 喙突

67. 下列关于骶骨的说法，错误的是（　　）

A. 由 5 块骶椎融合而成　　B. 呈三角形　　　　　　　C. 上缘中份称岬

D. 前面微凸　　　　　　　E. 骶角可在体表摸到

68. 合成髋臼的结构是（　　）

A. 髂骨、耻骨、坐骨的体　B. 髂骨翼、坐骨支和耻骨支

C. 耻骨体、耻骨支和髂骨体　D. 坐骨体、坐骨支和髂骨体

E. 坐骨体、耻骨支和髂窝

69. 属于颅后窝的结构是（　　）

A. 内耳门　　　　　　　　B. 眶上裂　　　　　　　　C. 筛孔

D. 棘孔　　　　　　　　　E. 圆孔

70. 骨性鼻中隔的下部由哪块骨构成（　　）

A. 鼻骨　　　　　　　　　B. 筛骨　　　　　　　　　C. 犁骨

D. 下鼻甲　　　　　　　　E. 中鼻甲

71. 不属于髋骨体表标志的是（　　）

A. 髂前上棘
B. 髂窝
C. 耻骨结节

D. 髂结节
E. 坐骨结节

72. 骨松质叙述，下列错误的是（　　）

A. 由许多板状骨小梁交织排列而成

B. 位于骺、扁骨和不规则骨的内部

C. 承受压力和张力的方向一致

D. 有造血机能

E. 板障内有板障静脉

73. 有关红骨髓描述，下列正确的是（　　）

A. 成人存在于髓腔内
B. 不存在于板障内

C. 髂骨、胸骨、椎骨内终生存在
D. 儿期造血，成年期不造血

E. 黄骨髓不能转化为红骨髓

74. 骨伤后能参与修复的结构是（　　）

A. 骨质
B. 骨髓
C. 骨膜

D. 骨骺
E. 关节软骨

75. 老年人的骨叙述，下列错误的是（　　）

A. 有机质相对少些
B. 骨的脆性较大易骨折

C. 有机质和无机质的比例约为 7∶3

D. 有机质和无机质的比例约为 2∶8

E. 易出现骨质疏松症

76. 不属于短骨的有（　　）

A. 钩骨
B. 月骨
C. 骰骨

D. 股骨
E. 距骨

77. 描述颈椎正确的是（　　）

A. 所有的棘突都分叉
B. 横突都有横突孔
C. 均有椎体及椎弓

D. 第 1 颈椎又称枢椎
E. 第 7 颈椎又名隆椎

78. 成对的脑颅骨是（　　）

A. 额骨
B. 鼻骨
C. 枕骨

D. 蝶骨
E. 颞骨

79. 眉弓的深方有（　　）

A. 上颌窦
B. 筛窦
C. 额窦

D. 蝶窦
E. 以上都不是

80. 属于颅后窝的结构是（　　）

A. 枕内隆凸
B. 眶上裂
C. 筛孔

D. 卵圆孔
E. 圆孔

81. 关于髋骨的说法，下列错误的是 （   ）

A. 由髂骨、耻骨、坐骨组成

B. 髂骨位于髋骨的上部

C. 坐骨位于髋骨前下部

D. 坐骨结节为重要的体表标志

E. 耻骨和坐骨共同围成闭孔

82. 肱骨体后面中份的斜行沟是 （   ）

A. 外科颈   B. 解剖颈   C. 桡神经沟

D. 尺神经沟   E. 结节间沟

83. 闭孔叙述错误的是 （   ）

A. 膜和肌封闭   B. 髂骨、坐骨和耻骨共同围成

C. 耻骨和坐骨共同围成   D. 髋骨的前下方

E. 有血管和神经通过

84. 关于颈椎说法，下列错误的是 （   ）

A. 第 1 颈椎无椎体   B. 第 2 颈椎有齿突   C. 横突有横突孔

D. 第 7 颈椎称隆椎   E. 第 7 颈椎棘突分叉

85. 关于肩胛上角说法，下列正确的是 （   ）

A. 平第 1 肋   B. 平第 2 肋   C. 平第 3 肋

D. 平第 5 肋   E. 平第 7 肋

86. 两侧髂嵴最高点的连线平对 （   ）

A. 第 1 腰椎棘突   B. 第 2 腰椎棘突   C. 第 3 腰椎棘突

D. 第 4 腰椎棘突   E. 第 5 腰椎棘突

87. 乳突是下列哪项的一部分 （   ）

A. 蝶骨   B. 上颌骨   C. 顶骨

D. 颞骨   E. 颧骨

88. 不成对的面颅骨是 （   ）

A. 犁骨   B. 上颌骨   C. 颧骨

D. 腭骨   E. 下鼻甲

89. 与翼点相邻的骨，不包括 （   ）

A. 额骨   B. 顶骨   C. 枕骨

D. 蝶骨   E. 颞骨

90. 下列不属于胸骨上的结构是 （   ）

A. 颈静脉切迹   B. 胸骨角   C. 锁切迹

D. 剑突   E. 岬

91. 关于骨的说法，下列错误的是 （   ）

A. 按部位可分为颅骨、躯干骨和四肢骨

B. 按外形可分为长骨、短骨、扁骨和不规则骨

C. 指骨属短骨

D. 肋骨属扁骨

E. 椎骨属不规则骨

92. 骨的构造不包括（　）

A. 骨膜   B. 骨密质   C. 骨松质

D. 骨髓   E. 髓腔

93. 颅盖骨骨折好发于（　）

A. 外板   B. 内板   C. 板障

D. 骨膜   E. 以上均错

94. 关于椎骨的数量，下列错误的是（　）

A. 颈椎 8 块   B. 胸椎 12 块   C. 腰椎 5 块

D. 骶椎 5 块   E. 尾椎 3~4 块

95. 棘突呈板状水平向后的椎骨为（　）

A. 颈椎   B. 胸椎   C. 腰椎

D. 骶骨   E. 尾骨

96. 棘突细长斜向后下方的是（　）

A. 颈椎   B. 胸椎   C. 腰椎

D. 骶骨   E. 尾骨

97. 假肋是指（　）

A. 1~7 肋   B. 8~10 肋   C. 9~10 肋

D. 11~12 肋   E. 以上均错

98. 下列结构不能在体表摸到的是（　）

A. 髁突   B. 下颌角   C. 肩胛下角

D. 颈静脉切迹   E. 肱骨头

99. 颅顶不可见（　）

A. 顶骨   B. 冠状缝   C. 矢状缝

D. 人字缝   E. 枕内隆凸

100. 颅中窝不可见（　）

A. 垂体窝   B. 圆孔   C. 卵圆孔

D. 棘孔   E. 枕骨大孔

101. 关于新生儿颅的特征，下列错误的是（　）

A. 脑颅远大于面颅   B. 脑颅、面颅的比例约为 4∶1

C. 前囟于 1~1.5 岁闭合   D. 后囟于出生不久闭合

E. 前囟闭合的早晚可作为判断婴儿发育的标志

102. 肱骨上部骨折好发于（　）

A. 解剖颈   B. 外科颈   C. 内上髁

D. 外上髁   E. 肱骨滑车

103. 下列关于腕骨，错误的是（　　）

A. 共 8 块   B. 属短骨

C. 近侧列骨均参与构成腕关节   D. 排成两列

E. 近侧列包括手舟骨、月骨、三角骨和豌豆骨

104. 髋骨上的体表标志包括（　　）

A. 髂后上棘   B. 闭孔   C. 耳状面

D. 耻骨梳   E. 髂窝

105. 关于跗骨的说法，下列错误的是（　　）

A. 共 7 块   B. 属短骨   C. 分前、中、后 3 列

D. 跟骨结节可在体表摸到   E. 跟骨参与构成踝关节

106. 关节的基本结构是（　　）

A. 关节囊、关节腔、关节面和韧带

B. 关节腔、关节囊和关节内软骨

C. 关节面、关节囊和关节内韧带

D. 关节面、关节囊和关节腔

E. 关节面、关节囊、关节腔和关节唇

107. 关节的运动叙述错误的是（　　）

A. 沿冠状轴上进行环旋转运动

B. 在冠状轴上产生屈伸运动

C. 在垂直轴上进行旋转运动

D. 在矢状轴上产生内收、外展运动

E. 沿两轴以上运动的关节可作环转运动

108. 关节的基本结构不包括是（　　）

A. 关节面   B. 关节囊   C. 关节腔

D. 韧带   E. 以上都不是

109. 关节囊内既无韧带又无关节盘的关节是（　　）

A. 肩关节   B. 膝关节   C. 颞下颌关节

D. 髋关节   E. 腕关节

110. 间接连接叙述错误的是（　　）

A. 相对骨面间互相分离   B. 具有充以滑液的腔隙   C. 腔隙内为正常大气压

D. 具有较大的活动性   E. 借周围的结缔组织等组织相连接

111. 有关节唇的关节包括（　　）

A. 肩关节和桡腕关节   B. 肩关节和髋关节   C. 肩关节和膝关节

D. 髋关节和肘关节   E. 胸锁关节和颞下颌关节

112. 属于囊内韧带的有（　　）

A. 股骨头韧带   B. 髌骨韧带   C. 腓侧副韧带

D. 髌韧带   E. 以上都不是

113. 有关椎间盘错误的是（　　）

A. 外周为纤维环　　　　　　B. 内部为髓核　　　　　　C. 属于间接连接

D. 腰段椎间盘最厚　　　　　E. 损伤时髓核可突出

114. 椎间盘（　　）

A. 是相邻椎弓之间的连接结构　　　　　　　　B. 脊柱颈部椎间盘最薄

C. 所有椎间盘都是透明软骨　　　　　　　　　D. 前后均有韧带紧贴

E. 其纤维环以前部为最薄

115. 椎间盘（　　）

A. 是关节盘的一种　　　　　B. 构成椎管后壁的一部分

C. 颈部最薄　　　　　　　　D. 其厚度与脊柱各部分运动幅度大小无关

E. 属于椎体间的直接连结

116. 椎间盘脱出症时，髓核脱出的常见方位是（　　）

A. 向前　　　　　　　　　　B. 向后　　　　　　　　　C. 向前外侧

D. 向后外侧　　　　　　　　E. 以上均不是

117. 限制脊柱过度后伸的韧带是（　　）

A. 前纵韧带　　　　　　　　B. 后纵韧带　　　　　　　C. 棘上韧带

D. 项韧带　　　　　　　　　E. 棘间韧带

118. 最稳定的骨连接是（　　）

A. 肩关节　　　　　　　　　B. 髋关节　　　　　　　　C. 膝关节

D. 踝关节　　　　　　　　　E. 缝

119. 活动度最大的关节是（　　）

A. 肩关节　　　　　　　　　B. 髋关节　　　　　　　　C. 膝关节

D. 踝关节　　　　　　　　　E. 缝

120. 有关肘关节错误的是（　　）

A. 肱骨下端与尺、桡骨上端构成的复关节

B. 肘关节囊前、后壁薄而松弛

C. 两侧壁厚而紧张

D. 常见桡、尺两骨向前脱位

E. 允许作屈、伸运动

121. 关于肘关节的说法，下列错误的是（　　）

A. 复合关节　　　　　　　　B. 由肱骨下端与桡、尺骨上端构成

C. 关节囊前壁紧张　　　　　D. 有桡骨环状韧带

E. 可做屈、伸运动

122. 不构成骨盆界线的结构是（　　）

A. 骶骨岬　　　　　　　　　B. 弓状线　　　　　　　　C. 耻骨梳

D. 坐骨结节　　　　　　　　E. 耻骨联合上缘

123. 下列不是构成骨盆的是（ ）

A. 髋骨   B. 骶骨   C. 尾骨

D. 耻骨联合   E. 第五腰椎

124. 关于骨盆的说法，下列错误的是（ ）

A. 由骶骨、尾骨和左右髋骨组成

B. 界线为大、小骨盆的分界

C. 男性骨盆多呈心形，较小

D. 男性耻骨下角多在 80~90 度

E. 小骨盆上口由界线围成

125. 构成膝关节的骨有（ ）

A. 股骨和胫骨   B. 股骨、胫骨、腓骨

C. 腓骨、胫骨、股骨、髌骨   D. 股骨、胫骨、髌骨

E. 股骨、腓骨、髌骨

126. 有关膝关节叙述错误的是（ ）

A. 是人体最大最复杂的关节

B. 关节囊厚而紧张

C. 髌韧带止于胫骨粗隆

D. 前交叉韧带在伸膝时最紧张，能防止胫骨前移

E. 后交叉韧带在屈膝时最紧张，可防止胫骨后移

127. 阻止胫骨向前移位的主要结构是（ ）

A. 髌韧带   B. 内侧半月板   C. 外侧半月板

D. 前交叉韧带   E. 后交叉韧带

128. 人体最大最复杂的关节是（ ）

A. 肘关节   B. 膝关节   C. 肩关节

D. 踝关节   E. 髋关节

129. 膝关节是人体最大最复杂的关节，下列哪一项不属于膝关节的结构（ ）

A. 前、后交叉韧带   B. 内、外侧半月板   C. 股骨下端

D. 胫骨上端   E. 腓骨头

130. 关于关节的说法，下列正确的是（ ）

A. 关节囊外层为滑膜

B. 关节腔无滑液

C. 关节腔内的压力与大气压一样

D. 关节腔为关节囊滑膜层与关节面共同围成的密闭腔隙

E. 关节面有骨膜覆盖

131. 下面哪个关节无关节盘（ ）

A. 膝关节   B. 胸锁关节   C. 颞下颌关节

D. 肩关节   E. 桡腕关节

132. 关节腔内有关节盘的关节是（ ）

A. 肩关节   B. 胸锁关节   C. 肘关节

D. 髋关节   E. 踝关节

133. 具有关节唇的关节（ ）

A. 肩关节   B. 颞下颌关节   C. 肘关节

D. 腕关节   E. 踝关节

134. 不参加腕关节构成的骨是（ ）

A. 月骨   B. 三角骨   C. 手舟骨

D. 豌豆骨   E. 桡骨下端

135. 肩关节（ ）

A. 关节窝较深   B. 关节囊松弛   C. 关节四周有韧带加强

D. 运动范围较小   E. 双轴性关节

136. 肩关节（ ）

A. 关节腔有关节盘   B. 关节囊内有肌腱通过   C. 关节盂大而深

D. 只能作屈伸和收展运动   E. 稳定，活动性小

137. 肩关节（ ）

A. 关节囊上部厚而松弛   B. 关节腔内有关节盘   C. 不能作环转运动

D. 关节囊下壁缺乏肌和肌腱

E. 关节腔内有肱二头肌长头腱通过

138. 髋关节错误的说法是（ ）

A. 由髋臼和股骨头组成   B. 关节囊厚而坚韧   C. 关节囊内有髂股韧带

D. 关节囊前壁包被至转子间线

E. 关节囊内有股骨头韧带

139. 项韧带是由哪条韧带形成的（ ）

A. 后纵韧带   B. 黄韧带   C. 棘上韧带

D. 前纵韧带   E. 棘间韧带

140. 脊柱的弯曲是（ ）

A. 颈曲后凸，胸曲前凸   B. 颈曲前凸，胸曲前凸   C. 颈曲前凸，胸曲前凸

D. 颈曲前凸，胸曲后凸   E. 颈曲前凸，骶曲前凸

141. 脊柱（ ）

A. 形成人体躯干的中轴   B. 尾骨不属于脊柱的构成成分

C. 胸曲向后突出，易受损伤   D. 颈曲是一个先天性弯曲

E. 腰曲后凸，易受伤

142. 参与构成颞下颌关节的结构（ ）

A. 喙突   B. 乳突   C. 下颌头

D. 关节突   E. 齿突

143. 踝关节不能作（　　）

A. 跖屈运动　　　　　　　B. 背屈运动　　　　　　　C. 内收运动

D. 外展运动　　　　　　　E. 旋转运动

144. 有半月板的关节（　　）

A. 膝关节　　　　　　　　B. 胸锁关节　　　　　　　C. 下颌关节

D. 肘关节　　　　　　　　E. 椎间关节

145. 黄韧带（　　）

A. 连接相邻两椎弓根之间　B. 连结相邻两椎弓板之间　C. 构成椎间孔的前界

D. 连结相邻两棘突之间　　E. 限制脊柱过度后伸

146. 关于胸廓上口叙述，错误的是（　　）

A. 是胸腔与颈部的交通

B. 胸骨柄上缘、第 1 对肋和第 1 胸椎围成

C. 胸骨柄上缘、锁骨和第 1 胸椎围成

D. 向前下方倾斜

E. 较下口为小

147. 关于髋关节的说法，下列错误的是（　　）

A. 由髋臼和股骨头组成　　B. 关节囊内有韧带通过　　C. 关节窝大而深

D. 关节囊前下方较薄弱　　E. 关节囊前方有髂骨韧带

148. 对膝关节的说法，正确的是（　　）

A. 由股骨下端和胫骨上端组成

B. 关节囊内有前、后交叉韧带

C. 主要进行屈、伸运动，当半屈位时还可作小幅度的旋转运动

D. 股四头肌是膝关节的强大屈肌

E. 关节囊周边有关节唇

149. 对髋关节的描述，错误的是（　　）

A. 由髋臼与股骨头构成　　　B. 股骨颈全部位于关节囊外面

C. 关节腔内有股骨头韧带　　D. 关节囊前方有韧带加强

E. 脱位时股骨头易向下方脱出

150. 与肱骨滑车相关节的结构是（　　）

A. 桡骨头　　　　　　　　B. 尺骨头　　　　　　　　C. 滑车切迹

D. 桡切迹　　　　　　　　E. 桡骨环状关节面

151. 连结于相邻椎弓板之间的韧带是（　　）

A. 前纵韧带　　　　　　　B. 棘上韧带　　　　　　　C. 项韧带

D. 棘间韧带　　　　　　　E. 黄韧带

152. 下列哪项不属椎骨间的连结（　　）

A. 椎间盘　　　　　　　　B. 前纵韧带　　　　　　　C. 后纵韧带

D. 棘上韧带　　　　　　　E. 肋椎关节

153. 脊柱侧面观可见的弯曲，不包括（ ）

A. 颈曲   B. 胸曲   C. 腰曲

D. 尾曲   E. 骶曲

154. 属于肌的辅助装置的结构是（ ）

A. 腱划   B. 腱膜   C. 中心腱

D. 腱鞘   E. 肌腱

155. 下列哪块肌属于咀嚼肌（ ）

A. 颊肌   B. 颧肌   C. 口轮匝肌

D. 翼内肌   E. 颈阔肌

156. 下列哪块肌在收缩时上提下颌骨（ ）

A. 翼外肌   B. 下颌舌骨肌   C. 颊肌

D. 翼内肌   E. 二腹肌

157. 当背阔肌收缩时作用为（ ）

A. 脊柱向同侧屈   B. 肩关节内收和旋外   C. 肩关节伸和内收

D. 肩关节伸和旋外   E. 肩胛骨后移和旋内

158. 有关肌作用的搭配，错误的是（ ）

A. 肱二头肌—屈肘关节   B. 股四头肌—伸膝关节   C. 三角肌—肩关节外展

D. 缝匠肌—屈髋关节   E. 腓肠肌—足背屈

159. 拉肩胛骨向前紧贴胸廓的肌是（ ）

A. 大阔肌   B. 前锯肌   C. 胸骨舌骨肌

D. 肩胛下肌   E. 胸大肌

160. 下列关于膈肌食管裂孔的叙述，正确的是（ ）

A. 位于中心腱内   B. 约平对第 8 胸椎水平

C. 其内有食管和胸导管通过   D. 其内有迷走神经通过

E. 其左前上方有腔静脉孔

161. 腹股沟三角的内侧界是（ ）

A. 腹直肌的外侧缘   B. 白线   C. 腹直肌的内侧缘

D. 腹壁下动脉   E. 腹股沟韧带

162. 支配表情肌运动的神经是（ ）

A. 三叉神经   B. 面神经   C. 颈神经后支

D. 肩胛上神经   E. 副神经

163. 支配咀嚼肌运动的神经是（ ）

A. 副神经   B. 面神经   C. 上牙槽神经

D. 鼓索   E. 三叉神经

164. 翼状肩体征是由于哪块肌麻痹所致（ ）

A. 三角肌   B. 前锯肌   C. 斜方肌

D. 肩胛下肌   E. 背阔肌

165. 下列关于膈的说法，错误的是（ ）

A. 中心部为腱膜，称中心腱

B. 主动脉裂孔在第 12 胸椎前方，有主动脉和胸导管通过

C. 腔静脉孔约平第 8 胸椎水平，有上腔静脉通过

D. 膈收缩时，圆顶下降，助吸气

E. 位于胸腹腔之间

166. 肱二头肌的主要作用是（ ）

A. 使肩关节外展   B. 使肘关节屈曲   C. 使肘关节伸直

D. 使肩关节旋内   E. 主要运动肩胛骨

167. 三角肌瘫痪时，可出现（ ）

A. 腕关节不能屈伸   B. 肘关节不能屈伸   C. 不能耸肩

D. 肩关节不能内收   E. 肩关节不能外展

168. 若斜方肌瘫痪时，主要表现是（ ）

A. 上臂不能外展   B. 上臂不能内收   C. 上臂不能外旋

D. 上臂不能内旋   E. 不能耸肩或耸肩无力

169. 患者不能完成"梳头""带帽"等动作，提示可能是何肌瘫痪所致（ ）

A. 斜方肌   B. 胸小肌   C. 背阔肌

D. 三角肌   E. 前锯肌肉

170. 构成肋弓的肋软骨（ ）

A. 第 5 ~ 8 肋   B. 第 6 ~ 9 肋   C. 第 7 ~ 10 肋

D. 第 7 ~ 12 肋   E. 第 8 ~ 10 肋

171. 降肋助呼气的肌（ ）

A. 前、中、后斜角肌   B. 肋间内肌   C. 肋间外肌

D. 前锯肌   E. 胸小肌

172. 膈肌的食管裂孔（ ）

A. 约平对第 8 胸椎水平   B. 位于中心腱内   C. 有食管和胸导管通过

D. 有迷走神经通过   E. 左前上方由腔静脉孔

173. 伸肘关节的肌（ ）

A. 肱二头肌   B. 肱肌   C. 肱三头肌

D. 喙肱肌   E. 掌长肌

174. 麻痹时引起髋关节外展困难的肌（ ）

A. 臀大肌   B. 臀中肌   C. 闭孔内肌

D. 闭孔外肌   E. 股外侧肌

175. 与髌韧带相延续的肌（ ）

A. 股二头肌   B. 大收肌   C. 阔筋膜张肌

D. 股四头肌   E. 缝匠肌

176. 不属于咀嚼肌的是（　　）

A. 咬肌　　　　　　　　B. 颊肌　　　　　　　　C. 翼内肌

D. 翼外肌　　　　　　　E. 颞肌

177. 胸锁乳突肌描述不正确的是（　　）

A. 起自胸骨柄前面和锁骨的胸骨端，止于乳突

B. 受副神经支配

C. 两侧同时收缩可使头后仰

D. 一侧收缩可使头屈向对侧

E. 一侧病变引起肌痉挛时可引起斜颈

178. 腔静脉孔约平对（　　）

A. 第 8 胸椎　　　　　　B. 第 9 胸椎　　　　　　C. 第 10 胸椎

D. 第 11 胸椎　　　　　E. 第 12 胸椎

179. 形成腹股沟韧带的是（　　）

A. 腹外斜肌腱膜　　　　B. 腹内斜肌腱膜　　　　C. 腹横肌腱膜

D. 腹横筋膜　　　　　　E. 腹壁浅筋膜

180. 股四头肌的错误描述的是（　　）

A. 为全身最大的肌　　　　B. 起自股骨的前面、后面和髂前下棘

C. 止于胫骨粗隆　　　　　D. 肌腱包绕髌骨

E. 有伸膝、伸髋关节的功能

181. 大腿内侧群肌叙述错误的是（　　）

A. 有 5 块肌组成　　　　B. 位于大腿内侧　　　　C. 使髋关节内收

D. 使髋关节旋内　　　　E. 受股神经、闭孔神经支配

182. 下列搭配错误的是（　　）

A. 骶骨—岬　　　　　　B. 肱骨—大结节　　　　C. 颈椎—横突孔

D. 胸椎—肋凹　　　　　E. 桡骨—桡神经沟

183. 下列关于三角肌的描述，正确的是（　　）

A. 为胸上肢肌　　　　　　B. 起于锁骨全长、肩峰和肩胛冈

C. 从四周包围肩关节　　　D. 可使肩关节内收

E. 主要使肩关节外展

184. 全身最大的扁肌是（　　）

A. 背阔肌　　　　　　　B. 斜方肌　　　　　　　C. 腹外斜肌

D. 腹内斜肌　　　　　　E. 腹横肌

185. 维持人体直立最重要的肌是（　　）

A. 夹肌　　　　　　　　B. 竖脊肌　　　　　　　C. 股四头肌

D. 缝匠肌　　　　　　　E. 小腿三头肌

186. 腹股沟斜疝和直疝的鉴别标志是（　　）

A. 腹直肌外侧缘　　　　B. 腹股沟韧带　　　　　C. 腹壁上动脉

D. 腹壁下动脉　　　　　　　E. 腹直肌内侧缘

187. 患者不能完成"背手"的动作，可能是何肌瘫痪（　　）

A. 背阔肌　　　　　　B. 斜方肌　　　　　　C. 胸大肌

D. 三角肌　　　　　　E. 胸小肌

188. 当上、下颌咬紧时，在下颌角前上方可以摸到的肌是（　　）

A. 颞肌　　　　　　　B. 翼内肌　　　　　　C. 翼外肌

D. 颊肌　　　　　　　E. 咬肌

A2 型题

189. 2 岁儿童遭用力拉左手后，其前臂处于旋前位，不能旋后，疼痛明显（　　）

A. 桡尺近侧关节脱位　　B. 桡尺远侧关节脱位　　C. 肘关节脱位

D. 肱桡关节脱位　　　　E. 肱尺关节脱位

190. 某男子踢球时突感右膝关节剧痛，关节肿胀，检查发现患者右膝关节抽屉实验阳性，是因损伤了（　　）

A. 交叉韧带　　　　　B. 胫侧副韧带　　　　C. 髌韧带

D. 外侧半月板　　　　E. 内侧半月板

191. 某男单手拉单杠时突感肩部非常疼痛，患者不能活动肩关节，诊断为肩关节脱位，其原因不包括（　　）

A. 关节盂浅而小　　　　B. 肩关节囊薄而松弛　　C. 上壁有喙肱韧带

D. 肩关节囊的下壁相对最为薄弱

E. 关节的上方有肩锁韧带加强

192. 某男患者在踢足球时，急剧伸右侧小腿并做强力旋转时，膝关节不慎受伤，经检查发现膝关节内有摩擦音，提示可能损伤了（　　）

A. 前交叉韧带　　　　B. 后交叉韧带　　　　C. 半月板

D. 胫侧副韧带　　　　E. 腓侧副韧带

193. 某男运动员在踢球时，突感右膝关节剧痛，关节肿胀，检查发现，患者右膝屈曲时，向后推移小腿时，胫骨可向后移位，试问损伤了什么结构（　　）

A. 前交叉韧带　　　　B. 后交叉韧带　　　　C. 外侧半月板

D. 内侧半月板　　　　E. 胫侧副韧带

194. 患者，女，45 岁，因弯腰提水时突发腰部剧烈疼痛，经 CT 检查诊断为腰 4 椎间盘突出，下列关于椎间盘的说法错误的是（　　）

A. 为连接相邻椎体的结构　B. 腰部最厚　　　　C. 颈部最薄

D. 参与构成椎管前壁　　　E. 由纤维环和髓核构成

195. 患者，男，35 岁。因汽车抛锚，在弯腰推车后，感到右下肢麻木疼痛，提示哪个结构可能受到了损伤（　　）

A. 前纵韧带　　　　　B. 椎间盘　　　　　　C. 棘上韧带

D. 后纵韧带　　　　　E. 黄韧带

196. 男，50 岁，因外伤造成右肱骨外科颈骨折，臂不能外展，三角肌表面皮肤麻木，考虑是损伤了（　　）

    A. 桡神经　　　　　　　　　B. 尺神经　　　　　　　　　C. 腋神经

    D. 正中神经　　　　　　　　E. 肌皮神经

197. 20 岁男高空坠落伤，血压下降，腹胀，腹痛。查体见髁骨挤压分离试验阳性，双下肢不等长，会阴部瘀斑。首先考虑的骨折是（　　）

    A. 股骨颈　　　　　　　　　B. 股骨干　　　　　　　　　C. 髋骨

    D. 骨盆　　　　　　　　　　E. 脊柱

198. 某男患者，于周末去马术俱乐部进行马术训练，在练习跳跃障碍时，为了不从马背上摔下，双腿用力夹持马背，引起下肢拉伤，检查发现大腿不能做内收动作。主要损伤了哪块肌肉（　　）

    A. 缝匠肌　　　　　　　　　B. 股二头肌　　　　　　　　C. 半膜肌

    D. 长收肌　　　　　　　　　E. 股直肌

199. 股四头肌瘫痪时的表现为（　　）

    A. 伸膝困难　　　　　　　　B. 不能屈膝　　　　　　　　C. 仰卧起坐困难

    D. 内收大腿困难　　　　　　E. 外旋大腿困难

200. 患儿，女，1 岁。因肺炎需肌内注射青霉素，其注射部位最好选（　　）

    A. 臀大肌　　　　　　　　　B. 股外侧肌　　　　　　　　C. 三角肌下缘

    D. 臀中肌与臀小肌　　　　　E. 肱桡肌

201. 下肢瘫痪而被迫处于长期坐位的患者，最容易发生压疮的部位是（　　）

    A. 肩峰　　　　　　　　　　B. 坐骨结节　　　　　　　　C. 股骨大转子

    D. 髌骨　　　　　　　　　　E. 内踝

202. 临床上计数椎骨序数和针灸取穴的重要标志是（　　）

    A. 第 7 颈椎棘突　　　　　　B. 第 6 颈椎棘突　　　　　　C. 第 1 胸椎棘突

    D. 第 2 胸椎棘突　　　　　　E. 第 5 颈椎棘突

203. 某患者不慎造成左踝关节扭伤，出现踝管内瘀血、肿胀、局部疼痛，请判断血肿会压迫什么神经（　　）

    A. 腓深神经　　　　　　　　B. 腓浅神经　　　　　　　　C. 隐神经

    D. 腓肠皮神经　　　　　　　E. 胫神经

204. 某患者因下肢神经损伤不能上提足跟。上提足跟的肌是（　　）

    A. 股四头肌　　　　　　　　B. 股二头肌　　　　　　　　C. 腓肠肌和比目鱼肌

    D. 腓骨长肌和腓骨短肌　　　E. 胫骨前肌和胫骨后肌

205. 某 63 岁女病人主诉大腿上部及腹股沟区疼痛。检查发现，在腹股沟韧带下方，耻骨结节外侧可触及一肿块，并确定为腹腔内容物疝出，它经过的结构是（　　）

    A. 股管　　　　　　　　　　B. 收肌腱裂孔　　　　　　　C. 闭膜管

    D. 腹股沟深环　　　　　　　E. 腹股沟浅环

206. 患儿，男，7 岁。因鼻塞、流脓涕、头疼而来医院就诊。经检查诊断为副鼻窦炎。

请问分泌物最不容易引流的鼻旁窦是（　　）

A. 额窦　　　　　　　　　B. 蝶窦　　　　　　　　　C. 筛窦

D. 筛窦和上颌窦　　　　　E. 上颌窦

207. 患者男，20 岁，无明显诱因发热 10 天，血常规示白细胞异常增高，欲行骨髓穿刺，首选部位是（　　）

A. 髂骨　　　　　　　　　B. 椎骨　　　　　　　　　C. 股骨

D. 胸骨　　　　　　　　　E. 骶骨

208. 患者，男，车祸后入院，鼻腔内有血性脑脊液流出，经 CT 检查诊断为颅底骨折，下列说法错误的是（　　）

A. 颅前窝骨折

B. 颅底由前到后分别为颅前窝、颅中窝、颅后窝

C. 骨折伤及硬脑膜和蛛网膜

D. 颅前窝位置最低

E. 颅底中央由蝶骨体构成

209. 患者，男，54 岁，结核性胸膜炎，拟行胸腔穿刺抽液，需在体表摸认的结构是（　　）

A. 胸骨角　　　　　　　　B. 肩胛上角　　　　　　　C. 肩胛下角

D. 肩峰　　　　　　　　　E. 以上都不是

210. 缝匠肌麻痹时可以影响（　　）

A. 髋关节的伸　　　　　　B. 膝关节的伸　　　　　　C. 屈髋伸膝

D. 伸髋屈膝　　　　　　　E. 膝关节的屈

211. 患者，男，因受暴力打击致肱骨中部骨折，最可能损伤的是（　　）

A. 尺神经　　　　　　　　B. 正中神经　　　　　　　C. 腋神经

D. 肌皮神经　　　　　　　E. 桡神经

212. 男，1 岁半，拟接种流脑疫苗，护士应选择的肌内注射部位是（　　）

A. 臀大肌　　　　　　　　B. 三角肌　　　　　　　　C. 臀中肌与臀小肌

D. 股外侧肌　　　　　　　E. 前臂外侧肌

A3 型题

（213 ~ 216 题共用题干）

某患者因患脑膜脑炎需脑脊液穿刺。

213. 穿刺部位一般位于（　　）

A. 腰 1 ~ 2 椎间隙　　　　B. 腰 2 ~ 3 椎间隙　　　　C. 腰 3 ~ 4 椎间隙

D. 腰 5 椎间隙　　　　　　E. 以上都不是

214. 如何体表定位上述穿刺部位（　　）

A. 两侧髂嵴连线约平第 4 腰椎棘突

B. 两侧髂嵴连线约平第 5 腰椎棘突

C. 两侧髂结节连线约平第 4 腰椎棘突

D. 两侧髂后上棘连线约平第 4 腰椎棘突

E. 以上都不是

215. 穿刺最先穿过哪条韧带（ ）

A. 棘上韧带　　　　　　B. 棘间韧带　　　　　　C. 后纵韧带

D. 黄韧带　　　　　　　E. 前纵韧带

216. 穿刺最后穿过哪条韧带（ ）

A. 棘上韧带　　　　　　B. 棘间韧带　　　　　　C. 后纵韧带

D. 黄韧带　　　　　　　E. 前纵韧带

（217、218 题共用题干）

某 2 岁女孩，在她姐姐牵拉其右手后，患儿被牵拉至前臂旋前位，且不能恢复旋后位，肘部疼痛。

217. 试判断右侧哪个关节发生脱位（ ）

A. 肩关节　　　　　　　B. 肱尺关节　　　　　　C. 肱桡关节

D. 桡尺近侧关节　　　　E. 桡尺远侧关节

218. 该部位发生后脱位多见，下列与后脱位无关的是（ ）

A. 关节囊前、后松弛　　B. 小儿的冠突较小　　　C. 关节腔相对宽大

D. 脱位后肱骨内、外上髁与鹰嘴呈尖朝上的三角形

E. 尺侧副韧带对于防止后脱位有重要作用

（219～221 题共用题干）

某患者，男，18 岁，踢足球时不慎左膝关节受伤，经检查发现"抽屉试验"阳性。

219. 提示可能损伤了（ ）

A. 胫侧副韧带　　　　　B. 髌韧带　　　　　　　C. 半月板

D. 前、后交叉韧带　　　E. 腓侧副韧带

220. 向前方拉小腿，如出现胫骨前移比右侧大 5mm，提示可能损伤了（ ）

A. 胫侧副韧带　　　　　B. 髌韧带　　　　　　　C. 后交叉韧带

D. 前交叉韧带　　　　　E. 腓侧副韧带

221. 下列不属于保护膝关节的韧带是（ ）

A. 胫侧副韧带　　　　　B. 髌韧带　　　　　　　C. 髂股韧带

D. 前、后交叉韧带　　　E. 腓侧副韧带

（222～224 题共用题干）

患者，男，46 岁，搬重物时突感腰部剧痛，疼痛向左侧大腿和小腿放射，并有麻木及刺痛感。体格检查发现脊柱弯曲度变小，躯干歪向右侧，腰椎活动受到限制，右侧下肢上举时疼痛明显。临床诊断：第 5 腰椎间盘突出。

222. 椎间盘位于何处（ ）

A. 相邻椎体之间　　　　B. 相邻椎弓根之间　　　C. 相邻椎弓板之间

D. 相邻棘突之间　　　　E. 相邻横突之间

223. 椎间盘描述错误的是（　　）

A. 位于相邻椎体之间　　　　B. 由髓核和纤维环构成　　　　C. 中胸部最厚

D. 腰部最厚　　　　E. 髓核是富有弹性的胶状物

224. 该患者拟行椎间盘摘除术，麻醉时药物注入（　　）

A. 椎管内　　　　B. 小脑延髓池内　　　　C. 蛛网膜下隙内

D. 硬膜外隙内　　　　E. 终池内

（225、226 题共用题干）

一位 18 岁的女性患者，拟诊白血病，需进行骨髓穿刺来检查骨髓象。

225. 穿刺部位应选择（　　）

A. 髂骨　　　　B. 股骨　　　　C. 胸骨

D. 肋骨　　　　E. 椎骨

226. 穿刺抽取红骨髓，其原因是（　　）

A. 黄骨髓抽取较困难　　　　　　　　B. 红骨髓有造血功能

C. 红骨髓含有较多的脂肪细胞　　　　D. 红骨髓无造血功能

E. 成年人仅有红骨髓

（227、228 题共用题干）

骨骼肌的人体内分布极为广泛，每块肌都具有一定的形态、结构、位置和辅助装置。

227. 属于骨骼肌组成部分的是（　　）

A. 腱膜　　　　B. 浅筋膜　　　　C. 深筋膜

D. 滑膜囊　　　　E. 腱鞘

228. 多见于四肢，收缩时能产生大幅度运动的肌（　　）

A. 短肌　　　　B. 扁肌　　　　C. 长肌

D. 辐射状肌　　　　E. 轮匝肌

（229、230 题共用题干）

患者，男，22 岁，外伤后右侧颞下颌关节酸痛伴有弹响，咬合运动障碍，难以进食 3 天。体格检查示：右侧颞下颌关节处肿痛，张口时有弹响。X 线平片示：颞下颌关节间隙变宽。临床诊断：颞下颌关节紊乱综合征。

229. 构成颞下颌关节的骨（　　）

A. 下颌骨和颞骨　　　　B. 下颌骨和枕骨　　　　C. 下颌骨和颧骨

D. 下颌骨和上颌骨　　　　E. 下颌骨和蝶骨

230. 颞下颌关节囊的哪个部分较薄弱（　　）

A. 上部　　　　B. 下部　　　　C. 前部

D. 后部　　　　E. 后下部

（231～233 题共用题干）

一位 22 岁的女性患者，头部受伤 3 小时入院。查体时发现：患者对呼唤有睁眼反应，能躲避刺痛。但叙述问题错误，眼眶青紫，球结膜下瘀斑，鼻腔有血性脑脊液流出。诊断结果为颅前窝骨折。

231. 颅前窝骨折多发现于（　）

A. 筛骨筛板　　　　　　B. 额骨眶部　　　　　　C. 蝶骨小翼

D. 眶上裂　　　　　　　E. 鸡冠

232. 若颅前窝骨折伤及硬脑膜和蛛网膜，会形成脑脊液鼻漏，脑脊液进入鼻腔的部位（　）

A. 眶上裂　　　　　　　B. 盲孔　　　　　　　　C. 视神经管

D. 筛孔　　　　　　　　E. 破裂孔

233. 若同时出现颅中窝骨折，可能出现脑脊液耳漏。脑脊液进入鼓室的部位（　）

A. 棘孔　　　　　　　　B. 破裂孔　　　　　　　C. 圆孔

D. 内耳门　　　　　　　E. 鼓室盖

（234～236题共用题干）

一患者遭遇车祸，全身多处骨折。

234. 查体见患者臂不能外展，三角肌表面皮肤麻木，考虑是损伤了（　）

A. 桡神经　　　　　　　B. 尺神经　　　　　　　C. 腋神经

D. 正中神经　　　　　　E. 肌皮神经

235. 若出现臂部肿胀、疼痛，伴有腕下垂，可能伤及（　）

A. 桡神经沟　　　　　　B. 结节间沟　　　　　　C. 尺神经沟

D. 外科颈　　　　　　　E. 大结节

236. 若太阳穴部位有撞击痕迹，患者陷入昏迷，可能伤及（　）

A. 颧弓　　　　　　　　B. 翼点　　　　　　　　C. 颞窝

D. 顶骨　　　　　　　　E. 额骨

（237～240题共用题干）

男，19岁，足球运动员，在跑动中猛力用"外脚背"踢球，突感右膝关节剧痛，关节肿胀，不能伸直。检查发现：向前牵拉小腿时胫骨前一位（前抽屉试验阳性），关节呈半屈位，关节内侧肿胀，明显压痛。

237. 膝关节突然伸直时，关节最紧张的韧带（　）

A. 膝　　　　　　　　　B. 后交叉韧带　　　　　C. 腘斜韧带

D. 腓侧副韧带　　　　　E. 前交叉韧带

238. 膝关节突然伸直并伴大腿内旋是，对关节内什么结构挤压力最大（　）

A. 外侧半月板　　　　　B. 膝横韧带　　　　　　C. 内侧半月板

D. 翼状襞　　　　　　　E. 后交叉韧带

239. 患者右侧"前抽屉试验阳性"，表明什么结构已经断裂（　）

A. 后交叉韧带　　　　　B. 前交叉韧带　　　　　C. 膝横韧带

D. 腓侧副韧带　　　　　E. 腘斜韧带

240. 综合以上分析可以判断，该患者可能损伤的结构包括（　）

A. 前交叉韧带、内侧半月板、腓侧副韧带

B. 后交叉韧带、外侧半月板、腓侧副韧带

C. 前交叉韧带、外侧半月板、胫侧副韧带

D. 前交叉韧带、内侧半月板、胫侧副韧带

E. 后交叉韧带、内侧半月板、胫侧副韧带

(241～243 题共用题干)

患儿男性，8 岁；因发热、咳嗽并头痛、呕吐一天而急诊入院。患儿近日轻度发热、咳嗽并咽喉疼痛；一天前突然高热，伴剧烈头痛、呕吐，由家人急送医院。检查见患儿精神萎靡，昏睡状态，不断呕吐，呈喷射状；体温 39.5℃，皮肤可见点状出血点，颈部肌肉强直；白细胞计数为 $25 \times 10^9/L$，作腰椎穿刺进一步明确诊断。中性粒细胞为 85%。初步诊断为流行性脑脊髓膜炎。

241. 小儿腰椎穿刺应选择在什么部位（　）

A. 第七颈椎棘突下　　　　B. 第 3～4 胸椎间隙　　　　C. 第 4～5 腰椎间隙

D. 髂前上棘　　　　E. 胸骨

242. 选择此处穿刺的原因除哪项以外（　）

A. 此处蛛网膜下隙最宽，是终池的位置

B. 此处棘突间隙较大

C. 脊髓在此处已变为终丝，故无刺伤脊髓之虑

D. 新生儿的脊髓终止于第 3 腰椎水平

E. 此处穿刺无脑脊液

243. 两侧髂嵴最高点的连线通过（　）

A. 第 2 腰椎棘突　　　　B. 第 3 腰椎棘突　　　　C. 第 4 腰椎棘突

D. 第 5 腰椎棘突　　　　E. 第一对骶后孔

(244～247 题共用题干)

患者，男，46 岁，搬重物时突感腰部剧痛，疼痛向左侧大腿和小腿放射并有麻木及刺痛感。体格检查发现脊柱腰曲变小，躯干歪向右侧，腰椎活动受到限制，右侧下肢上举时疼痛明显。临床诊断：第 5 腰椎间盘突出。

244. 椎间盘位于何处（　）

A. 相邻两椎体之间　　　　B. 相邻两椎弓之间　　　　C. 相邻两椎弓根之间

D. 相邻两椎孔之间　　　　E. 相邻两椎间孔之间

245. 椎间盘由几部分组成（　）

A. 一个　　　　B. 两个　　　　C. 三个

D. 四个　　　　E. 五个

246. 椎间盘的毗邻结构是哪些（　）

A. 前纵韧带　　　　B. 棘上韧带　　　　C. 黄韧带

D. 棘间韧带　　　　E. 前纵韧带和后纵韧带

247. 哪部椎间盘容易发生椎间盘突出（　）

A. 颈椎间盘　　　　B. 胸椎间盘　　　　C. 腰椎间盘

D. 颈椎间盘和胸椎间盘　　　　E. 颈椎间盘和腰椎间盘

(248、249 题共用题干)

患儿，男，4 岁。3 天前玩耍时上肢被他人过度牵拉后，肘关节疼痛不止。不肯活动肘关节，不能屈肘取物，拒绝别人触碰。体格检查：患肘呈半屈位，前臂旋前，无外伤，皮下不充血，肿胀不明显，桡骨小头处有明显压痛，前臂旋后时疼痛加重，整个肘关节无明显畸形，身体其他部位无异常。肘关节 X 线摄片检查无阳性征。临床诊断：桡骨头半脱位。

248. 以下关于桡骨的说法错误的是（ ）

A. 桡骨在尺骨外侧　　　　　B. 桡骨上无鹰嘴　　　　　C. 桡骨头在桡骨上端

D. 桡切迹在桡骨下端　　　　E. 桡骨茎突在外侧

249. 肘关节桡骨小头脱位的解剖学基础是什么（ ）

A. 尺侧副韧带松弛　　　　　B. 桡侧副韧带松弛　　　　C. 桡骨环状韧带松弛

D. 前臂骨间膜松弛　　　　　E. 黄韧带松弛

(250、251 题共用题干)

肛门、会阴部手术时，患者取左侧卧位，弯腰低头曲背，两手抱膝。医生采用骶管麻醉技术，将麻醉药物注入骶管。

250. 骶管麻醉的体表标志（ ）

A. 骶岬　　　　　　　　　　B. 骶粗隆　　　　　　　　C. 骶角

D. 尾骨尖　　　　　　　　　E. 骶后孔

251. 麻醉药物经何处注入骶管（ ）

A. 骶粗隆　　　　　　　　　B. 骶管裂孔　　　　　　　C. 骶前孔

D. 骶后孔　　　　　　　　　E. 骶角

(252、253 题共用题干)

某 10 岁男孩，因溺水致呼吸心跳停止。急诊医生采用心肺复苏术。步骤为：患者仰卧，双掌叠压于胸骨体前面，向深面将胸骨压入 3~4cm 后立即放开，以 60~80 次/分速度如此反复按压。与此同时进行口对口人工呼吸。按压有效将表现为按下时股动脉可触知其搏动，临床诊断为：溺水。

252. 关于胸骨组成错误的说法是（ ）

A. 胸骨由胸骨柄、胸骨体和剑突三部分构成

B. 胸骨是一块扁骨

C. 胸骨角平对第二肋

D. 胸骨柄与锁骨以及第一对肋直接相连

E. 胸骨与 8 对肋骨直接相连

253. 心尖的位置（ ）

A. 在右侧第 4 肋间隙　　　　B. 在左侧第 4 肋间隙　　　C. 在右侧第 5 肋间隙

D. 在左侧第 5 肋间隙　　　　E. 在右侧第 6 肋间隙

(254、255 题共用题干)

某患儿，男，13 岁。因骑自行车摔倒致右上臂受伤而入院。体科检查：受伤部位肿胀，局部压痛明显，上肢活动受限，患儿不能伸腕、伸指及外展拇指，前臂不能旋后，呈垂腕畸

形。手背虎口处感觉障碍。X 线检查示：肱骨干见骨折线。

254. 肱骨中段走行的结构（ ）

A. 外科颈　　　　　　　　B. 肱骨滑车　　　　　　　C. 桡神经沟

D. 尺神经沟　　　　　　　E. 大转子

255. 桡神经损伤会出现的症状（ ）

A. 垂腕　　　　　　　　　B. 方形肩　　　　　　　　C. 猿手

D. 爪形手　　　　　　　　E. 打嗝

（256～258 题共用题干）

患者，男，14 岁。1 周前曾因鼻塞，流涕，畏寒，发热而就医，此期间服药时断时续，昨天开始头痛激烈，流出大量脓性鼻涕，有腥臭味。经检查，鼻腔黏膜肿胀、充血，可见脓性分泌物、用压舌板轻叩磨牙，有酸痛感，颊部有压痛。诊断：急性上颌窦炎。

256. 哪项不属于鼻旁窦（ ）

A. 额窦　　　　　　　　　B. 蝶窦　　　　　　　　　C. 筛窦

D. 上颌窦　　　　　　　　E. 下颌窦

257. 临床上多见（ ）炎

A. 额窦　　　　　　　　　B. 蝶窦　　　　　　　　　C. 筛窦

D. 上颌窦　　　　　　　　E. 下颌窦

258. 开口于上鼻道的是（ ）

A. 额窦　　　　　　　　　B. 蝶窦　　　　　　　　　C. 筛窦后群

D. 上颌窦　　　　　　　　E. 下颌窦

（259～261 题共用题干）

男性，21 岁，业余足球爱好者。主诉：5 年前踢足球时初次受伤，当时以左脚为立足脚，右脚从右往左半转身凌空抽射，不慎踢空，当时右脚小腿瞬间剧烈拉伸，右脚膝关节伴有较严重的扭曲，该关节立即疼痛异常。当时骨科医生诊断内侧半月板损伤，交叉韧带亦有所损伤，后慢慢恢复。今天打羽毛球再次受伤。当时，做一向右起跳的动作，落地的时候右膝猛烈受挫，关节部位有严重的扭曲感并剧烈疼痛，不能正常走路，前来就诊。检查所见：右膝明显肿胀，压痛，关节屈伸困难并疼痛，特别是下蹲时，右膝关节不能完全屈曲；活动时关节内有异响和异物感，自感有轻度的交锁。右下肢不能单独站立运动。前抽屉试验阳性，屈膝时内旋幅度较左膝明显增加。

259. 半月板的形态特点正确的是（ ）

A. 外缘薄，内缘厚　　　　　　　B. 外侧半月板呈 "C" 形

C. 内侧半月板与胫侧副韧带相连　　D. 半月板将股骨和胫骨的内、外侧髁完全分隔

E. 半月板由透明软骨构成

260. 膝关节的描述错误的是（ ）

A. 是人体最大最复杂的关节

B. 半屈膝状态下关节韧带松弛，允许少许旋转活动

C. 关节面由股骨髁、胫骨髁和髌骨构成

D. 髌韧带附着于胫骨粗隆

E. 内侧半月板的损伤概率低于外侧半月板

261. 与膝关节运动有重要关系的肌不包括（　）

A. 股四头肌 　　　　B. 股二头肌 　　　　C. 长收肌

D. 半膜肌 　　　　E. 半腱肌

（262、263 题共用题干）

患者，女，26 岁。妊娠 38 周，到某市医院产科就诊。检查发现骨产道（即真骨盆）狭窄，医生决定拟行剖宫术。

262. 参与骨盆构成的结构应除外（　）

A. 左、右髋骨 　　　　B. 骶髂关节 　　　　C. 骶骨和尾骨

D. 耻骨联合 　　　　E. 第 5 腰椎

263. 大、小骨盆的分界标志是（　）

A. 骶骨的岬 　　　　B. 弓状线 　　　　C. 耻骨梳

D. 界线 　　　　E. 耻骨联合上缘

（264、265 题共用题干）

某中年男性，自青少年时起就经常堵塞、流涕、不适等症状。在五官科检查时，医生考虑患者可能患鼻炎或鼻窦炎。

264. 患者中鼻道的内容物可能来自于（　）

A. 筛窦后群 　　　　B. 蝶窦 　　　　C. 上颌窦

D. 中鼻甲的炎性物质 　　　　E. 鼻泪管

265. 患者直立时最不容易引流的鼻窦是（　）

A. 额窦 　　　　B. 蝶窦 　　　　C. 上颌窦

D. 筛窦前群 　　　　E. 筛窦后群

（266～268 题共用题干）

患者，男，48 岁，患腹股沟疝，经治疗后痊愈。

266. 下列腹股沟管构成的壁中，哪项错误（　）

A. 前壁是腹外斜肌腱膜和腹内斜肌

B. 后壁是腹横筋膜和腹股沟镰

C. 上壁为腹内斜肌和腹横肌的弓状下缘

D. 下壁为腹股沟韧带

E. 以上均错

267. 腹股沟直疝是（　）

A. 腹腔内容物经腹股沟管深环进入腹股沟管，再经浅环突出

B. 腹腔内容物不经深环，而从腹股沟三角处膨出

C. 腹腔内容物经腹股沟管浅环进入腹股沟管，再经深环突出

D. 腹腔内容物经股管进入腹股沟三角处

E. 以上均错

268. 腹股沟斜疝是（ ）

A. 腹腔内容物经腹股沟管深环进入腹股沟管，再经浅环突出

B. 腹腔内容物经股管进入腹股沟三角处

C. 腹腔内容物经腹股沟管浅环进入腹股沟管，再经深环突出

D. 腹腔内容物不经腹股沟管深环，而从腹股沟三角膨出

E. 以上均错

B1 型题

（269～272 题共用备选答案）

A. 颈椎　　　　B. 腰椎　　　　C. 寰椎　　　　D. 胸椎　　　　E. 隆椎

269. 有肋凹的是（ ）

270. 横突有孔的是（ ）

271. 棘突斜向后下呈叠瓦状排列的是（ ）

272. 有枕骨相关节的是（ ）

（273～275 题共用备选答案）

A. 颈椎　　　　B. 胸椎　　　　C. 隆椎　　　　D. 腰椎　　　　E. 寰椎

273. 无椎体的是（ ）

274. 棘突末端分叉的是（ ）

275. 椎体横断面呈心形（ ）

（276～279 题共用备选答案）

A. 喙突　　　　B. 乳突　　　　C. 髁突　　　　D. 关节突　　　　E. 齿突

276. 参与构成颞下颌关节的结构是（ ）

277. 属于颞骨的结构是（ ）

278. 属于肩胛骨的结构是（ ）

279. 属于枢椎的结构是（ ）

（280～283 题共用备选答案）

A. 桡切迹　　B. 尺切迹　　　C. 颈静脉切迹　　D. 桡神经沟　　　E. 腓切迹

280. 桡骨有（ ）

281. 胸骨有（ ）

282. 胫骨有（ ）

283. 肱骨有（ ）

（284～287 题共用备选答案）

A. 肩胛骨　　　B. 肱骨　　　　C. 尺骨　　　　D. 胫骨　　　　E. 髋骨

284. 关节盂位于（ ）

285. 三角肌粗隆位于（ ）

286. 尺神经沟位于（ ）

287. 髁间隆起位于（ ）

（288～290 题共用备选答案）

A. 额骨　　　　B. 顶骨　　　　C. 颞骨　　　　D. 蝶骨　　　　E. 筛骨

288. 卵圆孔位于（　　）

289. 筛孔位于（　　）

290. 内耳门位于（　　）

（291～293 题共用备选答案）

A. 脑膜中动脉　B. 顶骨　　　　C. 颞骨　　　　D. 蝶骨内　　　E. 筛骨

291. 翼点的内侧面有（　　）

292. 垂体窝位于（　　）

293. 构成鼻中隔的是（　　）

（294～297 题共用备选答案）

A. 连结相邻 2 个椎体　　　　B. 连结相邻 2 椎弓板　　　　C. 位于椎体后面

D. 位于椎体前面　　　　　　E. 位于相邻棘突之间

294. 前纵韧带（　　）

295. 后纵韧带（　　）

296. 椎间盘（　　）

297. 黄韧带（　　）

（298～300 题共用备选答案）

A. 前交叉韧带　　　　　　　B. 股骨头韧带　　　　　　　C. 髌韧带

D. 骶结节韧带　　　　　　　E. 桡骨环状韧带

298. 属于膝关节囊内韧带的是（　　）

299. 属于肘关节的韧带的是（　　）

300. 属于髋关节韧带的是（　　）

（300～305 题共用备选答案）

A. 咬肌　　　　B. 颞肌　　　　C. 翼内肌　　　D. 翼外肌　　　E. 二腹肌

301. 下颌向上和前方运动的是（　　）

302. 上提下颌骨的是（　　）

303. 上提和后退下颌骨的是（　　）

304. 牵拉下颌骨向前下并作侧方运动的是（　　）

305. 下降下颌骨的是（　　）

（306～310 题共用备选答案）

A. 胸大肌　　　　B. 背阔肌　　　C. 冈上肌　　　D. 小圆肌　　　E. 三角肌

306. 外展并参与屈、伸肩关节的是（　　）

307. 主要内收和内旋肩关节的是（　　）

308. 外旋肩关节的是（　　）

309. 只能外展肩关节的是（　　）

310. 能旋内和后伸肩关节的是（　　）

（311～315 题共用备选答案）

A. 肱二头肌　　B. 肱三头肌　　C. 肱桡肌　　　D. 旋前圆肌　　E. 旋后肌

311. 伸肘关节和内收肩关节的是（　　）

312. 屈肘关节和前臂旋后的是（　　）

313. 仅使前臂旋后的是（　　）

314. 屈肘关节和前臂旋前的是（　　）

315. 屈肘关节的是（　　）

（316～320 题共用备选答案）

A. 指浅屈肌　　　　　　　B. 指伸肌　　　　　　　C. 尺侧腕屈肌

D. 桡侧腕长、短伸肌　　　E. 尺侧腕伸肌

316. 伸桡腕关节和伸第 2～5 指的是（　　）

317. 屈桡腕关节和内收桡腕关节的是（　　）

318. 伸和外展桡腕关节的是（　　）

319. 屈桡腕关节和屈第 2～5 指的是（　　）

320. 伸和内收桡腕关节的是（　　）

（321～324 题共用备选答案）

A. 拇收肌　　B. 拇短屈肌　　C. 蚓状肌　　D. 拇短展肌　　E. 小指伸肌

321. 屈第 2～5 掌指关节和伸第 2～5 手指间关节的是（　　）

322. 屈拇指近节指骨的是（　　）

323. 内收拇指的是（　　）

324. 伸小指的是（　　）

（325～329 题共用备选答案）

A. 缝匠肌　　B. 股四头肌　　C. 大收肌　　D. 阔筋膜张肌　　E. 臀大肌

325. 伸和旋外髋关节的是（　　）

326. 屈髋关节、膝关节并使膝关节旋内的是（　　）

327. 屈髋关节的是（　　）

328. 屈髋关节、伸膝关节的是（　　）

329. 内收髋关节的是（　　）

四、自测试题答案

1. A	2. A	3. C	4. C	5. C	6. D	7. E	8. E	9. E	10. B
11. D	12. C	13. B	14. B	15. B	16. D	17. D	18. C	19. B	20. A
21. C	22. B	23. B	24. E	25. D	26. D	27. B	28. E	29. C	30. D
31. E	32. C	33. E	34. B	35. A	36. C	37. A	38. B	39. D	40. D
41. E	42. D	43. C	44. D	45. B	46. D	47. C	48. C	49. D	50. B
51. D	52. C	53. E	54. D	55. C	56. D	57. C	58. C	59. E	60. E

61. C   62. D   63. E   64. B   65. B   66. D   67. D   68. A   69. A   70. C
71. C   72. D   73. C   74. C   75. C   76. D   77. B   78. E   79. C   80. A
81. C   82. C   83. B   84. E   85. B   86. D   87. D   88. A   89. C   90. E
91. C   92. E   93. B   94. A   95. C   96. B   97. B   98. E   99. E   100. E
101. B   102. B   103. C   104. A   105. E   106. D   107. A   108. D   109. A   110. C
111. B   112. A   113. C   114. D   115. E   116. D   117. A   118. E   119. A   120. D
121. C   122. D   123. E   124. D   125. D   126. B   127. D   128. B   129. E   130. D
131. D   132. B   133. A   134. D   135. B   136. B   137. D   138. C   139. C   140. D
141. A   142. C   143. E   144. A   145. B   146. C   147. D   148. C   149. B   150. C
151. E   152. E   153. D   154. D   155. D   156. D   157. C   158. E   159. B   160. D
161. A   162. B   163. E   164. B   165. C   166. B   167. E   168. E   169. D   170. E
171. B   172. D   173. C   174. B   175. D   176. B   177. D   178. A   179. A   180. E
181. D   182. E   183. E   184. A   185. B   186. D   187. A   188. E   189. A   190. A
191. E   192. C   193. B   194. C   195. B   196. C   197. D   198. D   199. A   200. D
201. B   202. A   203. E   204. C   205. A   206. E   207. A   208. D   209. C   210. E
211. E   212. B   213. C   214. A   215. A   216. D   217. D   218. E   219. D   220. D
221. C   222. A   223. C   224. C   225. A   226. B   227. A   228. C   229. A   230. C
231. A   232. D   233. E   234. C   235. A   236. B   237. E   238. C   239. B   240. D
241. C   242. E   243. C   244. A   245. B   246. E   247. C   248. D   249. C   250. C
251. B   252. E   253. D   254. C   255. A   256. E   257. D   258. C   259. C   260. E
261. C   262. E   263. D   264. C   265. C   266. E   267. B   268. A   269. D   270. A
271. D   272. C   273. C   274. A   275. D   276. C   277. B   278. A   279. E   280. B
281. C   282. E   283. D   284. A   285. B   286. B   287. D   288. D   289. E   290. C
291. A   292. D   293. E   294. D   295. C   296. A   297. B   298. A   299. E   300. B
301. C   302. A   303. B   304. D   305. E   306. E   307. A   308. D   309. C   310. B
311. B   312. A   313. E   314. D   315. C   316. B   317. C   318. D   319. A   320. E
321. C   322. B   323. A   324. E   325. E   326. A   327. D   328. B   329. C

第七章　消化系统

一、学习目标

（一）掌握

胸部标志线和腹部分区。消化系统的组成和功能。

咽峡的构成；牙的种类和排列；舌的黏膜特征；颏舌肌的起止和作用。咽的位置、分部以及各部的形态结构和交通；咽淋巴环的构成。食管三个狭窄部的位置及其临床意义。胃的形态和位置。小肠的分部和十二指肠的位置、分部及形态特征。大肠的分部及形态特征；盲肠和阑尾的位置和阑尾根部的体表投影；肛管的位置和形态构造。

大唾液腺的位置及腺管开口部位。肝的形态、肝门的位置、肝蒂的构成级各结构之间的位置关系；肝外胆道的组成；胆囊的位置、形态分部；胆囊底的体表投影；胆囊三角的构成及内容。

腹膜的概念和分部；腹膜腔的位置和特点；腹膜与所覆被脏器的关系；大、小网膜的位置和构成特点；网膜囊的位置和网膜孔的构成；直肠子宫陷凹的位置及毗邻。

（二）熟悉

内脏的定义和特点，内脏器官的一般形态。

牙的形态和结构，牙组织和牙周组织的组成；舌的形态。腭扁桃体的位置和功能。空、回肠的位置。结肠的分部及各部的位置；直肠的位置、形态和构造。

肝的位置、毗邻，上、下界的体表投影；输胆管道的组成，胆汁的产生部位及排出途径；胰的位置、形态分部。

胆总管、肝固有动脉和肝门静脉在肝十二指肠韧带内的位置关系；小肠系膜、肠系膜根、阑尾系膜、横结肠系膜及乙状结肠系膜的位置及形态；肝的韧带及胃的韧带的位置及构成；网膜囊各壁的构成；直肠膀胱陷凹的位置。

（三）了解

口腔的分部及境界，唇和腭的形态；舌肌的一般配布和功能。食管的位置和分部。空、回肠形态结果特征；Meckel 憩室的位置。阑尾的常见位置及其临床意义。

肝的分叶及分段。

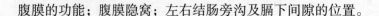

腹膜的功能；腹膜隐窝；左右结肠旁沟及膈下间隙的位置。

二、学习要点

（一）内脏的一般结构与胸腹标志线

1. 内脏的一般结构

中空性器官：呈管状或囊状，管壁由数层组织构成，如消化道、呼吸道、泌尿管道和生殖道。

实质性器官：无特定空腔，如肺、肾、肝及生殖腺等。

2. 胸部的标志线

（1）前正中线：沿身体前面正中所做的垂直线。

（2）胸骨线：沿胸骨最宽处的外侧缘所做的垂直线。

（3）锁骨中线：沿锁骨中点所做的垂直线。

（4）胸骨旁线：在胸骨线与锁骨中线之间连线的中点所做的垂直线。

（5）腋前线：沿腋前襞向下所做的垂直线。

（6）腋后线：沿腋后襞向下所做的垂直线。

（7）腋中线：在腋前线与腋后线之间连线的中点所做的垂直线。

（8）肩胛线：通过肩胛下角的垂直线。

（9）后正中线：沿身体后面正中（各椎骨棘突）所做的垂直线。

3. 腹部的标志线和分区

（1）四分法：临床上可通过脐做水平线与垂直线，将腹部分为左、右上腹和左、右下腹4个区。

（2）九分法：经两侧肋弓最低点所做的肋下平面和通过两侧髂结节所做的结节间平面将腹部分为3部分，再经两侧腹股沟韧带中点作两个矢状面将腹部分为9个区域。

部位	右区	中区	左区
腹上部	右季肋区	腹上区	左季肋区
腹中部	右腹外侧（腰）区	脐区	左腹外侧（腰）区
腹下部	右腹股沟（髂）区	腹下（耻）	左腹股沟（髂）区

（二）消化系统的组成

消化系统由消化管和消化腺组成。

消化腺分大消化腺和小消化腺。大消化腺包括唾液腺（腮腺、下颌下腺、舌下腺）、肝和胰。小消化腺位于消化管壁内的腺体。

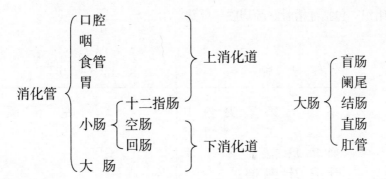

（三）消化管

1. 口腔

（1）口腔境界和分部

1）境界

①前壁：为上、下唇，借口裂通外界。

②后界：经咽峡与咽相通。

③上壁：为腭。

④下壁：为口腔底。

⑤侧壁：为颊。

2）分部

以上、下牙弓和牙龈为界，分为口腔前庭和固有口腔。

（2）腭

腭构成口腔的顶，分隔鼻腔和口腔。

1）腭的分部

①硬腭：位于腭的前2/3，由上颌骨腭突、腭骨水平板及表面覆盖黏膜构成。

②软腭：位于腭的后1/3，由肌肉和黏膜构成。

2）软腭有关的结构：腭帆、腭垂、腭舌弓、腭咽弓。

3）咽峡：由腭垂、腭帆游离缘、两侧的腭舌弓及舌根共同围成，是口腔和咽的分界，也是口腔和咽之间的狭部。

（3）牙

乳牙共20个，恒牙全部出齐共32个。

1）牙的外形：分为牙冠、牙根、牙颈。

2）牙的分类

①乳牙：分乳中切牙、乳侧切牙、乳尖牙、乳磨牙。

②恒牙：分切牙（牙冠扁平，一个牙根），尖牙（牙冠呈锥形，一个牙根），前磨牙（牙冠呈圆形，一般一个牙根），磨牙（牙冠最大呈方形，上颌磨牙3个牙根，下颌磨牙两个牙根）。

3）牙组织：包括牙质、釉质、牙骨质、牙髓。

4）牙周组织：包括牙槽骨、牙周膜、牙龈。

5）牙式：

恒牙：

右　上　颌	1 2 3 4 5 6 7 8
第 第 第 第 第 尖 侧 中	左　下　颌
三 二 一 二 一 　 切 切	
磨 磨 磨 前 前 牙 牙 牙	
牙 牙 牙 磨 磨	
牙 牙	

乳牙：

Ⅴ Ⅳ Ⅲ Ⅱ Ⅰ	左　上　颌
右　下　颌	乳 乳 乳 第 第
	中 侧 尖 一 二
	切 切 牙 乳 乳
	牙 牙 　 磨 磨
	牙 牙

6）临床牙式记举例：

$\dfrac{5}{}$ 右上颌第二前磨牙； $6\vert$ 左下颌第一磨牙； $\vert$Ⅲ 左上颌乳尖牙；Ⅳ$\vert$ 右下颌第一乳磨牙

（4）舌

舌的功能：感受味觉、协助咀嚼、搅拌食物、辅助发音。

1）舌的形态

舌尖：舌的前端。

舌体：占舌前 2/3，在舌背以界沟与舌根为界。

舌根：占舌后 1/3。

2）舌黏膜

①上面（舌背）

丝状乳头：呈白色丝状，司一般感觉。

菌状乳头：呈红色圆形，司味觉。

叶状乳头：在舌侧缘后部，呈叶状，司味觉。

轮廓乳头：在界沟前，7～11 个，司味觉。

舌扁桃体：在舌根背面的小结节，由淋巴组织组成。

②下面（舌底）

舌系带：在舌底正中线上的黏膜皱襞。

舌下阜：舌系带根部两侧小圆形隆起，是下颌下腺和舌下腺大管的开口。

舌下襞：舌下阜后外侧黏膜皱襞，深面有舌下腺及舌下腺小管开口此处。

3）舌肌

舌肌为横纹肌，分舌内肌和舌外肌。舌固有肌可使舌缩短、变窄或变薄。舌外肌有四对，以颏舌肌在临床上为重要，该肌起于颏棘，肌纤维呈扇形向后上方分散，止于舌中线两侧。两侧颏舌肌同时收缩时，拉舌向前下方，即伸舌。一侧收缩时，使舌伸向对侧。

2. 咽

漏斗形的肌性管道，位于第 1~6 颈椎前方，上方起于颅底，下方在第六颈椎下缘与食管相接，后壁与侧壁完整，前方分别与鼻腔、口腔和喉腔相通，故分三部：鼻咽、口咽和喉咽。

（1）鼻咽

1）位置：是咽腔的上部，上界为颅底，下界为软腭后缘与口咽分界。

2）主要结构：咽扁桃体；咽鼓管咽口（在侧壁，距下鼻甲后 1cm 处，向外通中耳鼓室）；咽鼓管圆枕；咽鼓管扁桃体；咽隐窝（是鼻咽癌的好发部位）。

（2）口咽

1）位置：是咽腔的中部，上界为软腭后缘，下界为会厌上缘。

2）主要结构：舌会厌正中襞；舌会厌谷；腭扁桃体。

3）咽淋巴环：由腭扁桃、舌扁桃体、咽扁桃体、咽鼓管扁桃体共同围成，有防御机能。

（3）喉咽

主要结构：梨状隐窝，是异物常嵌顿停留的部位。

（4）咽肌

咽缩肌：有咽上、中、下缩肌三块，呈叠互状排列。

咽提肌：包括茎突咽肌、咽鼓管咽肌及腭咽肌。

3. 食管

食管全长约 25cm，为肌性管道，上端在第 6 颈椎下缘或环状软骨下缘高度起于咽，下端在第 11 胸椎左侧续于胃的贲门。

（1）食管的分部

分为颈部、胸部、腹部。

（2）食管的狭窄部

食管的狭窄部为食管异物滞留和食管癌好发部位。

1）第一个狭窄部：位于食管与咽交接处，距中切牙 15cm。

2）第二个狭窄部：位于食管与左支气管交叉处，距中切牙 25cm。

3）第三个狭窄部：为膈食管裂孔处，距中切牙 40cm。

4. 胃

胃是消化管最膨大的部分，上起食管，下续十二指肠。

（1）胃的形态

1）两口：入口称贲门，接食管；出口称幽门，下续十二指肠。

2）两缘：右上缘称胃小弯，凹向上，最低点有一切迹，称角切迹；左下缘称胃大弯。

3）两壁：前壁和后壁。

（2）分部

1）贲门部：位于贲门周围的部分。

2）胃底：指贲门切迹以上的部分，亦称胃穹窿。

3）胃体：位于胃底与幽门部之间的部分。

4）幽门部：为角切迹与幽门之间的部分。左侧管腔扩大，称幽门窦；右侧管腔狭窄，称幽门管。

（3）胃的位置和毗邻

胃中等充盈时，大部分位于左季肋区，小部分位于腹上区。贲门和幽门位置较固定，贲门位于第11胸椎左侧，幽门位于第1腰椎右侧。前壁右侧邻肝左叶，左侧邻膈和左肋弓，在剑突下贴腹前壁。后壁邻左肾、左肾上腺、胰、脾和横结肠等。胃底与膈和脾相邻。

（4）胃壁的结构

由内向外分4层：黏膜层、黏膜下层、肌层、浆膜层。

5. 小肠

小肠上起幽门，下续盲肠和结肠，全长5～7cm，分十二指肠、空肠和回肠三部。

（1）十二指肠

十二指肠紧贴腹后壁，是小肠中长度最短，管腔最大的一段呈"C"字形包绕胰头，长约25cm，分为上部、降部、水平部和升部四部分。

1）上部

长约5cm，起自幽门，向右后方至胆囊颈后下方转折向下移行为降部。转折处称十二指肠上曲。上部近幽门处的一段肠管，壁薄内面光滑，环状襞少，称十二指肠球。

2）降部

长7～8cm，在右肾内侧下降至第3腰椎水平，转折向左续水平部，转折处称十二指肠下曲。降部左侧贴胰头，其后内侧壁上有十二指肠纵襞。纵襞下方有十二指肠大乳头，是胆总管和胰管的共同开口，距中切牙约75cm。大乳头稍上方，可见十二指肠小乳头，是副胰管的开口。

3）水平部

长约10cm，自右向左横过第三腰椎，至左侧续于升部。肠系膜上动、静脉贴前面下行。

4）升部

长2～3cm，自第3腰椎左侧上升至第2腰椎左侧，急转向前下方，形成十二指肠空肠曲，移行为空肠。十二指肠空肠曲由十二指肠悬肌连于膈右脚，此肌是手术时确定空肠起点的标志。

（2）空肠和回肠

空肠和回肠由肠系膜连于腹后壁，又称系膜小肠，其波动度较大。其区别如表7-1。

表 7-1 空肠与回肠的区别

	空肠	回肠
位置	位于左上腹部	位于右下腹部
长度	占全长的 2/5	占全长的 3/5
管腔	较粗	较细
管壁	较厚	较薄
颜色	较红	较淡
环状襞	明显	不明显
淋巴滤泡	孤立淋巴滤泡	集合淋巴滤泡、孤立淋巴滤泡
血管弓	少，1~2 级弓	多，3~4 级弓
直血管	较长	较短

Meckel 憩室：距回肠末端 30~100cm 范围的肠壁上，为 2~5cm 长的突起，是胚胎时卵黄蒂末端消失形成。出现率为 2%。

6. 大肠

大肠分盲肠阑尾、结肠、直肠和肛管。结肠又分为升结肠、横结肠、降结肠和乙状结肠四部分。

盲肠和结肠的结构特征：结肠袋、结肠带、肠脂垂。

（1）盲肠

1）位置

位于右髂窝内，长 6~8cm，与回肠、结肠、阑尾连接。回肠末端开口于盲肠称回盲口。

2）回盲瓣

在回盲口上、下方有两个半月形的瓣，称回盲瓣，是回肠突入盲肠形成，可阻止小肠内容物过快地流入大肠，还可防止盲肠内容物逆流到回肠。

（2）阑尾

1）位置

位于右髂窝内，长 6~8cm，有回肠前位、回肠后位和盲肠后位、盲肠下位等位置。三条结肠带汇集在阑尾根部，是手术中寻找阑尾的方法。

2）阑尾根部体表投影：

脐与右髂前上棘连线的中、外 1/3 交点（McBurney 点）处或左、右髂前上棘连线的右、中 1/3 交点（Lanz 点）处。

（3）结肠

起于盲肠、续于直肠，围绕空肠和回肠，呈"M"形排列。

1）升结肠：在右髂窝起于盲肠，上升至结肠右曲（肝曲）。

2）横结肠：从结肠右曲向左至结肠左曲（脾曲），有系膜连于腹后壁。

3）降结肠：自结肠左曲下降至左髂嵴平面续于乙状结肠。

4）乙状结肠：从左髂嵴水平转入盆腔内，至第3骶椎平面续于直肠。

（4）直肠

1）位置

位于盆腔后部，从第3骶椎平面下降至盆膈，长约10~14cm。

2）结构特征

矢状面上两个弯曲：骶曲和会阴曲。骶曲凸向后，会阴曲凸向前。

一个膨大：位于直肠下部，称直肠壶腹。

3）三条横襞：上、下两条位于直肠左壁；中间一条大而明显，位置恒定，位于直肠右壁，距肛门7cm。

（5）肛管

1）境界

上界为盆膈平面，下界止于肛门，长约4cm，平时处于收缩状态。

2）主要结构

①肛柱：肛管内面的纵行黏膜皱襞，有6~10条。

②肛瓣：肛柱下端之间的半月形黏膜皱襞。

③齿状线：肛柱下端与肛瓣基部连成锯齿状环行线，环绕肛管内面。

④肛窦：肛瓣和肛柱下端共同围成的小隐窝。

⑤白线：在肛门上方1~1.5cm处，在活体皮肤上可见有浅蓝色的环形线，相当于肛门内、外括约肌之间。

⑥肛门：肛管下口，为前、后纵行的裂孔，前后径2~3cm。

⑦肛门内括约肌：为平滑肌，是肠襞环行肌增厚形成。

⑧肛门外括约肌：属横纹肌，围绕肛门内括约肌外面

⑨肛门直肠环：肛门内括约肌、肠壁的纵行肌、肛门外括约肌的浅部、深部以及肛提肌的耻骨直肠肌等共同围绕肛管，形成强大的肌环，称肛门直肠环，对肛管起括约作用。

（四）消化腺

1. 唾液腺

大唾液腺有三对，包括腮腺、下颌下腺和舌下腺。

（1）腮腺

1）形态：不规则三角形，分浅、深两部。

2）位置：耳郭前下方，咬肌后缘，下颌后窝内。

3）导管：从腮腺前部发出，在颧弓下一横指处，横过咬肌表面，穿颊肌开口于上颌第二磨牙相对的颊黏膜，开口处称腮腺管乳头。

（2）下颌下腺

1）形态：呈卵圆形。

2）位置：在下颌骨下缘与二腹肌围成的下颌下三角内。

3）导管：自腺体内侧面发出，经口腔底黏膜深面前行，开口于舌下阜。

（3）舌下腺

1）位置：在舌下襞深面。

2）导管：大管与下颌下腺管共同开口于舌下阜，小管约10条，开口于舌下襞。

2. 肝

（1）肝的形态

肝在活体呈红褐色，质软而脆，呈不规则的楔形。

1）两面

①上面（膈面）：被镰状韧带分为左、右两叶，后部无腹膜覆盖部分称"裸区"。

②下面（脏面）：被"H"形沟分为4叶：左叶、右叶、方叶、尾状叶。

横沟：称肝门，有肝固有动脉左、右支，肝门静脉左、右支，肝左、右管，神经和淋巴管等出入。出入肝门的结构称肝蒂。肝蒂内结构排列顺序是：肝左、右管在前，肝固有动脉左、右支居中，肝门静脉左、右支居后。

左纵沟：前方容纳肝圆韧带，后方容纳静脉韧带。

右纵沟：前方是胆囊窝，容纳胆囊；后方是腔静脉窝，容纳下腔静脉。

2）两缘

前缘和后缘（有些分前、后、左、右四缘）。缘是肝膈面和脏面之间的分界线，后方和右侧圆钝，前方和左侧锐利。前方有胆囊切迹和肝圆韧带切迹。

（2）肝的位置

肝大部分位于右季肋区和腹上区，小部分位于左季肋区。肝上界与膈穹窿一致，在锁骨中线右侧平第5肋，左侧平第5肋间隙，在前正中线位于胸骨体与剑突结合处。肝下界成人与肋弓一致，在剑突下约3cm，幼儿可低于肋弓，但不超出2cm，7岁以后与成人相等。

（3）肝的分段

肝按Glisson系统（肝门静脉、肝动脉和肝管）分为左右两半肝、五叶、六段。

（4）肝外胆道

1）胆囊

①位置：位于肝右叶下面胆囊窝内。

②形态分部

胆囊底：投影部位在右腹直肌外缘与右肋弓交点处。

胆囊体

胆囊颈：内面黏膜形成螺旋状的皱襞，称螺旋襞。

2）输胆管道

包括：肝左、右管，肝总管、胆囊管、胆总管。

胆囊三角：胆囊管、肝总管和肝脏面围成的三角形区域称胆囊三角，是胆囊手术中寻找胆囊动脉的标志。

3）胆汁和胰液的排泄途径

肝胰壶腹：胆总管斜穿十二指肠降部后内侧壁中，与胰管汇合，形成略膨大的肝胰壶腹，开口于十二指肠大乳头。在肝胰壶腹周围有肝胰壶腹括约肌包绕。

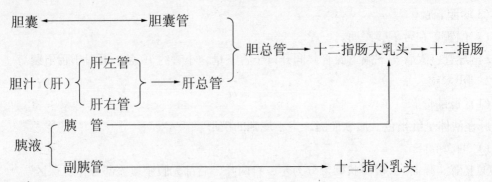

3. 胰

（1）位置

胰，全长 14～20cm，呈狭长的三棱形，横卧于腹后壁，约平第 1～2 腰椎体前方。

（2）分部

1）胰头：上、下及右侧被十二指肠包绕，其下份向左后方突起，钩突。

2）胰体：横过第 1 腰椎之前。胰体与胰头之间狭窄部分称胰颈。

3）胰尾：较细，达脾门。

（3）排泄管（导管）

胰由内分泌部与外分泌部构成，构成上以外分泌部为主。外分泌部导管称胰管。胰管：位于胰实质内，贯穿胰全长，在十二指肠降部壁内与胆总管汇合成肝胰壶腹，开口于十二指肠大乳头。副胰管：位于胰管上方，开口于十二指肠小乳头。

（五）腹膜

腹膜为全身面积最大、配布最复杂的浆膜，由间皮及少量结缔组织构成，薄而光滑，呈半透明状。衬于腹、盆腔壁内面的腹膜称为壁腹膜或腹膜壁层；覆盖于腹、盆脏器表面的部分称为脏腹膜或腹膜脏层。脏腹膜与壁腹膜互相延续、移行，共同围成不规则的潜在性腔隙，称腹膜腔。男性腹膜腔为一封闭的腔隙；女性腹膜腔则借输卵管腹腔口经输卵管、子宫、阴道与外界相通。

1. 腹膜与脏器的关系

（1）腹膜内位器官

腹膜内位器官是指脏器各面均被腹膜所覆盖的器官，如胃、十二指肠上部、空肠、回肠、盲肠、阑尾、横结肠、乙状结肠、脾、卵巢、输卵管等。

（2）腹膜间位器官

腹膜间位器官是指脏器大部分被腹膜覆盖，仅有少部分未被腹膜覆盖的器官，如肝、胆囊、升结肠、降结肠、直肠上段、子宫、膀胱等。

（3）腹膜外位器官

腹膜外位器官是指脏器仅一面被腹膜覆盖，其余面均不覆盖腹膜的器官，如肾、肾上腺、输尿管、胰、十二指肠降部和下部、直肠中下部等。

2. 腹膜形成的网膜、系膜和韧带

（1）网膜

由双层腹膜构成，薄而透明，两层腹膜间夹有血管、神经、淋巴管及结缔组织等。

1）小网膜

小网膜是自肝门向下移行至胃小弯和十二指肠上部的双层腹膜结构，形成肝胃韧带和肝十二指肠韧带，其中肝十二指肠韧带内走行着出入肝的重要管道，即右前方的胆总管、左前方的肝固有动脉和两者后方的门静脉。小网膜游离缘后方为网膜孔，通过网膜孔可进入胃后方的网膜囊。

2）大网膜

大网膜是连于胃大弯和横结肠之间的双层腹膜结构。形似围裙覆盖、于空、回肠和横结肠前方。胃结肠韧带是其中一部分。有"腹腔卫士"之称。大网膜的血管常用作心脏冠状动脉搭桥术中的供体血管。

3）网膜囊

网膜囊是位于小网膜和胃后方的扁窄间隙，又称小腹膜腔。网膜囊上壁为肝尾叶及膈下方的腹膜。前壁由上向下依次为小网膜、胃后壁腹膜和大网膜前叶。下壁为大网膜的前、后叶返折部。后壁由下向上依次为大网膜后叶、横结肠及其系膜以及覆盖胰、左肾、左肾上腺等处的腹膜。左侧壁为脾、胃脾韧带和脾肾韧带。网膜囊右侧借网膜孔与腹膜腔其余部分相通，网膜孔上界为肝尾叶，下界为十二指肠上部，前界为肝十二指肠韧带，后界为腹膜覆盖的下腔静脉。

（2）系膜

由于壁、脏腹膜相互延续移行，形成了将器官系连固定于盆、腹壁的双层腹膜结构称为系膜，主要的系膜有肠系膜、阑尾系膜横街肠系膜和乙状结肠系膜等。

（3）韧带

1）肝的韧带：包括肝胃韧带、肝十二指肠韧、带镰状韧带、冠状韧带。

2）脾的韧带：包括胃脾韧带、脾肾韧带、膈脾韧带。

3）胃的韧带：包括肝胃韧带、胃脾韧带、胃结肠韧带和胃膈韧带等。

3. 腹膜皱襞、隐窝和陷凹

（1）腹后壁的皱襞和隐窝

包括十二指肠上隐窝、十二指肠上襞、乙状结肠间隐窝、肝肾隐窝（位于肝右叶下方与右肾之间，仰卧时为腹膜腔最低处，是液体易于积聚的部位）。

（2）腹前壁的皱襞和隐窝

包括脐正中襞、脐内侧襞一对、脐外侧襞一对、膀胱上窝、腹股沟内侧窝和腹股沟外侧窝。

（3）腹膜陷凹

①男性在膀胱与直肠之间有直肠膀胱陷凹，凹底距肛门约7.5cm。

②女性在膀胱与子宫之间有膀胱子宫陷凹；直肠与子宫之间为直肠子宫陷凹，也称Douglas腔，较深，与阴道后穹间仅隔以薄的阴道壁，凹底距肛门约3.5cm。

③站立或半卧位时，男性直肠膀胱陷凹和女性直肠子宫陷凹是腹膜腔最低部位，故积液多存在与此凹陷。

三、自测试题

（一）总论习题

A1 型题

1. 下列不属于实质性器官的是（　　）

A. 肾　　　　　　　　　　B. 胃　　　　　　　　　　C. 肺

D. 卵巢　　　　　　　　　E. 睾丸

2. 属于中空性的器官是（　　）

A. 肝　　　　　　　　　　B. 脾　　　　　　　　　　C. 肾

D. 胃　　　　　　　　　　E. 胰

3. 关于内脏的描述，正确的是（　　）

A. 包括消化、呼吸和泌尿 3 个系统

B. 全部位于胸、腹腔内

C. 借孔、道直接或间接与外界相通

D. 心是内脏器官

E. 脾也是内脏器官

4. 有"门"的器官是（　　）

A. 横结肠　　　　　　　　B. 肾　　　　　　　　　　C. 输卵管

D. 气管　　　　　　　　　E. 胃

5. 属实质性器官的是（　　）

A. 肝、胰　　　　　　　　B. 主支气管、肺　　　　　C. 肾、输尿管

D. 前列腺、输精管　　　　E. 卵巢、子宫

6. 胸骨旁线（　　）

A. 在胸骨旁线与锁骨中线连线的中点所做的垂直线

B. 沿胸骨外侧缘所做的垂直线

C. 沿胸骨正中线所做的垂直线

D. 沿锁骨中线与前正中线连线的中点所做的垂直线

E. 以上均不正确

（二）消化管习题

A1 型题

1. 上消化道是指（　）

A. 从口腔到食管　　　　　B. 从口腔到胃　　　　　C. 从口腔到十二指肠

D. 从口腔到空肠　　　　　E. 从口腔到盲肠

2. 属于上消化道的器官是（　）

A. 十二指肠　　　　　　　B. 空肠　　　　　　　　C. 回肠

D. 结肠　　　　　　　　　E. 盲肠

3. 左腮腺导管开口于哪个牙所对应的颊黏膜处（　）

A. 左上颌中切牙　　　　　B. 左上颌第二磨牙　　　C. 左上颌第一前磨牙

D. 左上颌侧切牙　　　　　E. 左下颌第二磨牙

4. 咽峡的构成（　）

A. 腭垂、两侧腭咽弓和舌根

B. 腭帆后缘、两侧腭咽弓和舌根

C. 软腭、两侧腭舌弓和舌根

D. 腭垂、腭帆后缘、两侧腭舌弓、腭咽弓和舌根

E. 以上均不正确

5. 关于腭的叙述，错误的是（　）

A. 腭是固有口腔的顶　　　　　　　　　　B. 软腭称为腭帆

C. 腭垂是腭帆后缘中部向下的突起　　　　D. 腭舌弓延至舌根

E. 腭咽弓延至咽侧壁

6. 腭扁桃体的位置在（　）

A. 软腭后缘　　　　　　　B. 腭咽弓后方　　　　　C. 腭舌弓前方

D. 腭咽弓和腭舌弓之间　　E. 舌下面

7. 关于牙的说法正确的是（　）

A. 可分牙冠和牙根两部　　B. 牙腔内有牙髓　　　　C. 牙完全由牙本质构成

D. 乳牙和恒牙均有前磨牙　E. 牙冠和牙根的表面均覆有釉质

8. 关于舌的说法正确的是（　）

A. 为肌性器官，表面被覆黏膜

B. 界沟之后为舌根，占舌的后 1/3

C. 舌扁桃体位于舌根部的黏膜内

D. 丝状乳头不含味蕾

E. 以上全对

9. 关于舌正确的说法是（　）

A. 是肌性器官，有平滑肌构成

B. 构成口腔的底

C. 是重要的语言器官

D. 分为舌体、舌根和舌尖三部分

E. 界沟为舌与咽的分界

10. 使舌尖伸出口腔之外的肌是（   ）

A. 腭舌肌   B. 舌纵肌   C. 舌骨舌肌

D. 颏舌肌   E. 茎突舌骨肌

11. 牙根与牙槽骨之间的致密结缔组织是（   ）

A. 牙颈   B. 釉质   C. 牙周膜

D. 黏合质   E. 牙髓

12. ⌞6 是（   ）

A. 左上颌第 1 乳磨牙   B. 左上颌第 2 前磨牙   C. 左上颌第 1 恒磨牙

D. 右上颌第 1 恒磨牙   E. 右上颌第 2 恒磨牙

13. "⟙7" 表示（   ）

A. 左下颌第 2 磨牙   B. 左下颌第 2 乳磨牙   C. 右上颌第 2 磨牙

D. 右下颌第 2 前磨牙   E. 右上颌第 2 前磨牙

14. 牙周组织包括（   ）

A. 釉质   B. 牙髓   C. 牙龈

D. 牙腔   E. 牙骨质

15. 下列何结构位于口咽部（   ）

A. 咽鼓管圆枕   B. 咽扁桃体   C. 咽隐窝

D. 腭扁桃体   E. 梨状隐窝

16. 不参与构成咽淋巴环的结构是（   ）

A. 舌扁桃体   B. 咽扁桃体   C. 腭扁桃体

D. 咽鼓管扁桃体   E. 扁桃体窝

17. 咽炎可通过何结构诱发中耳炎（   ）

A. 咽鼓管圆枕   B. 咽鼓管扁桃体   C. 咽鼓管

D. 咽隐窝   E. 梨状隐窝

18. 对咽的叙述，正确的是（   ）

A. 上借咽峡通鼻腔   B. 下平第 6 颈椎上缘移行为食管

C. 只分口咽、喉咽两部   D. 是一前后略扁的漏斗形肌性管道

E. 位于颈椎及上段胸椎前方

19. 对咽的描述，下列错误的是（   ）

A. 后方有颈椎   B. 上端达颅底   C. 下端续食管

D. 经喉口通喉腔   E. 前方有气管

20. 梨状隐窝位于（   ）

A. 鼻咽部   B. 口咽部   C. 喉咽部

D. 喉腔　　　　　　　　　　E. 两腭舌弓之间

21. 鼻咽癌的好发部位是（　　）

A. 咽鼓管咽口　　　　　B. 咽鼓管圆枕　　　　　C. 梨状隐窝

D. 咽隐窝　　　　　　　E. 会厌谷

22. 食物容易滞留的部位是（　　）

A. 咽后壁　　　　　　　B. 软腭黏膜的深部　　　C. 梨状隐窝

D. 腭扁桃体窝内　　　　E. 咽隐窝

23. 食管的第三个狭窄约平（　　）

A. 第 8 胸椎　　　　　　B. 第 9 胸椎　　　　　　C. 第 10 胸椎

D. 第 11 胸椎　　　　　E. 第 12 胸椎

24. 关于食管的描述，正确的是（　　）

A. 成人的食管长约 40cm　　　B. 食管的第 1 狭窄距中切牙约 25cm

C. 食管的第 2 狭窄在其与左支气管交叉处

D. 食管按行程可分 3 段，其腹段最长

E. 食管的第 3 狭窄位于其与贲门相接处

25. 有关胃的描述，错误的是（　　）

A. 角切迹是胃体、幽门部在胃小弯的分界

B. 分为贲门部、胃底、胃体、幽门部

C. 胃底又称胃穹窿

D. 幽门部又可分为左侧的幽门管和右侧的幽门窦

E. 胃溃疡和胃癌好发于幽门窦近胃小弯处

26. 关于胃的说法，正确的是（　　）

A. 中等度充盈时，大部分位于左季肋区和腹上区

B. 幽门窦又称幽门部

C. 胃底位于胃的最低部

D. 幽门管位于幽门窦的右侧部

E. 角切迹位于胃大弯的最低处

27. 胃的分部不包括（　　）

A. 贲门部　　　　　　　B. 幽门部　　　　　　　C. 胃体

D. 胃底　　　　　　　　E. 角切迹

28. 对胃的说法，下列不正确的是（　　）

A. 是消化管中最膨大的部分　B. 有两口、两缘和两面　　C. 角切迹位于小弯最低处

D. 胃窦即幽门管部　　　　　E. 贲门切迹以上的部分叫胃底

29. 关于小肠的说法，下列正确的是（　　）

A. 借系膜连于腹后壁　　B. 包括空肠、回肠　　　C. 均属腹膜内位器官

D. 空肠与回肠分界清楚　E. 上接胃的幽门，下连盲肠

30. 关于十二指肠的说法，正确的是（　　）

A. 全长约20cm
B. 属于腹膜内位器官
C. 肝胰壶腹开口于十二指肠水平部
D. 紧贴腹后壁
E. 分为上部、降部、水平部三部分

31. 十二指肠溃疡好发于（　　）

A. 十二指肠上部（球部）
B. 十二指肠升部
C. 十二指肠降部
D. 十二指肠水平部
E. 十二指肠空肠曲

32. 十二指肠大乳头位于十二指肠的（　　）

A. 上部
B. 降部
C. 水平部
D. 升部
E. 十二指肠空肠曲

33. 对十二指肠的描述，正确的是（　　）

A. 属于下消化道
B. 为腹膜内位器官
C. 水平部向左跨过下腔静脉前方
D. 借十二指肠悬肌连于腹后壁
E. 十二指肠前外侧壁有十二指肠大乳头

34. 有关空、回肠的描述，错误的是（　　）

A. 空、回肠活动度较大
B. 孤立淋巴滤泡在空、回肠均可见到
C. 集合淋巴滤泡只见于空肠的黏膜内
D. 空肠肠壁较厚、管径较大、血管较丰富、黏膜皱襞高而密
E. 空肠约占空、回肠全长的2/5，回肠则占3/5

35. 关于小肠的说法，正确的是（　　）

A. 又称系膜小肠
B. 分空肠和回肠2部
C. 包括十二指肠，空肠和回肠三部分
D. 空肠黏膜有集合淋巴滤泡
E. 回肠黏膜环状襞高而密

36. 关于小肠的描述错误的是（　　）

A. 上端接幽门
B. 下端接盲肠
C. 分空、回肠两部分
D. 是最长的一段消化管
E. 回肠主要位于右下腹部

37. 关于大肠的说法，错误的是（　　）

A. 全长约15m
B. 起始段续于回肠
C. 分盲肠阑尾、结肠、直肠和肛管四部分
D. 全长均有结肠袋、结肠袋、肠脂垂
E. 末端终于肛管

38. 具有肠脂垂、结肠袋、结肠带三大特征的是（　　）

A. 空肠
B. 回肠
C. 阑尾
D. 肛管
E. 横结肠

39. 结肠带存在于（　　）

A. 肛管　　　　　　　　　　B. 直肠　　　　　　　　　　C. 阑尾

D. 盲肠　　　　　　　　　　E. 小肠

40. 手术中寻找阑尾的依据是（　　）

A. 结肠带　　　　　　　　　B. 结肠袋　　　　　　　　　C. 麦氏点

D. 阑尾的远端　　　　　　　E. 肠脂垂

41. 阑尾根部的体表投影是（　　）

A. 脐与右髂前上棘连线的中、外 1/3 交点处

B. 脐与右髂前上棘连线中、内 1/3 交点处

C. 两侧髂前上棘连线的中点处

D. 两侧髂结节连线的中、右 1/3 交点处

E. 脐与右髂前下棘连线的中、外 1/3 交点处

42. 关于结肠的描述，正确的是（　　）

A. 呈"M"形，包围胃与小肠

B. 起于回肠，止于肛管

C. 只有结肠袋，没有肠脂垂

D. 分升结肠、横结肠、降结肠、乙状结肠四部

E. 全长各段都属于腹膜间位器官

43. 关于直肠形态，正确的是（　　）

A. 全长 12cm　　　　　　　　B. 上端在第一骶椎高度接乙状结肠

C. 骶曲凸向后　　　　　　　　D. 会阴曲凸向后

E. 根据部位分盆部和会阴部

44. 关于直肠的叙述，错误的是（　　）

A. 位于小骨盆腔的后部　　　　B. 有两个弯曲，即骶曲与会阴曲

C. 女性前方毗邻子宫及阴道　　D. 下段膨大称壶腹

E. 穿过尿生殖膈，终于肛管

45. 关于直肠的说法，正确的是（　　）

A. 在第 2 骶椎前方起自乙状结肠

B. 在矢状位上有骶曲和会阴曲

C. 骶曲凸向前

D. 会阴曲凸向后

E. 直肠的上段称为直肠壶腹

46. 不属于肛管的结构是（　　）

A. 肛窦　　　　　　　　　　B. 肛柱　　　　　　　　　　C. 肛瓣

D. 齿状线　　　　　　　　　E. 直肠横襞

47. 肛门内括约肌与肛门外括约肌之间的环形线称（　　）

A. 肛梳　　　　　　　　　　B. 肛管　　　　　　　　　　C. 肛柱

D. 齿状线　　　　　　　　E. 白线

48. 各肛柱下端与肛瓣边缘连成（　　）

A. 白线　　　　　　B. 齿状线　　　　　　C. 肛瓣

D. 肛窦　　　　　　E. 直肠壶腹

49. 肛管黏膜与皮肤的分界标志是（　　）

A. 白线　　　　　　B. 肛梳　　　　　　C. 肛柱

D. 齿状线　　　　　　E. 直肠横裂

A2 型题

50. 某胃溃疡患者，其溃疡最可能发生位置是（　　）

A. 胃大弯　　　　　　B. 胃小弯　　　　　　C. 幽门口

D. 胃底　　　　　　E. 贲门

51. 患儿，女，1 岁 3 个月，发烧，无咳嗽，流涕症状，咽痛，无呼吸困难，诊断为急性扁桃体炎。急性扁桃体炎多发生于（　　）

A. 咽鼓管扁桃体　　　　　　B. 咽扁桃体　　　　　　C. 腭扁桃体

D. 舌扁桃体　　　　　　E. 以上都不是

52. 患儿，持续牙疼 3 个月，诊断：龋齿。龋齿时疼痛是因为伤及了（　　）

A. 牙釉质　　　　　　B. 牙骨质　　　　　　C. 牙质

D. 牙髓　　　　　　E. 以上都不是

53. 患儿口齿不清及发音障碍，诊断为舌系带过短。舌系带（　　）

A. 为舌肌形成结构　　　B. 根部两侧有腭扁桃体　　　C. 连于舌根后方

D. 为纵行黏膜皱襞　　　E. 以上都不对

54. 患者吃鱼肉后出现明显咽部刺痛，吞咽时明显加重，伴有流涎及吞咽困难。异物最可能停留于（　　）

A. 扁桃体窝　　　　　　B. 扁桃体小窝　　　　　　C. 扁桃体上窝

D. 腭舌弓　　　　　　E. 会厌

55. 患者去医院就诊，被诊断为内痔，内痔位于（　　）

A. 肛直肠线以上　　　　　　B. 齿状线以上　　　　　　C. 齿状线以下

D. 跨齿状线　　　　　　E. 白线以下

56. 男，50 岁。患胃溃疡 10 余年，饱餐后 2 小时突发上腹部剧痛，X 线检查显示腹腔内有气体。诊断为胃溃疡合并胃穿孔。最有可能发生胃溃疡的部位通常在（　　）

A. 胃底　　　　　　B. 胃大弯　　　　　　C. 贲门部

D. 幽门窦近胃小弯侧　　　E. 幽门管

57. 患者，男，60 岁。患胃溃疡 10 余年，饮酒 30 分钟后突然出现剧烈上腹部疼痛，X 线检查显示腹腔内有游离气体。临床诊断为急性胃穿孔，拟进行胃大部切除术。手术中确认空肠起始部的重要标志是（　　）

A. 十二指肠升部　　　　　　B. 十二指肠大乳头　　　　　　C. 十二指肠下曲

D. 十二指肠球   E. Treitz 韧带

58. 患者，女，26 岁。患急性阑尾炎拟行阑尾切除术。打开腹腔后寻找阑尾最可靠的方法是（ ）

A. 沿盲肠后壁寻找   B. 沿回肠末端寻找   C. 沿结肠带寻找

D. 在右髂窝内寻找   E. 以麦氏点为标志寻找

59. 患者，女，42 岁。因近日大便带血而来医院就诊。经检查诊断为痔疮。鉴别内、外痔的分界线是（ ）

A. 肛直肠线   B. 白线   C. 痔环

D. 齿状线   E. 肛直肠线

A3 型题

（60、61 题共用题干）

患者，男，40 岁，今天上午牙齿疼痛，自行口服止痛片仍坚持工作。下午上班后疼痛愈加剧烈，疼痛明显，难以忍受，前往医院急诊。查体发现左下颌第一前磨牙有明显摇痛和叩打痛，给予钻开引流，疼痛立减。经后续治疗后，成为无髓牙，并不影响功能。

60. 根据检查，病齿应是（ ）

A. $+^4$ B. $+^5$ C. $+^2$

D. $+_4$ E. $+_5$

61. 覆盖在牙冠表面的组织是（ ）

A. 牙釉质   B. 牙骨质   C. 牙本质

D. 牙龈   E. 牙周膜

（62~64 题共用题干）

患者，男，42 岁，因肛门周围流脓前来就医。查体见肛门周围 4 点钟、7 点钟方向可见两个小指尖大小的开口，口周有脓性结痂，探针探查可分别进入肛管，但两口之间并不相通。诊断为肛瘘并予以手术治疗。

62. 根据解剖学知识，肛瘘的内口多数位于（ ）

A. 肛柱   B. 肛瓣   C. 肛窦

D. 齿状线   E. 白线

63. 肛周手术要注意保护肛直肠环，以免术后大便失禁。构成肛直肠环的肌不包括（ ）

A. 肛门内括约肌   B. 耻骨直肠肌   C. 肛门外括约肌深部

D. 肛门外括约肌浅部   E. 尾骨肌

64. 齿状线上、下方的特点正确的是（ ）

A. 线上方痛觉敏感

B. 线下方的痔疮为混合痔

C. 线下方由躯体神经支配

D. 线上方被覆盖单层扁平上皮

E. 线下方由肛门动脉营养

(65 ~ 67 题共用题干)

患者男，35 岁，因间歇性腹胀、腹泻、消瘦两年，加重伴呕吐 20 天入院。有"胃病史"，无肝炎、结核等病史。胃肠钡餐检查食管、胃无异常，十二指肠球部和降部明显扩张，水平部狭窄，仅有少量钡剂通过，肠管边缘光滑规则，黏膜未见明显改变。胃镜检查发现，胃黏膜广泛充血，有较多胆汁反流。B 超检查结果为肝、胆、胰、脾、双肾均无异常，后腹膜、主动脉旁、十二指肠下段未见明显肿块。胸片、腹部平片无异常。

65. 根据临床症状及体格检查，诊断为（   ）

A. 反流性胃炎　　　　　　B. 慢性胃炎　　　　　　C. 十二指肠梗阻

D. 胃癌　　　　　　　　　E. 以上都不是

66. 关于十二指肠，下列说法错误的是（   ）

A. 介于胃和空肠之间　　　　　　　　　　B. 属于下消化道

C. 是小肠中长度最短的一部分　　　　　　D. 呈 C 型包绕胰头

E. 可分四部

67. 关于十二指肠的四个部分，下列说法正确的是（   ）

A. 十二指肠上部在十二指肠各部中活动度较小

B. 十二指肠降部是十二指肠中活动度最大的一部分

C. 肠系膜上动静脉行于十二指肠水平部后方

D. 十二指肠升部行于腰椎左侧

E. 以上都不对

(68 ~ 70 题共用题干)

患者，女，35 岁，于 4 小时前无明显诱因上腹部持续性疼痛，伴发热、恶心、呕吐。约 2 小时后上腹部疼痛减轻，但右下腹开始疼痛。检查：急性病面容，右下腹肌紧张，有压痛和反跳痛。确诊为急性阑尾炎。

68. 阑尾炎患者对压痛和反跳痛最敏感的位置在何处（   ）

A. 上腹部　　　　　　　　B. 麦氏点　　　　　　　C. 小腹部

D. 肾区　　　　　　　　　E. 胆囊压痛点

69. 阑尾手术时寻找阑尾最可靠的方法是什么（   ）

A. 寻找压痛点

B. 寻找脐与右髂前上棘连线中、外 1/3 的交点处

C. 寻找脐与左髂前上棘连线中、外 1/3 的交点处

D. 沿结肠带向下寻找阑尾

E. 患者自述

70. 阑尾在腹腔内可能的位置变化有哪些（   ）

A. 回肠前位　　　　　　　B. 盆位　　　　　　　　C. 盲肠后位

D. 盲肠下位　　　　　　　E. 以上都有

(71、72 题共用题干)

某患者误将一小块牛骨头吞入食管，经 X 线检查该骨头卡在食管的第 2 个狭窄处。

71. 食管第 2 处狭窄距中切牙距离（　　）

A. 15cm　　　　　　B. 25cm　　　　　　C. 30cm

D. 40cm　　　　　　E. 75cm

72. 食管第 2 处狭窄（　　）

A. 位于食管的起始处　　B. 位于食管的颈部　　C. 平对第 4 胸椎体上缘

D. 平对第 4、5 胸椎体之间　E. 平对第 10 胸椎

（73、74 题共用题干）

女性，64 岁，间歇腹胀、停止排便、排气伴腹痛 2 个月，加重 5 天急诊入院。右下腹压痛，腹部不对称隆起，上腹部触及一弹性包块，早期肠鸣音活跃。X 线腹平片发现右下腹可见气液平面。诊断为：盲肠扭转。

73. 关于盲肠下列说法错误的是（　　）

A. 是大肠的起始处　　　　B. 有结肠带、结肠袋、肠脂垂结构

C. 与空肠末端相连　　　　D. 上接升结肠

E. 末端与阑尾相连

74. 关于盲肠下列说法正确的是（　　）

A. 主要位于左髂窝　　　　B. 大多数有较大的活动范围

C. 是腹膜外位器官　　　　D. 回肠末端向盲肠的开口称回盲瓣

E. 以上都不对

B 型题

（75 ~ 79 题共用备选答案）

A. 舌扁桃体　　　　　　B. 咽扁桃体　　　　　　C. 腭扁桃体

D. 咽隐窝　　　　　　　E. 腭垂

75. 咽的后上壁黏膜内有（　　）

76. 舌根部的黏膜内有（　　）

77. 腭舌弓和腭咽弓之间的窝内有（　　）

78. 咽鼓管咽口的后方有（　　）

79. 软腭后缘的中央有（　　）

（80 ~ 83 题共用备选答案）

A. 十二指肠球（十二指肠壶腹）　　　　B. 十二指肠降部

C. 十二指肠悬肌　　　　　　　　　　　D. 十二指肠空肠曲

E. 十二指肠纵襞

80. 十二指肠溃疡的好发部位（　　）

81. 十二指肠大乳头位于（　　）

82. 被十二指肠悬肌固定于腹后壁的是（　　）

83. 确认空肠起始部的标志是（　　）

（84～87 题共用备选答案）

A. 回盲瓣   B. 肠脂垂   C. 齿状线

D. 盆膈   E. 肛瓣

84. 皮肤和黏膜的分界线是（   ）

85. 有防止大肠内容物反流的结构是（   ）

86. 大肠和小肠在外形上的区别之一是（   ）

87. 直肠与肛管的分界是（   ）

（88～90 题共用备选答案）

A. 舌乳头   B. 丝状乳头   C. 菌状乳头

D. 肝   E. 胰腺

88. 能感受味蕾的结构是（   ）

89. 具有一般感觉功能的是（   ）

90. 人体第二大消化腺是（   ）

A. 胃   B. 小肠   C. 阑尾

D. 结肠   E. 直肠

（91～94 题共用备选答案）

91. 有结肠袋、结肠带、肠脂垂的器官是（   ）

92. 消化和吸收的重要部位是（   ）

93. 消化管的最膨大部位是（   ）

94. 位于右髂窝内的器官是（   ）

（三）消化腺习题

A1 型题

1. 人体最大的消化腺是（   ）

A. 腮腺   B. 舌下腺   C. 肝

D. 下颌下腺   E. 胰

2. 下颌下腺和颌下腺共同的开口是（   ）

A. 舌下阜   B. 舌系带   C. 舌下襞

D. 舌扁桃体   E. 舌根

3. 不经过肝门的结构是（   ）

A. 肝门静脉   B. 肝固有动脉   C. 左右肝管

D. 肝静脉   E. 淋巴管、神经

4. 关于肝的毗邻，错误的是（   ）

A. 左叶邻胃前壁   B. 右叶前部邻结肠右曲

C. 右叶中部邻十二指肠降部   D. 右叶后部邻右肾

E. 肝上方为膈

5. 出入肝门的结构 （ ）

A. 肝左、右管   B. 脐静脉   C. 静脉导管

D. 肝总管   E. 胆囊管

6. 关于肝的说法正确是 （ ）

A. 位于右季肋区和腹上区

B. 上界在右锁骨中线平第 5 肋

C. 上面凹凸不平，可分 4 叶

D. 前下缘（即下缘前部）钝圆

E. 肝静脉由肝门出肝

7. 关于肝的描述，错误的是 （ ）

A. 大部分位于右季肋区和腹上区   B. 为腹膜间位器官

C. 肝上界与膈穹窿一致   D. 肝膈面有 "H" 沟

E. 具有产生胆汁的功能

8. 关于肝的位置，错误的是 （ ）

A. 大部分位于右季肋区和腹上区

B. 肝上界与膈穹窿一致

C. 肝下界右侧大致与右肋弓一致

D. 腹上区，可达剑突下 3 ~ 5cm

E. 平静呼吸时肝上下移动 3 ~ 5cm

9. 关于肝的形态，错误的是 （ ）

A. 肝前缘锐利，后缘钝圆 B. 肝上面膨隆与膈相邻，称为膈面

C. 肝下面凹陷，称为脏面 D. 肝左纵沟左侧为肝左叶

E. 肝左纵沟右侧紧邻肝右叶

10. 肝右叶、左叶的分界标志 （ ）

A. 肝门   B. 镰状韧带   C. 冠状韧带

D. 三角韧带   E. 肝圆韧带

11. 胰管开口于 （ ）

A. 十二指肠   B. 空肠   C. 回肠

D. 升结肠   E. 横结肠

12. 肝胰壶腹开口于 （ ）

A. 十二指肠上部   B. 十二指肠降部   C. 十二指肠水平部

D. 十二指肠升部   E. 十二指肠球部

13. 下列关于胆囊的说法，正确的是 （ ）

A. 仅能贮存胆汁   B. 容量为 50 ~ 80mL

C. 可分为底、体、颈、管四部分 D. 位于肝左叶下的胆囊窝内

E. 产生胆汁

14. 关于胆总管的叙述，正确的是（　　）

A. 由左右肝管汇合而成　　　B. 位于门静脉的左后方　　　C. 位于肝胃韧带内

D. 位于肝十二指肠韧带内　　E. 开口于胆囊

15. 贮存、浓缩胆汁的结构是（　　）

A. 胆囊　　　　　　　　　　B. 肝左管　　　　　　　　　C. 肝右管

D. 肝总管　　　　　　　　　E. 胆总管

16. 胆囊三角（calot 三角）由肝的脏面与（　　）所围成

A. 肝总管、胆总管　　　　　B. 胆总管、胆囊管　　　　　C. 肝总管、胆囊管

D. 左、右肝管　　　　　　　E. 左、右肝动脉

17. 胆总管与胰管共同开口于（　　）

A. 十二指肠小乳头　　　　　B. 十二指肠上部

C. 十二指肠空肠曲　　　　　D. 十二指肠降部后内侧壁上大乳头

E. 十二指肠升部

18. 有关胰的说法，错误的是（　　）

A. 胰头被十二指肠环抱　　　B. 属腹膜外位器官

C. 横贴于腹后壁　　　　　　D. 胰管与肝总管汇合后开口于十二指肠大乳头

E. 可分为头、体、尾三部

19. 胰的叙述，正确的是（　　）

A. 只有内分泌功能　　　　　　　　　　　　　B. 位于胃的后方

C. 相当于第 2、3 腰椎水平，呈横位　　　　　D. 前后均被腹膜覆盖

E. 胰尾达脾后方

20. 关于胰的说法正确的是（　　）

A. 兼有内、外两分泌部，分泌物全由胰管输送

B. 在第 3 腰椎水平横贴于腹后壁

C. 位于胃的前方

D. 可分头、颈、体、尾 4 部

E. 胰管与肝总管汇合后共同开口于十二指肠大乳头

A2 型题

21. 不属于肝外管道（　　）

A. 胆囊管　　　　　　　　　B. 胆总管　　　　　　　　　C. 胰管

D. 肝左、右管　　　　　　　E. 肝总管

22. 患者，女，42 岁，因右上腹绞痛伴发烧 3 小时就诊。查体发现，在右腹直肌外侧缘与右肋弓交界处有明显压痛，深吸气时加剧。皮肤和巩膜未见黄疸。该女性最大可能患有（　　）

A. 阑尾炎　　　　　　　　　B. 胆囊炎　　　　　　　　　C. 胃窦炎

D. 胰腺炎　　　　　　　　　E. 十二指肠球炎

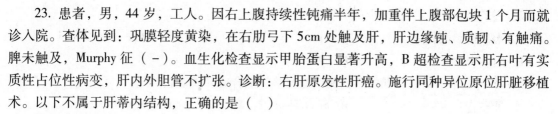

23. 患者，男，44 岁，工人。因右上腹持续性钝痛半年，加重伴上腹部包块 1 个月而就诊入院。查体见到：巩膜轻度黄染，在右肋弓下 5cm 处触及肝，肝边缘钝、质韧、有触痛。脾未触及，Murphy 征（－）。血生化检查显示甲胎蛋白显著升高，B 超检查显示肝右叶有实质性占位性病变，肝内外胆管不扩张。诊断：右肝原发性肝癌。施行同种异位原位肝脏移植术。以下不属于肝蒂内结构，正确的是（　）

A. 肝门静脉　　　　　B. 左、右肝管　　　　　C. 肝固有动脉

D. 肝静脉　　　　　　E. 肝脏的神经

A3 型题

（24、25 题共用题干）

患者，女，50 岁，因胆囊炎反复发病而施行胆囊切除术。由于患者胆囊炎症使胆囊与周围结构广泛粘连、分离困难，术野突然充满动脉血。外科医生快速作了止血处理，准确地找到并结扎胆囊动脉，完成胆囊切除术。

24. 为尽快定位准确结扎出血动脉，其办法是（　）

A. 结扎肝总动脉　　　　B. 结扎肝固有动脉　　　　C. 结扎肝左动脉

D. 结扎肝门静脉　　　　E. 暂时压迫肝蒂

25. 医生寻找胆囊动脉的部位是（　）

A. 胆囊管、肝总管和肝脏下面围成的三角

B. 肝左动脉、肝总管和肝脏下面围成的三角

C. 胆囊管、肝总动脉和肝脏下面围成的三角

D. 门静脉、胆囊管和十二指肠上部围成的三角

E. 胆总管、十二指肠和肝固有动脉围成的三角

（26、27 题共用题干）

患者，男，53 岁。因腹部剧痛伴背部疼痛就诊入院。查体：皮肤和巩膜黄疸，有轻度腹水和脾肿大。CT 确诊为胰腺癌。

26. 推测肿瘤位于（　）

A. 胰头　　　　　　　B. 胰颈　　　　　　　C. 胰体

D. 胰尾　　　　　　　E. 钩突

27. 该患者出现黄疸，是由于（　）

A. 十二指肠受压迫　　　B. 胆总管受压迫　　　C. 肝总管受压迫

D. 胆囊管受压迫　　　　E. 胰管受压迫　　　　F. 髂内静脉受压迫

（28～31 题共用题干）

男，60 岁因上腹部隐痛不适，伴有全身皮肤进行性黄染 2 月入院。2 个月前开始上腹部隐痛呈持续性，且放射至腰背部，伴食欲不振、饱胀，体重日趋减轻。查体：发现肝肿大，无触痛，右肋缘下摸到"鸭蛋"大卵圆形肿块，质软，无触痛。X 线检查显示十二指肠弯曲扩大，降部内侧壁黏膜纹理失常。B 超显示胰头部增厚，胆总管扩大，胆囊扩张。临床诊断；胰头癌，阻塞性黄疸。

28. 这个"鸭蛋"大卵圆形的肿块是（ ）

A. 十二指肠大乳头　　　　B. 肝门　　　　　　　C. 胰头

D. 胆囊　　　　　　　　　E. 脾

29. 下行至十二指肠降部的后内侧壁处与胰管汇合成肝胰壶腹的是（ ）

A. 肝左管　　　　　　　　B. 肝右管　　　　　　C. 肝总管

D. 胆囊管　　　　　　　　E. 胆总管

30. 关于胆囊的说法，错误的是（ ）

A. 胆囊位于肝的胆囊窝内

B. 胆囊分为底、体、颈、管四部分

C. 胆囊具有分泌、储存胆汁的功能

D. 胆囊不能浓缩胆汁

E. 胆汁从胆囊管出胆囊

31. 肝胰壶腹开口于（ ）

A. 十二指肠上曲　　　　　B. 十二指肠下曲　　　C. 十二指肠球

D. 十二指肠大乳头　　　　E. 十二指肠小乳头

（32～34 题共用题干）

小肠是消化管最长的一段，上起自幽门，下连续盲肠，分为十二指肠、空肠和回肠三部分，十二指肠呈"C"字形，包绕胰头，空、回肠之间无明显界限。

32. 十二指肠溃疡好发于（ ）

A. 十二指肠上曲　　　　　B. 十二指肠纵襞　　　C. 十二指肠下曲

D. 十二指肠空肠曲　　　　E. 十二指肠球部

33. 剖腹探查确认十二指肠与空肠的分界标志（ ）

A. 十二指肠悬韧带　　　　B. 胃结肠韧带　　　　C. 肝十二指肠韧带

D. 膈结肠韧带　　　　　　E. 十二指肠纵襞

34. 胰头肿瘤患者出现黄疸，可能压迫（ ）

A. 肝总管　　　　　　　　B. 胆囊管　　　　　　C. 胰管

D. 胆总管胰段　　　　　　E. 肝门静脉

B 型题

（35～38 题共用备选答案）

A. 肝圆韧带　　　　　　　B. 静脉韧带　　　　　C. 胆囊

D. 下腔静脉　　　　　　　E. 肝门静脉

35. 肝脏面右纵沟后部有（ ）

36. 肝脏面右纵沟前部有（ ）

37. 肝脏面左纵沟后部有（ ）

38. 肝脏面左纵沟前部有（ ）

（四）腹膜习题

A1 型题

1. 腹膜形成的结构中不包括（　）
A. 肠系膜　　　　　　　　　B. 肝胃韧带　　　　　　　C. 大网膜
D. 镰状韧带　　　　　　　　E. 肝圆韧带

2. 关于系膜的描述，错误的是（　）
A. 小肠系膜将空、回肠等固定于腹后壁
B. 阑尾血管走行于阑尾系膜的游离缘内
C. 横结肠系膜将腹膜腔划分为结肠上区和结肠下区
D. 由于乙状结肠系膜较短，故不容易发生肠扭转
E. 以上说法均正确

3. 女性立位时腹膜腔最低的陷窝是（　）
A. 肝肾隐窝　　　　　　　　B. 直肠膀胱陷凹　　　　　C. 膀胱子宫陷凹
D. 直肠子宫陷凹　　　　　　E. 肋膈隐窝

4. 有关腹膜和腹膜腔的描述，正确的是（　）
A. 腹膜腔为完全封闭的浆膜腔
B. 腹膜有保护、支持脏器及分泌、吸收功能
C. 仰卧时最低处为直肠子宫陷凹
D. 下腹部腹膜的吸收力较上部强
E. 腹膜内含有胶原纤维

5. 有关腹膜的说法，错误的是（　）
A. 由浆膜构成，分壁腹膜和脏腹膜
B. 脏、壁腹膜相互移行围成的腹膜腔
C. 腹膜腔男女均与外界相通
D. 腹膜上部吸收力强，下部较弱
E. 覆盖于腹、盆腔壁内和脏器表面的一层浆膜

6. 属于腹膜内位器官的是（　）
A. 子宫　　　　　　　　　　B. 肾上腺　　　　　　　　C. 卵巢
D. 肝　　　　　　　　　　　E. 膀胱

7. 下列哪项属于腹膜外位器官的是（　）
A. 胃　　　　　　　　　　　B. 脾　　　　　　　　　　C. 胰
D. 肝　　　　　　　　　　　E. 膀胱

8. 下列哪项不属于腹膜内位器官的是（　）
A. 胃　　　　　　　　　　　B. 脾　　　　　　　　　　C. 子宫
D. 输卵管　　　　　　　　　E. 阑尾

9. 下列何者属腹膜外位器官（　　）

A. 横结肠　　　　　　　　B. 肝　　　　　　　　　C. 子宫

D. 升结肠　　　　　　　　E. 肾

10. 必须经腹膜腔才能手术的脏器为（　　）

A. 膀胱　　　　　　　　　B. 输尿管　　　　　　　C. 胃

D. 肾　　　　　　　　　　E. 胰

11. 男性立位时腹膜腔最低的陷窝是（　　）

A. 肝肾隐窝　　　　　　　B. 盲肠后隐窝　　　　　C. 膀胱子宫陷凹

D. 直肠膀胱陷凹　　　　　E. 以上均不正确

12. 关于腹膜腔的说法，错误的是（　　）

A. 男性是封闭的　　　　　B. 女性可借输卵管、子宫、阴道等与外界相通

C. 腔内含有胃、肠等器官　D. 腔内有少量浆液

E. 腹膜炎病人，多取半卧位，以减少毒素的吸收

13. 下列无系膜相连的器官是（　　）

A. 阑尾　　　　　　　　　B. 小肠　　　　　　　　C. 横结肠

D. 乙状结肠　　　　　　　E. 盲肠

14. 小网膜（　　）

A. 由壁腹膜和脏腹膜共同构成

B. 为肝门至胃小弯和十二指肠上部间的双层腹膜结构

C. 又称肝十二指肠韧带

D. 内有肝总管和肝静脉

E. 小网膜左缘游离

15. 大网膜（　　）

A. 由脏腹膜和壁腹膜所形成

B. 是连接于胃大弯与横结肠之间的腹膜结构

C. 呈围裙状，盖于胃和小肠的前面

D. 内无血管、神经和淋巴管

E. 大网膜由两层腹膜构成

A3 型题

(16～18 题共用题干)

患者，女，30 岁。曾有反复发作的胃痛病史，现因持续性上腹部疼痛 4h 而急诊入院。查体发现腹肌紧张，右髂区有明显的压痛和反跳痛，经 X 线腹部摄片，见膈下有少量游离气体，诊断为急性胃穿孔。

16. 若胃后壁穿孔，胃内容物首先会进入哪个部位（　　）

A. 贲门　　　　　　　　　B. 幽门　　　　　　　　C. 大网膜

D. 网膜囊　　　　　　　　E. 直肠子宫陷凹

17. 该患者应取什么体位（　　）

A. 仰卧位　　　　　　　B. 俯卧位　　　　　　　C. 左侧卧位

D. 右侧卧位　　　　　　E. 半卧位

18. 女性腹膜腔内的炎性液易积存于哪个部位（　　）

A. 麦氏点　　　　　　　B. 直肠子宫陷凹　　　　C. 膀胱子宫陷凹

D. 直肠膀胱陷凹　　　　E. 幽门窦

（19、20 题共用题干）

女，11 岁，几天前不明原因出现上腹隐痛，6~7h 后转移至右下腹痛，为持续性，伴阵发性加重、约 4h 前疼痛突然减轻，但渐波及全腹而入院。伴有发热、恶心、呕吐，便意频繁感。查体：急性病容，全腹压痛，反跳痛，肌紧张，以右下腹为明显。瞩患者右大腿屈曲并内旋时，自感右下腹疼痛。肛门指检直肠前壁有触痛，临床诊断：急性阑尾炎穿孔，弥漫性腹膜炎。

19. 阑尾根部连于什么部位的后内侧壁（　　）

A. 直肠　　　　　　　　B. 回肠　　　　　　　　C. 空肠

D. 盲肠　　　　　　　　E. 结肠

20. 便意频繁是因炎性分泌物易积存于什么位置（　　）

A. 直肠子宫陷窝　　　　B. 直肠膀胱陷窝　　　　C. 直肠

D. 肛管　　　　　　　　E. 盲肠

四、自测试题答案

（一）总论参考答案

1. B　　2. D　　3. C　　4. B　　5. A　　6. E

（二）消化管参考答案

1. C	2. A	3. B	4. E	5. B	6. D	7. B	8. E	9. C	10. D
11. C	12. C	13. A	14. C	15. D	16. E	17. C	18. D	19. E	20. C
21. D	22. C	23. C	24. C	25. D	26. D	27. E	28. D	29. E	30. D
31. A	32. B	33. C	34. C	35. C	36. C	37. D	38. E	39. D	40. A
41. A	42. D	43. C	44. E	45. B	46. E	47. E	48. B	49. D	50. B
51. C	52. D	53. D	54. E	55. B	56. D	57. E	58. C	59. D	60. D
61. A	62. C	63. E	64. C	65. B	66. D	67. D	68. B	69. D	70. E
71. B	72. D	73. C	74. D	75. B	76. A	77. C	78. D	79. E	80. A
81. B	82. D	83. C	84. C	85. A	86. B	87. D	88. C	89. B	90. E
91. D	92. B	93. A	94. C						

（三）消化腺参考答案

1. C   2. A   3. D   4. C   5. A   6. B   7. D   8. E   9. E   10. B
11. A   12. B   13. C   14. D   15. A   16. C   17. D   18. D   19. B   20. D
21. C   22. B   23. D   24. E   25. A   26. A   27. B   28. A   29. D   30. D
31. D   32. E   33. A   34. D   35. D   36. C   37. B   39. A

（四）腹膜参考答案

1. E   2. D   3. D   4. B   5. C   6. C   7. C   8. C   9. E   10. C
11. D   12. C   13. E   14. B   15. B   16. D   17. E   18. B   19. D   20. A

第八章　呼吸系统

一、学习目标

（一）掌握

呼吸系统的组成；鼻旁窦的名称、位置及开口；喉软骨的形态特点，喉腔的形态结构；气管的位置，左右主支气管的形态差别；肺的位置和形态；胸膜和胸膜腔的概念；壁胸膜的分部和肋膈隐窝的概念；纵隔的概念及分部。

（二）熟悉

鼻的分部；喉的位置及连结；肺和胸膜下界的体表投影。

（三）了解

纵隔的内容。

二、学习要点

（一）呼吸系统的组成与功能

呼吸系统由呼吸道和肺两大部分组成。主要功能是进行气体交换，即吸入氧气，呼出二氧化碳。此外，还有发音、嗅觉、内分泌等功能。

（二）呼吸道

呼吸道包括鼻、咽、喉、气管和支气管等。通常称鼻、咽、喉为上呼吸道，气管和各级支气管为下呼吸道。

1. 鼻

呼吸道的起始处，也是嗅觉器官，由外鼻、鼻腔和鼻旁窦三部分构成。

（1）外鼻

以骨和软骨为支架。分为鼻根、鼻背、鼻尖和鼻翼。呼吸困难时可出现鼻翼煽动。

（2）鼻腔

鼻腔以鼻阈为界分为鼻前庭和固有鼻腔。鼻阈是鼻前庭上方的弧形隆起，是皮肤与黏膜的分界线。

1）鼻前庭

生有鼻毛，富含皮脂腺和汗腺。疖肿好发部位。

2）固有鼻腔

①境界

前界：鼻阈，通鼻前庭；后界：鼻后孔，通鼻咽。

内侧壁：鼻中隔，由筛骨垂直板、犁骨及鼻中隔软骨及被覆黏膜构成。其前下份血管丰富，称易出血区。

顶壁：由筛骨筛板被覆黏膜而成，邻颅中窝。

底壁：骨腭及黏膜。

外侧壁：可见上、中、下鼻甲及其下方的上、中、下鼻道。上鼻甲后上方与鼻腔顶之间的凹陷，称蝶筛隐窝，有蝶窦开口；下鼻道内有鼻泪管开口，距鼻前孔3cm。

②黏膜

嗅区：位于上鼻甲和与其相对的鼻中隔以及二者上方鼻腔顶部的区域，富含嗅细胞，活体呈苍白色或淡蓝色。

呼吸区：其余黏膜部分，活体呈淡红色。

（3）鼻旁窦

1）上颌窦：位于上颌骨体内，开口于中鼻道。上颌第2前磨牙、第1和第2磨牙根部与窦底壁邻近，只有一层薄的骨质相隔，有时牙根可突入窦内，此处牙根仅以黏膜与窦腔相隔，故患牙病和上颌窦的炎症或肿瘤时可相互累及。上颌窦的开口位置较高，分泌物不易排出，当窦腔积液时，应采取体位引流。

2）额窦：位于额骨眉弓深面，额骨内外板之间，开口于中鼻道。

3）蝶窦：位于蝶骨体内，开口于蝶筛隐窝。

4）筛窦：位于筛骨迷路内，分前、中、后三群，前群和中群开口于中鼻道，后群开口于上鼻道。

2. 咽

咽位于鼻腔的后方是气体的通道，也是食物的通道。

3. 喉

喉既是呼吸的管道，又是发音的器官，主要由喉软骨和喉肌构成。

（1）喉的位置

喉位于颈前部中份，上借甲状舌骨膜与舌骨相连，向下与气管相续。

（2）喉软骨

1）甲状软骨

由两块甲状软骨板合成，构成喉外侧壁。主要结构：前角、喉结、上切迹、上角、下角。

2）环状软骨

位于喉的最下方，呈环形，唯一完整的软骨环。前方为环状软骨弓，平第6颈椎；后方为环状软骨板。损伤将导致喉狭窄。

3）会厌软骨

树叶状，下端借韧带连于甲状软骨上切迹后下方。会厌软骨被覆黏膜构成会厌；会厌是喉口的活瓣。

4）杓状软骨

成对，位于环状软骨上方，分为一尖、一底、两突（声带突和肌突）三面。

（3）喉连结

1）环杓关节

由杓状软骨底和环状软骨板上缘构成，使声门开大和缩小。

2）环甲关节

由甲状软骨下角和环状软骨板侧部构成，使声带紧张与松弛。

3）弹性圆锥

位于甲状软骨前角内面，向下向后附着于环状软骨上缘和杓状软骨声带突之间。上缘游离称声韧带，前面正中增厚称环甲正中韧带，急性喉阻塞时可在此韧带处进行穿刺建立临时气道。

4）方形膜

位于甲状软骨前角后面和会厌软骨两侧缘，向后附着于杓状软骨前内侧缘。下缘游离称前庭韧带。

5）甲状舌骨膜

6）环状软骨气管韧带

（4）喉肌

发音的动力器官，属于横纹肌。

1）紧张声带：环甲肌、环杓后肌

2）松弛声带：甲杓肌

3）开大声门：环杓后

4）缩小声门：环杓侧肌、杓横肌、甲杓肌

5）缩小喉口：杓斜肌、杓会厌肌

（5）喉腔

由喉软骨、韧带、纤维膜、喉肌和喉黏膜等共同围成的官腔。喉腔通过喉口通喉咽，下通气管。

1）两襞

喉腔内上方的一对黏膜皱襞，称前庭襞，粉红色。下方的一对黏膜皱襞，称声襞。声带由声襞及其覆盖的声韧带和声带肌三部分构成。

2）两裂

两侧前庭襞之间的裂隙，称前庭裂；两侧声襞及杓状软骨基底部之间的裂隙，称声门裂，是喉腔最狭窄部，前 3/5 为膜间部，后 2/5 为软骨间部。

3）三部分

①喉前庭：喉口至前庭裂平面之间的部分，上宽下窄，前壁中央有会厌结节。

②喉中间腔：前庭裂平面至声门裂平面之间的部分，向两侧延伸至前庭襞和声襞之间的梭形隐窝，称喉室。

③声门下腔：声门裂平面至环状软骨下缘的部分，上窄下宽，黏膜下组织疏松，炎症时易水肿。

（6）喉口

喉腔的上口，朝向后上方，由会厌上缘、杓会厌襞和杓间切迹围成。

4. 气管与支气管

（1）气管

1）位置

于颈部前正中，食管前方。上起自环状软骨下缘，向下至胸骨角平面分叉。

2）结构

①14 ~ 17 个 "C" 形软骨环构成，后部由平滑肌和结缔组织膜构成膜壁。

②气管杈：气管分叉处，胸骨角平面气管分叉形成左右主支气管。

③气管隆嵴：气管杈内向上凸的半月状嵴，略偏左，是支气管镜检查气管分叉标志。

3）分部

以胸廓上口为界，分为颈部和胸部。

（2）支气管

1）左主支气管

细、长、倾斜。7 ~ 8 个软骨环构成。

2）右主支气管

粗、短、较直，3 ~ 4 个软骨环构成。气管异物进入右主支气管。

（三）肺

肺分左肺与右肺。表面附脏胸膜，透过胸膜可见肺小叶。正常肺呈浅红色，质软富有弹性。主要功能进行气体交换。

1. 位置

肺位于胸腔内，纵隔两侧。

2. 形态

肺呈圆锥形，有一尖、一底、两面、三缘。

（1）肺尖

圆钝，伸向颈根部，高出锁骨内侧 1/3 上方 2 ~ 3cm。（2）肺底

肺的下面，与膈相贴，即膈面。受膈压迫呈半月形凹陷。

（3）两面

1）肋面（外侧面）

圆凸，贴近肋和肋间肌。

2）纵隔面（内侧面）

中部有长圆形凹陷叫肺门，有支气管、肺动脉、肺静脉、神经和淋巴管出入。出入肺门的结构被结缔组织包绕，构成肺根。肺根内结构的排列：从前向后：肺静脉、肺动脉、支气管。从上向下：左肺根：肺动脉、支气管、肺静脉。右肺根：支气管、肺动脉、肺静脉。

（4）三缘

1）前缘

锐薄，左肺前缘有心切迹，切迹下方为左肺小舌。

2）后缘

钝圆，靠脊柱。

3）下缘

较锐，伸入膈和胸壁之间的肋膈隐窝内。位置随呼吸运动而变化。

3. 分叶

1）左肺被斜裂分为上、下两叶。

2）右肺被斜裂和水平裂分为上、中、下三叶。

4. 支气管肺段

气管（一级支气管）→肺叶支气管（二级支气管）→肺段支气管（三级支气管）。

每个肺段支气管及其所属的肺组织，称为支气管肺段，简称肺段。肺动脉与支气管伴行进入肺段，肺静脉的属支位于肺段之间。每个肺段呈圆锥形，尖端朝向肺门，底达肺表面。左肺分 8 个肺段，右肺分 10 个肺段。

5. 胎儿肺和成人肺的区别

胎儿和未曾呼吸过的新生儿肺不含空气，比重大，可沉于水底。有过肺通气者肺内含空气，比重小，能浮出水面。法医鉴定上有重要意义。

（四）胸膜

1. 胸膜分部

1）脏胸膜：被覆于肺表面。

2）壁胸膜
　膈胸膜：覆盖于膈上面。
　纵隔胸膜：衬贴在纵隔两侧面，在中部包绕肺根移行于脏胸膜。
　肋胸膜：衬贴于胸壁内面。
　胸膜顶：覆盖于肺尖上方，高出锁骨内侧 1/3 段上方 2～3cm。

3）肺韧带：纵隔胸膜和脏胸膜在肺根下方相互移行，前、后两层重叠而形成，连于纵隔外侧面与肺内侧面之间。

2. 胸膜腔

脏胸膜和壁胸膜在肺根处相互移行，形成一个封闭的浆膜囊腔隙，称胸膜腔。胸膜腔内呈负压，有少量浆液，可减少呼吸时脏胸膜和壁胸膜之间的摩擦。

3. 胸膜隐窝

壁胸膜相互移行转折之处的胸膜腔，即使在深吸气时，肺缘也不能充满此空间，胸膜腔的这部分称胸膜隐窝。

1）肋纵隔隐窝

纵隔胸膜与肋胸膜转折处的间隙，当深吸气时肺前缘未能填充的胸膜隐窝。

2）肋膈隐窝

肋胸膜与膈胸膜转折处的胸膜隐窝，当深吸气时肺下缘不能充满其内，是胸膜腔的最低部位，胸腔积液多聚积于此。

4. 肺和胸膜下界的体表投影

见表 8-1。

表 8-1　肺和胸膜下界的体表投影

	锁骨中线	腋中线	肩胛线	脊柱旁
肺下界	第 6 肋	第 8 肋	第 10 肋	平第 10 胸椎棘突
胸膜下界	第 8 肋	第 10 肋	第 11 肋	平第 12 胸椎棘突

（五）纵隔

1. 定义

两侧纵隔胸膜之间的全部器官、结构及结缔组织的总称。

2. 境界

1）前界：胸骨；

2）后界：脊柱胸段；

3）两侧界：纵隔胸膜；

4）上界：胸廓上口；

5）下界：膈。

3. 分部

以胸骨角平面分上纵隔和下纵隔。下纵隔又以心包为界，分为前纵隔、中纵隔和后纵隔。

4. 内容物

1）上纵隔

胸腺、头臂静脉、上腔静脉、膈神经、迷走神经、喉返神经、主动脉及其分支、食管、气管、胸导管、淋巴结。

2）前纵隔

胸腺下部、淋巴结及疏松结缔组织。

3）中纵隔

心包、心及大血管、膈神经、奇静脉弓、淋巴结。

4）后纵隔

主支气管、食管、胸主动脉、胸导管、奇静脉、半奇静脉、迷走神经、交感干、淋巴结。

三、自测试题

A1 型题

1. 有关呼吸系统的描述，正确的是（　）

A. 包括呼吸道和肺　　　　　　B. 口、鼻、咽、喉属于上呼吸道

C. 喉和气管属下呼吸道　　　　D. 口和咽既属于上呼吸道，也属消化道

E. 气管属上呼吸道

2. 上呼吸道包括（　）

A. 鼻腔、口腔　　　　　　B. 鼻、咽　　　　　　　　C. 鼻、咽、喉

D. 鼻、咽、喉、气管　　　E. 鼻、咽、喉、气管、支气管

3. 属于下呼吸道的是（　）

A. 口腔　　　　　　　　　B. 鼻　　　　　　　　　　C. 咽

D. 喉　　　　　　　　　　E. 气管

4. 不属于外鼻的结构是（　）

A. 鼻根　　　　　　　　　B. 鼻背　　　　　　　　　C. 鼻尖

D. 鼻翼　　·　　　　　　　E. 鼻阈

5. 上鼻甲平面以上及其对应的鼻中隔黏膜称为（　）

A. 嗅区　　　　　　　　　B. 呼吸区　　　　　　　　C. 易出血区

D. 位觉区　　　　　　　　E. 鼻阈

6. 有关鼻腔的说法，哪项正确（　）

A. 位于颅前窝中份下方　　B. 包括鼻前庭和固有鼻腔　　C. 包括鼻旁窦

D. 下壁由软腭构成　　　　E. 侧壁有咽鼓管咽口

7. 每侧鼻腔分为（　）

A. 骨部和软骨部　　　　　　　B. 鼻前庭和固有鼻腔两部分

C. 固有鼻腔和鼻旁窦两部分　　D. 嗅区和呼吸区两部分

E. 上、中、下鼻甲三部分

8. 对鼻腔的描述，错误的是（　）

A. 鼻腔内面均覆以黏膜

B. 固有鼻腔是鼻腔的主要部分

C. 鼻腔被鼻中隔分为左、右二腔

D. 经鼻前孔通外界

E. 经鼻后孔通咽

9. 鼻出血的好发部位是 （　　）

A. 鼻腔顶部 　　　　　　　B. 鼻腔后部 　　　　　　　C. 鼻腔外侧壁

D. 鼻中隔后上部 　　　　　E. 鼻中隔前下部

10. 上颌窦开口于 （　　）

A. 上鼻道 　　　　　　　　B. 中鼻道 　　　　　　　　C. 下鼻道

D. 蝶筛隐窝 　　　　　　　E. 中鼻甲

11. 额窦开口于 （　　）

A. 上鼻道 　　　　　　　　B. 中鼻道 　　　　　　　　C. 下鼻道

D. 蝶筛隐窝 　　　　　　　E. 上、中鼻道均有开口

12. 后筛窦开口于 （　　）

A. 上鼻道 　　　　　　　　B. 中鼻道 　　　　　　　　C. 下鼻道

D. 蝶筛隐窝 　　　　　　　E. 上、中鼻道均有开口

13. 不开口于中鼻道的是 （　　）

A. 额窦 　　　　　　　　　B. 上颌窦 　　　　　　　　C. 前筛窦

D. 中筛窦 　　　　　　　　E. 蝶窦

14. 开口于蝶筛隐窝的鼻旁窦是 （　　）

A. 上颌窦 　　　　　　　　B. 蝶窦 　　　　　　　　　C. 筛窦前中群

D. 额窦 　　　　　　　　　E. 筛窦后群

15. 开口于下鼻道的是 （　　）

A. 上颌窦 　　　　　　　　B. 鼻泪管 　　　　　　　　C. 中筛窦

D. 后筛窦 　　　　　　　　E. 额窦

16. 鼻旁窦积液最不容易引流的是 （　　）

A. 上颌窦 　　　　　　　　B. 蝶窦 　　　　　　　　　C. 筛窦前中群

D. 额窦 　　　　　　　　　E. 筛窦后群

17. 成年人喉介于 （　　）

A. 第 2～5 颈椎之间 　　　B. 第 3～6 颈椎之间 　　　C. 第 2～7 颈椎之间

D. 第 3～6 胸椎之间 　　　E. 第 3～7 胸椎之间

18. 参与构成喉口的活瓣的喉软骨是 （　　）

A. 甲状软骨 　　　　　　　B. 环状软骨 　　　　　　　C. 会厌软骨

D. 杓状软骨 　　　　　　　E. 以上均不是

19. 环状软骨弓平 （　　）

A. 第 4 颈椎下缘 　　　　　B. 第 5 颈椎下缘 　　　　　C. 第 6 颈椎下缘

D. 第 6 颈椎上缘 　　　　　E. 第 7 颈椎下缘

20. 喉室位于 （　　）

A. 喉前庭内 　　　　　　　B. 前庭裂 　　　　　　　　C. 前庭襞与声襞之间

D. 声门下腔 　　　　　　　E. 声门裂

21. 对喉的说法，哪项正确（　）

A. 是呼吸和消化的共同通道　B. 位于咽后方　　　　C. 成人喉上界平3、4颈椎

D. 下界达第7颈椎平面　　　E. 上界借甲状舌骨膜连于舌骨

22. 对喉软骨的描述，错误的是（　）

A. 甲状软骨是喉软骨中最大的一块

B. 环状软骨前部低窄，后部高宽

C. 杓状软骨成对，呈三棱锥形

D. 会厌软骨上端宽而游离

E. 左、右甲状软骨上角构成上角

23. 对喉腔的说法，正确的是（　）

A. 上方一对皱襞叫声襞　　　　　　　　　B. 下方一对后襞叫前庭襞

C. 前庭襞和声襞之间部分称喉前庭　　　　D. 前庭裂是最狭窄的部分

E. 喉中间腔两侧延伸的隐窝称喉室

24. 喉软骨中哪个是成对的（　）

A. 甲状软骨　　　　　　B. 杓状软骨　　　　　　C. 环状软骨

D. 会厌软骨　　　　　　E. 气管软骨

25. 呼吸道中唯一完整的软骨是（　）

A. 气管软骨　　　　　　B. 甲状软骨　　　　　　C. 会厌软骨

D. 环状软骨　　　　　　E. 杓状软骨

26. 上呼吸道最狭窄的部位是（　）

A. 前庭裂　　　　　　　B. 声门裂　　　　　　　C. 鼻后孔

D. 喉口　　　　　　　　E. 声门下腔

27. 喉腔炎症时，易发生水肿的部位是（　）

A. 声门裂　　　　　　　B. 喉前庭　　　　　　　C. 声门下腔

D. 喉中间腔　　　　　　E. 咽峡

28. 关于气管的描述，错误的是（　）

A. 在胸骨角平面分为左、右主支气管　　　　B. 气管隆嵴偏向右侧

C. 气管切开术常在第3~5气管软骨环处进行　　D. 气管的后部由膜壁封闭

E. 气管位于食管的前方

29. 支气管镜检查的定位标志是（　）

A. 气管隆嵴　　　　　　B. 气管软骨环　　　　　C. 气管膜壁

D. 声襞　　　　　　　　E. 会厌

30. 气管杈平对（　）

A. 颈静脉切迹　　　　　B. 胸骨柄　　　　　　　C. 胸骨角

D. 剑突　　　　　　　　E. 第五胸椎

31. 左主支气管的描述，正确的是（　）

A. 比右支气管粗而短　　B. 长4~5cm　　　　　　C. 位于食管胸段之后

D. 垂直入左肺　　　　　　　E. 异物易进入

32. 右主支气管的说法，哪项正确（　　）

A. 比左支气管细而长　　　B. 长 5~6cm　　　　　C. 几乎呈水平位入右肺

D. 粗短，走行方向较垂直　　E. 进入气管内异物不易坠入此管

33. 关于肺的描述，错误的是（　　）

A. 位于胸腔内，纵隔的两侧

B. 左肺狭长，右肺宽短

C. 肺尖可超出锁骨内侧 1/3 段上方 2~3cm

D. 右肺被斜裂和水平裂分为三个叶

E. 右肺前缘下份有心切迹

34. 左肺分为几叶（　　）

A. 1　　　　　　　　　　　B. 2　　　　　　　　　　C. 3

D. 4　　　　　　　　　　　E. 5

35. 左肺的描述，错误的是（　　）

A. 通常分两叶　　　　　　B. 前缘下部有心切迹　　C. 较右肺狭长

D. 只有水平裂　　　　　　E. 只有斜裂

36. 肺的形态描述，错误的是（　　）

A. 右肺粗短，左肺狭长　　B. 均可分为一尖、一底、两面、三缘

C. 上端钝圆称肺尖　　　　D. 肺底，又称为膈面

E. 两肺下缘都与心临近，均有心切迹

37. 对肺根的说法，正确的是（　　）

A. 为出入肺门结构的总称

B. 由肺动脉、肺静脉、气管组成

C. 由肺血管、气管、神经、淋巴管组成

D. 从肺裂入肺

E. 肺根结构在肋面中部的肺门出入

38. 关于右肺的形态，描述错误的是（　　）

A. 通常分 3 个叶　　　　　B. 较左肺宽而短　　　　C. 分 10 个肺段

D. 有斜裂和水平裂　　　　E. 有心切迹

39. 脏胸膜覆盖在（　　）

A. 心包的表面　　　　　　B. 肺表面　　　　　　　C. 心脏表面

D. 纵隔表面　　　　　　　E. 膈肌表面

40. 有关胸膜的描述，错误的是（　　）

A. 壁胸膜分为肋胸膜、膈胸膜、纵隔胸膜和胸膜顶四部分

B. 左、右肺分别位于左、右胸膜腔内

C. 左、右胸膜腔是两个完全封闭的腔，互不相通

D. 胸膜腔内有少量浆液，呈负压

E. 深吸气时，肺下缘也不能充满肋膈隐窝

41. 壁胸膜的分部不包括（　　）

A. 肋胸膜 B. 膈胸膜 C. 纵隔胸膜

D. 脏胸膜 E. 胸膜顶

42. 胸膜腔的说法，正确的是（　　）

A. 即胸腔 B. 是指肋胸膜与膈胸膜之间的腔隙

C. 两肺均位于胸膜腔内 D. 腔内为负压，有少量浆液

E. 向下经三个裂孔通腹腔

43. 关于两侧胸膜腔，描述正确的是（　　）

A. 内含少量浆液 B. 两侧相通 C. 内有肺

D. 下界在腋中线平第9肋 E. 与腹膜腔相通

44. 关于肋膈隐窝描述，正确的是（　　）

A. 呈半月状，胸膜腔最低部分

B. 有脏胸膜和壁胸膜返折形成

C. 深吸气能被肺充满

D. 不含浆液

E. 与腹膜腔相通

45. 胸膜下界在锁骨中线相交于（　　）

A. 第6肋 B. 第8肋 C. 第10肋

D. 第11肋 E. 第12肋

46. 肺下界在腋中线相交于（　　）

A. 第10肋 B. 第6肋 C. 第8肋

D. 第9肋 E. 第12肋

47. 胸膜下界在腋中线相交于（　　）

A. 第8肋 B. 第9肋 C. 第10肋

D. 第11肋 E. 第12肋

48. 肺下界在锁骨中线相交于（　　）

A. 第6肋 B. 第8肋 C. 第10肋

D. 第11肋 E. 第12肋

49. 有关纵隔的说法，错误的为（　　）

A. 位于两侧纵隔胸膜之间 B. 可分为上纵隔和下纵隔 C. 前界为心包和心脏

D. 食管经过上纵隔和后纵隔 E. 上至胸廓上口

50. 不属于纵隔的器官是（　　）

A. 心包 B. 心 C. 胸主动脉

D. 气管 E. 肺

51. 不属于后纵隔的器官是（　　）

A. 食管 B. 气管 C. 奇静脉

D. 交感干　　　　　　　　　E. 胸导管

52. 属于中纵隔的器官是（　　）

A. 心包　　　　　　　　B. 胸腺　　　　　　　　C. 奇静脉

D. 交感干　　　　　　　　　E. 胸导管

A2 型题

53. 患者，60 岁，左上颌第 1 磨牙拔出时发生牙根折断，断根进入一个鼻旁窦中。此鼻旁窦应该为下列哪一项（　　）

A. 额窦　　　　　　　　B. 前筛窦　　　　　　　C. 中筛窦

D. 蝶窦　　　　　　　　E. 上颌窦

54. 患儿，女，2 岁。吃花生时因哭闹而将花生误入喉腔，请问花生最有可能坠入（　　）

A. 左主支气管　　　　　　B. 喉室　　　　　　　　C. 右主支气管

D. 右肺中叶支气管　　　　E. 左肺下叶支气管

55. 患者，女，55 岁。近来常间歇性头痛，擤鼻子常带血。经医院检查被确诊为鼻咽癌。鼻咽癌的好发部位是（　　）

A. 咽鼓管圆枕　　　　　　B. 鼻咽部　　　　　　　C. 梨状隐窝

D. 咽隐窝　　　　　　　　E. 下鼻甲后方约 1cm 处

56. 患者，男，45 岁，患有左侧结核性胸膜炎，并引发了胸腔积液，此患者站立时，积液集聚在肋膈隐窝，试问肋膈隐窝位于（　　）

A. 脏、壁胸膜移行处　　　B. 肋胸膜、膈胸膜移行处　　C. 胸膜顶处

D. 膈胸膜与纵隔胸膜移行处　E. 肋胸膜、纵隔胸膜移行处

57. 患儿，5 岁，发生急性喉梗阻，可在哪个部位进行穿刺建立临时通气道（　　）

A. 声韧带　　　　　　　　B. 环甲正中韧带　　　　C. 前庭韧带

D. 甲状舌骨正中韧带　　　E. 甲状舌骨外侧韧带

A3 型题

（58、59 题共用题干）

一位 6 岁男孩在自家突然有咳嗽和呼吸困难等呼吸抑制症状。支气管镜检查见到支气管内发现异物。诊断为异物导致支气管堵塞。技师用镊子在支气管镜检下取出异物（花生米）。

58. 异物坠入下呼吸道时通常进入右肺，与右主支气管特点有关。关于右主支气管特点，正确的是（　　）

A. 粗、短、斜　　　　　　B. 粗、长、斜　　　　　C. 粗、短、直

D. 粗、长、直　　　　　　E. 细、短、直

59. 支气管镜定位标志是（　　）

A. 环状软骨　　　　　　　B. 气管隆嵴　　　　　　C. 气管权

D. 膜壁　　　　　　　　　　　E. 以上都不是

（60、61 题共用题干）

患者，男，18 岁。车祸挤压右胸背部，急诊入院。X 线检查发现，右胸第 7 肋骨折，断端刺入胸腔，皮下有气体，右肺上叶明显塌陷，右肋膈隐窝变钝。诊断为血气胸，拟以粗针头插入胸膜腔抽液。

60. 患者站立位时积液首先聚集的部位是（　）

　　A. 肋膈隐窝　　　　　　B. 肋纵隔隐窝　　　　　　C. 膈纵隔隐窝

　　D. 胸膜顶　　　　　　　E. 以上都不是

61. 正常肺下界的体表投影在腋中线处与第几肋相交（　）

　　A. 第 6 肋　　　　　　　B. 第 7 肋　　　　　　　C. 第 8 肋

　　D. 第 9 肋　　　　　　　E. 第 10 肋

（62～65 题共用题干）

某青少年男性，经常有鼻腔堵塞，流涕等不适症状。在五官科检查时，医生考虑患者可能患鼻炎或鼻窦炎。

62. 患者上鼻道的内容物可能来自于（　）

　　A. 筛窦后群　　　　　　B. 蝶窦　　　　　　　　C. 上颌窦

　　D. 下鼻甲的炎性物质　　E. 鼻泪管

63. 蝶窦开口于（　）

　　A. 上鼻道　　　　　　　B. 中鼻道　　　　　　　C. 下鼻道

　　D. 蝶筛隐窝　　　　　　E. 上、中鼻道均有开口

64. 患者直立时最不容易引流的鼻窦是（　）

　　A. 额窦　　　　　　　　B. 蝶窦　　　　　　　　C. 上颌窦

　　D. 筛窦前群　　　　　　E. 筛窦后群

65. 鼻窦中开口高于窦底的是（　）

　　A. 额窦　　　　　　　　B. 蝶窦　　　　　　　　C. 上颌窦

　　D. 筛窦前、中群　　　　E. 筛窦后群

（66～68 题共用题干）

一女婴，12 个月，因咳嗽 2 天，呼吸困难伴喉鸣，来院急诊。查体：婴儿呼吸很费力，伴鼻翼煽动，惊恐不安，口唇发绀，脉搏增快，体温 38.9℃，时哮吼样阵咳，咽喉红肿，胸部听诊有啰音（异常呼吸音）。诊断：呼吸道急性炎症，黏膜肿胀引起呼吸道部分梗阻。尽管采用吸氧等多种方法治疗，患者却更加烦躁不安，发绀加重，显得更加衰弱，经做气管造口术，症状缓解。

66. 气管切开部位选择正确的是（　）

　　A. 第 1～3 气管软骨环　　B. 第 3～5 气管软骨环　　C. 第 4～6 气管软骨环

　　D. 第 5～6 气管软骨环　　E. 第 6～7 气管软骨环

67. 能够作为计数气管软骨环的标志是（　）

　　A. 环状软骨弓　　　　　B. 环状软骨板　　　　　C. 杓状软骨

D. 甲状软骨　　　　　　　　E. 会厌软骨

68. 当患者拔出气管插管之后，患者又出现呼吸困难，经分析是由于手术不当切断了喉软骨，试问切断哪块喉软骨（　　）

A. 甲状软骨　　　　　　B. 杓状软骨　　　　　　C. 环状软骨

D. 会厌软骨　　　　　　E. 以上都不是　　　　　　F. 梨状隐窝位于口咽

（69、70 题共用题干）

患儿，女，4 岁。因呼吸困难而来医院就诊，诊断为喉部水肿导致喉阻塞。

69. 该患儿病变部位最有可能发生在（　　）

A. 喉室　　　　　　　　B. 喉中间腔　　　　　　C. 喉口

D. 喉前庭　　　　　　　E. 声门下腔

70. 有关喉腔的正确叙述是（　　）

A. 向上借喉口与口咽相通　　B. 向下与气管相续

C. 被前庭壁分为上、下两部分

D. 前庭裂是喉腔中最狭窄部位

E. 喉中间腔易因炎症引起水肿

B 型题

（71～75 题共用备选答案）

A. 甲状软骨　　　　　　B. 会厌软骨　　　　　　C. 杓状软骨

D. 环状软骨　　　　　　E. 气管软骨

71. 构成男性喉结的结构是（　　）

72. 属于成对的结构是（　　）

73. 是完整的软骨环的是（　　）

74. 起封闭喉口作用的是（　　）

75. 不属于喉软骨的是（　　）

（76～79 题共用备选答案）

A. 喉前庭　　　　　　　B. 喉中间腔　　　　　　C. 声门裂

D. 声门下腔　　　　　　E. 前庭裂

76. 前庭裂与喉口之间的喉腔是（　　）

77. 位于声门裂以下的喉腔是（　　）

78. 喉腔最狭窄的部位（　　）

79. 易发生水肿的部位（　　）

（80～84 题共用备选答案）

A. 上鼻道　　　　　　　B. 最上鼻道　　　　　　C. 中鼻道

D. 下鼻道　　　　　　　E. 蝶筛隐窝

80. 上颌窦开口于（　　）

81. 额窦开口于（　　）

82. 蝶窦开口于 （   ）

83. 筛窦前、中群开口于 （   ）

84. 筛窦后群开口于 （   ）

（85～87 题共用备选答案）

A. 第 6 肋   B. 第 8 肋   C. 第 9 肋

D. 第 10 肋   E. 第 11 肋

85. 锁骨中线，肺下缘平 （   ）

86. 腋中线，胸膜下缘平 （   ）

87. 肩胛线，肺下缘平 （   ）

（88～90 题共用备选答案）

A. 食管   B. 心包   C. 胸腺

D. 胸主动脉   E. 下腔静脉

88. 上纵隔内有 （   ）

89. 中纵隔内有 （   ）

90. 后纵隔内有 （   ）

四、自测试题答案

1. A	2. C	3. E	4. E	5. A	6. B	7. B	8. A	9. E	10. B
11. B	12. A	13. E	14. B	15. B	16. A	17. B	18. C	19. C	20. C
21. E	22. E	23. E	24. B	25. D	26. B	27. C	28. B	29. A	30. C
31. B	32. D	33. E	34. B	35. D	36. E	37. E	38. E	39. B	40. B
41. D	42. D	43. A	44. A	45. B	46. C	47. C	48. A	49. C	50. D
51. B	52. A	53. E	54. C	55. D	56. B	57. B	58. C	59. B	60. A
61. C	62. A	63. D	64. C	65. C	66. B	67. A	68. C	69. E	70. B
71. A	72. C	73. D	74. B	75. E	76. A	77. D	78. C	79. D	80. C
81. C	82. E	83. C	84. A	85. A	86. D	87. D	88. C	89. B	90. D

第九章　泌尿系统

一、学习目标

（一）掌握

泌尿系统的组成；肾的形态、位置和冠状面结构；输尿管的分部、各部的位置和三个狭窄的位置；膀胱的位置、膀胱三角的位置及黏膜特点；女性尿道的形态特点和开口部位。

（二）熟悉

肾的被膜；膀胱的形态分部与此毗邻。

（三）了解

肾段的概念。

二、学习要点

（一）泌尿系统的组成与功能

泌尿系统由肾、输尿管、膀胱和尿道四部分组成，它的主要功能是排出机体内溶于水的代谢产物，对维持机体的水盐代谢和酸碱平衡、保持机体内环境的相对稳定起重要的作用。

（二）肾

1. 肾的形态

肾左、右各一，形如蚕豆，可分为上、下两端，前、后两面，内侧、外侧两缘。

肾的上端宽而薄；下端窄而厚；前面较隆凸；后面较平坦；外侧缘凸隆；内侧缘中部凹陷，称肾门，有肾动脉、肾静脉、肾盂、神经和淋巴管等出入，这些结构被结缔组织包裹在一起，总称为肾蒂。右侧肾蒂较左侧者短。肾蒂的主要结构的位置排列关系为：由前向后依次为肾静脉、肾动脉、肾盂；由上而下为肾动脉、肾静脉、肾盂。自肾门向肾实质凹入的腔为肾窦。

2. 肾的结构

肾为实质性器官，在其冠状切面上，肾的实质可分为肾皮质和肾髓质两部分。

肾皮质位于肾实质的浅层，富含血管。肾皮质伸入到肾髓质的部位称肾柱。

肾髓质位于肾皮质的深部，血管较少，它主要由 15～20 个肾锥体（其基底朝向皮质）组成，相邻锥体间被肾柱分隔。肾锥体的尖端圆钝，朝向肾窦，称为肾乳头。肾乳头的顶端有许多小孔，肾形成的尿液经此流入肾小盏内。

在肾窦内，漏斗状的肾小盏包绕于肾乳头的周围，通常一个肾小盏包被 2～3 个肾乳头。每 2～3 个肾小盏合成一个肾大盏（一共有 2～3 个）。肾大盏再互相汇合形成前后扁平、漏斗状的肾盂。肾盂出肾门后，逐渐变细移行为输尿管。肾盂是尿路炎症和结石的好发部位。

3. 肾的位置

肾位于脊柱腰段的两侧，在腹膜后方紧贴腹后壁，肾门约平第一腰椎。

因受肝的影响，右肾略低于左肾。左肾上端平第 11 胸椎体下缘，下端平第 2 腰椎体下缘，第 12 肋横过左肾后面的中部。右肾上端平第 12 胸椎体上缘，下端平第 3 腰椎体上缘，第 12 肋斜过右肾后面的上部。

临床上常将躯干背面竖脊肌外侧缘与第 12 肋之间形成的夹角处，称为肾区，肾有疾患者，被叩击或触压此区常引起疼痛。

4. 肾的被膜

肾的表面有三层被膜，由内向外依次为纤维囊、脂肪囊和肾筋膜。

（1）纤维囊 为紧贴肾实质表面的一层由致密结缔组织构成的薄膜。

（2）脂肪囊 为位于纤维囊外面、包绕于肾及肾上腺周围的脂肪组织，它经肾门延伸至肾窦内，对肾起弹性垫样的保护作用，临床上又称肾床。临床上的肾囊封闭，即是将药物经腹后壁注入此囊内。

（3）肾筋膜 为由腹膜外组织移行而来的纤维膜，分前、后两层包裹在肾、肾上腺及它们周围的脂肪囊的外面。肾筋膜的前、后两层在外侧和上方相互融合，下方仍然分开，输尿管即行于两层之间。

（三）输尿管

输尿管为一对细长的肌性管道，起于肾盂，终于膀胱。

1. 输尿管的分部

输尿管按其行程可分为腹段、盆段和壁内段三部分。

（1）腹段 是指肾盂至小骨盆入口处的一段，此段位于腹后壁、腹膜的后方。

（2）盆段 小骨盆入口至膀胱底，此段在腹膜后沿盆腔侧壁行向后下。女性输尿管入盆腔后，行经子宫颈两侧而达膀胱底，在距子宫颈外侧约 2cm 处，有子宫动脉从外侧向内侧越过输尿管的前方。作子宫切除术结扎子宫动脉时，应注意勿损伤输尿管。

（3）壁内段 是指斜穿膀胱壁的部分，以输尿管开口于膀胱的内面。

2. 输尿管的狭窄

输尿管全长有三个生理性狭窄。

（1）第一个狭窄在肾盂与输尿管移行处。

（2）第二个狭窄在跨越小骨盆入口处。

（3）第三个狭窄在斜穿膀胱壁处。

输尿管的这些狭窄处，常是结石滞留的部位。

（四）膀胱

膀胱为贮存尿液的肌性囊状器官。

1. 膀胱的形态、位置和毗邻

（1）形态　膀胱空虚时呈锥体形，其顶端细小，朝向前上方，称膀胱尖；底部膨大，朝向后下方，称膀胱底，尖与底之间的大部，为膀胱体，膀胱的最下部称膀胱颈。

（2）位置　膀胱位于小骨盆腔内的前部，但当膀胱充盈时，膀胱尖可超过耻骨联合上缘以上约2cm。

（3）毗邻　膀胱的前方是耻骨联合，充盈时还有腹前壁。膀胱的后方，在男性与精囊、输精管壶腹和直肠相邻；在女性与阴道和子宫相邻。膀胱的下壁，在男性与前列腺紧密邻接；在女性则贴附于尿生殖膈上。

2. 膀胱三角

膀胱三角为位于膀胱底部内面的一个三角区，其下角为尿道内口，两侧角为左、右输尿管口。膀胱三角内因无黏膜下层，其黏膜平滑无皱襞，是肿瘤和膀胱结核的好发部位。在两侧输尿管口之间的黏膜，形成一横行皱襞，称输尿管间襞，膀胱镜检查时，可见此襞呈一苍白带，可作为寻认输尿管口的标志。

（五）尿道

尿道为起于膀胱通向体外的管道。

男性尿道除排尿外还兼有排精功能，故在男性生殖系统中叙述。

女性尿道比男性尿道较短而宽，且较直，起自膀胱的尿道内口，经耻骨联合与阴道之间下行，穿过尿生殖膈，以尿道外口开口于阴道前庭。由于女性尿道短宽而直，且开口于阴道前庭，故易患尿道逆行性感染。

三、自测试题

A1 型题

1. 肾蒂主要结构的排列，从前向后依次是（　　）

A. 肾静脉、肾动脉、肾盂　　B. 肾静脉、肾盂、肾动脉　　C. 肾盂、肾静脉、肾动脉

D. 肾盂、肾动脉、肾静脉　　E. 肾动脉、肾静脉、肾盂

2. 肾窦内的结构，不包括（　　）

A. 输尿管　　　　　　　　　B. 肾盂　　　　　　　　　　C. 肾小盏

D. 肾动脉分支　　　　　　　　E. 肾大盏

3. 有关肾的说法，错误的是（　　）

A. 两肾均为腹膜外位器官　　B. 肾表面包有三层被膜

C. 左肾因左肺底较低，故低于右肾

D. 肾位于脊柱的两侧，紧贴腹后壁

E. 右肾因受肝的影响，位置较左肾约低半个椎体

4. 肾门约在哪个椎体平面，相当于第几肋软骨前端（　　）

A. T11；9　　　　　　　B. T12；7　　　　　　　C. L1；9

D. L2；9　　　　　　　E. L3；9

5. 肾与第 12 肋的位置关系为（　　）

A. 第 12 肋经过左肾后面中部　　B. 第 12 肋经过左肾后面上部

C. 第 12 肋经过右肾后面中　　D. 第 12 肋经过右肾前面上部

E. 第 12 肋斜过右肾后方的下部

6. 关于肾的构造的描述，错误的是（　　）

A. 可分为浅层的皮质和深层的髓质两部分

B. 肾髓质有许多小的管道组成

C. 肾锥体基底朝向皮质，尖朝向肾窦

D. 肾乳头开口于肾盂

E. 肾皮质主要由肾小体和肾小管组成

7. 关于肾被膜的描述，错误的是（　　）

A. 纤维膜包裹肾实质表面，易于剥离

B. 肾筋膜位于脂肪囊外，分前后两层

C. 脂肪囊包被于纤维囊外面

D. 肾筋膜前后两层相互融合

E. 脂肪囊临床上又称肾床

8. 肾的被膜从内向外依次是（　　）

A. 肾筋膜、脂肪囊、纤维囊　　B. 肾筋膜、纤维囊、脂肪囊

C. 脂肪囊、纤维囊、肾筋膜　　D. 纤维囊、脂肪囊、肾筋膜

E. 纤维囊、肾筋膜、脂肪囊

9. 下列叙述，哪项是错误的（　　）

A. 泌尿系统各器官的功能只是生成尿并输送和排出尿

B. 左侧肾蒂较右侧者长

C. 两肾上端比下端较靠近脊柱

D. 肾的上端较下端宽而薄

E. 肾的上端内侧附有肾上腺

10. 下列叙述，哪项是错误的（　　）

A. 肾大盏有 2～3 个　　　　B. 肾盂是由肾大盏汇合而成的

C. 肾盂位于肾窦内　　　　　D. 包绕在肾乳头周围的是肾小盏

E. 肾柱位于肾的锥体之间属肾髓质

11. 关于输尿管的叙述，正确的是（　　）

A. 输尿管可分为腹段和盆段两部

B. 腹段和盆段均走行于腹膜的后方

C. 盆段有子宫动脉越过其后方

D. 开口于膀胱内面的输尿管口是输尿管的狭窄处之一

E. 经骨盆下口入盆后称输尿管盆部

12. 有关输尿管的描述，错误的是（　　）

A. 为细长的肌性管道，左右各一　　　B. 在腹膜后方，沿腰大肌后面下行

C. 全长 25～30cm　　　　　　　　　D. 全长有三个生理性狭窄

E. 沿腰大肌的前面下降

13. 临床膀胱镜检寻找输尿管口的标志是（　　）

A. 膀胱三角　　　　　　　B. 膀胱颈　　　　　　　C. 膀胱体

D. 输尿管间襞　　　　　　E. 膀胱尖

14. 下列哪个结构不与膀胱后方毗邻（　　）

A. 直肠　　　　　　　　　B. 前列腺　　　　　　　C. 精囊

D. 输精管壶腹　　　　　　E. 子宫

15. 与女性膀胱下方邻接的结构是（　　）

A. 尿生殖膈　　　　　　　B. 盆膈　　　　　　　　C. 子宫

D. 精囊腺　　　　　　　　E. 直肠

16. 女性尿道的描述，错误的是（　　）

A. 长 3～5cm　　　　　　B. 较男性尿道短、直、宽　　　C. 前壁与阴道相邻

D. 开口于阴道前庭　　　　E. 仅有排尿功能

17. 女性易发生逆行性尿路感染，主要原因是（　　）

A. 前上方与阴蒂相邻　　　B. 膀胱容积大　　　　　　C. 尿道宽，短而直

D. 尿道开口于阴道前庭　　E. 较男性尿道短而弯曲

18. 肾盂肾炎患者叩击和触压疼痛的位置（　　）

A. 竖脊肌的外侧缘与 12 肋下缘所形成的夹角

B. 竖脊肌的内侧缘与 12 肋下缘所形成的夹角

C. 竖脊肌的外侧缘与 12 肋上缘所形成的夹角

D. 竖脊肌的内侧缘与 11 肋下缘所形成的夹角

E. 竖脊肌的外侧缘与 11 肋下缘所形成的夹角

19. 肾囊封闭时，药物注入（　　）

A. 纤维囊　　　　　　　　B. 脂肪囊　　　　　　　C. 肾筋膜

D. 腹膜　　　　　　　　　E. 肾门

20. 肾乳头流出尿液首先流入（ ）

A. 肾大盏   B. 肾盂   C. 肾小盏

D. 输尿管   E. 肾窦

21. 关于泌尿系统的叙述，错误的是（ ）

A. 肾门向肾内扩大的不规则腔隙称为肾窦

B. 第 12 肋斜越左肾后面上部，斜越右肾后面中部

C. 肾门约平对第 1 腰椎高度

D. 右输尿管越过右髂外动脉前面进入盆腔

E. 男性尿道的外口为最狭窄

22. 维持肾位置的结构不包括下列哪项（ ）

A. 输尿管   B. 肾的毗邻器官   C. 支配肾的神经

D. 肾被膜   E. 肾血管

A2 型题

23. 某男性患者，被确诊为肾结石。突发腹部绞痛，结石可能嵌顿的位置为（ ）

A. 肾盂与输尿管移行处   B. 输尿管跨髂血管处   C. 输尿管穿膀胱壁处

D. 尿道内口   E. 以上均有可能

24. 某男性患者，查体时发现肾区叩击痛呈阳性。试问肾区位于（ ）

A. 竖脊肌外侧缘与第 12 肋的夹角   B. 竖脊肌内侧缘与第 12 肋的夹角

C. 竖脊肌外侧缘与第 11 肋的夹角   D. 竖脊肌内侧缘与第 11 肋的夹角

E. 腰大肌外侧缘与第 12 肋的夹角

25. 某女性患者，膀胱尿潴留，需作导尿术。试问女性尿道长（ ）

A. 3～5cm   B. 4～6cm   C. 16～22cm

D. 7～8cm   E. 6cm

26. 患者，男，32 岁。因腰痛来医院就诊，在给患者体检时，左肋脊角部位叩击痛明显，提示下列何器官可能发生患病（ ）

A. 脾   B. 胃   C. 右输尿管

D. 左肾   E. 胰

27. 患者，男，26 岁。在某建筑工地工作时，不慎从 2 楼摔下，导致尿道损伤而不能小便，需进行膀胱穿刺术。请问穿刺进针的部位通常选择在（ ）

A. 耻骨联合下缘处   B. 脐区   C. 耻骨联合两侧

D. 耻骨联合上缘处   E. 膀胱颈

A3 型题

(28～30 题共用题干)

患者，女，28 岁，已婚，今晨起床后感觉乏力、头痛，下午出现畏寒、继而发热、腰部酸痛伴尿路刺激征。既往身体健康，近 2 周有过会阴部皮肤感染。体检：急性病容，体温

39.5℃，脉搏 110 次/分，血压 130/80mmHg，右肾区叩击痛阳性。辅助检查：血常规中白细胞增高；尿常规镜检可见大量白细胞，红细胞少许。初步诊断：急性肾盂肾炎、膀胱炎。

28. 泌尿系统由哪些器官组成（　　）

A. 肾、输尿管、膀胱、尿道

B. 肾、输尿管、膀胱

C. 肾、输尿管、膀胱、尿道、阴道

D. 肾、输尿管、尿道、阴道

E. 输尿管、膀胱、阴道、尿道

29. 女性尿道更容易引起逆行性感染，主要是因为女性尿道（　　）

A. 较长、宽而直　　　　　　B. 紧贴阴道　　　　　　C. 抵抗力弱

D. 较长、窄而直　　　　　　E. 较短、宽而直

30. 膀胱炎的好发部位是（　　）

A. 膀胱尖　　　　　　　　　B. 膀胱体　　　　　　　　C. 膀胱底

D. 膀胱三角　　　　　　　　E. 膀胱颈

（31～33 题共用题干）

肾贴于腹后壁，分为内、外侧缘，前、后面和上、下端，肾门处有血管神经等结构出入，周围有肾筋膜、脂肪囊和纤维囊包绕。

31. 肾门位于（　　）

A. 肾的外侧缘　　　　　　　B. 肾的内侧缘　　　　　　C. 肾的上端

D. 肾的下端　　　　　　　　E. 肾的前面

32. 肾蒂中的结构不包括（　　）

A. 肾动脉　　　　　　　　　B. 肾静脉　　　　　　　　C. 输尿管

D. 肾盂　　　　　　　　　　E. 神经

33. 肾筋膜在肾周呈开放状态的方向（　　）

A. 向上　　　　　　　　　　B. 向外侧　　　　　　　　C. 向后内侧

D. 向下　　　　　　　　　　E. 向下外侧

B 型题

A. 肾柱　　　　　　　　　　B. 肾小盏　　　　　　　　C. 肾锥体

D. 肾纤维囊　　　　　　　　E. 肾门

34. 属肾髓质的结构是（　　）

35. 位于肾窦内的结构是（　　）

36. 属肾皮质的结构是（　　）

37. 有肾乳头的结构是（　　）

A. 肾筋膜前层　　　　　　　B. 肾筋膜后层　　　　　　C. 肾纤维囊

D. 肾脂肪囊　　　　　　　　E. 脏腹膜

38. 临床上常注入药物进行封闭治疗的是（　　）

39. 包绕于肾和肾上腺周围的是（ ）

40. 紧贴于肾实质表面的是（ ）

41. 肾的被膜中紧邻壁腹膜的是（ ）

四、自测试题答案

1. **A**   2. **A**   3. **C**   4. **C**   5. **A**   6. **D**   7. **D**   8. **D**   9. **A**   10. **E**

11. **B**   12. **B**   13. **D**   14. **B**   15. **A**   16. **C**   17. **D**   18. **A**   19. **B**   20. **C**

21. **B**   22. **A**   23. **E**   24. **A**   25. **A**   26. **D**   27. **D**   28. **A**   29. **E**   30. **D**

31. **B**   32. **C**   33. **D**   34. **C**   35. **B**   36. **A**   37. **C**   38. **D**   39. **D**   40. **C**

41. **A**

第十章　生殖系统

一、学习目标

（一）掌握

男、女性生殖系统的组成及功能；睾丸的位置、形态和结构；输精管的分部及结扎部位；前列腺的位置和形态；男性尿道的分部、狭窄、弯曲。卵巢的位置、形态；输卵管的分部及输卵管结扎的部位；子宫的形态、位置及固定装置。

（二）熟悉

附睾的形态和位置。卵巢的位置和固定装置；乳房的结构特点；会阴的概念、境界和分区。

（三）了解

阴囊的位置和结构特点；阴茎的分部和结构；阴道的形态结构和毗邻；前庭大腺的位置和开口。女性外生殖器的组成。

二、学习要点

（一）生殖系统的组成

生殖系统分男生殖系统与女性生殖系统，两者均由内生殖器和外生殖器两部分组成。其功能是产生生殖细胞、繁殖新个体和分泌性激素。

（二）男性生殖系统

1. 内生殖器

男性内生殖器由生殖腺（睾丸）、输精管道（附睾、输精管、射精管、男性尿道）和附属腺（精囊、前列腺、尿道球腺）组成。

（1）睾丸

1）位置

睾丸位于阴囊内，左右各一，一般左侧略低于右侧；是产生精子和分泌雄性激素的器官。

2）形态

睾丸呈微扁的卵圆形，表面光滑，分前后缘，上下端和内外侧面。前缘游离，后缘有血管、神经和淋巴管出入，与附睾相连。上端被附睾头遮盖，下端游离。内侧面平坦，外侧面隆凸。

3）内部结构

睾丸表面覆盖浆膜，即鞘膜脏层，其深部是白膜。白膜形成睾丸纵隔。睾丸纵隔发出许多睾丸小隔，呈扇形伸入睾丸实质并与白膜相连，将睾丸实质分为 100～200 个睾丸小叶。每个小叶内含有 2～4 条盘曲的生精小管。生精小管汇合成精直小管，进入睾丸纵隔交织形成睾丸网，睾丸网发出 12～15 条睾丸输出小管经睾丸后缘上部进入附睾。

（2）附睾

附睾呈新月形，由睾丸输出小管和附睾管组成，紧贴睾丸上端和后缘。附睾分为上端膨大的附睾头、中部的附睾体和下端的附睾尾。睾丸输出小管进入附睾盘曲形成附睾头，而后汇合成一条附睾管，附睾尾向后上弯曲移行为输精管。附睾暂时储存精子，分泌附睾液营养精子，使精子进一步成熟。

（3）输精管

1）输精管是附睾管的直接延续，长度约 50cm，一般左侧较右侧稍长。活体触摸时，呈坚实的圆索状。

输精管依其行程可分为四部：

①睾丸部：始于附睾尾，最短，较迂曲，沿睾丸后缘、附睾内侧行至睾丸上端。

②精索部：介于睾丸上端与腹股沟管皮下环之间，此段位置表浅，易于触及，为结扎输精管的理想部位。

③腹股沟管部：全程位于腹股沟管的精索内。

④盆部：为输精管最长一段，经腹环出腹股沟管后，弯向内下，越过髂外动、静脉，沿盆侧壁腹膜外行向后下，跨过输尿管末端前内方至膀胱底的后面和直肠前面；两侧输精管在此逐渐接近，膨大形成输精管壶腹。

2）精索是位于睾丸上端和腹股沟管腹环之间的一对柔软的圆索状结构。精索内主要有输精管和睾丸动脉、蔓状静脉丛、输精管血管、神经、淋巴管和腹膜鞘突的残余等。

（4）射精管

由输精管的末端与精囊腺的排泄管汇合而成，长约 2cm，向前下穿前列腺实质，开口于尿道前列腺部。

（5）精囊

又称精囊腺，为长椭圆形的囊状器官，表面凹凸不平，位于膀胱底的后方，左右各一，其输出管与输精管壶腹的末端汇合成射精管。精囊分泌的液体参与精液的组成。

（6）前列腺

前列腺形似粟子，上端宽大称为前列腺底，邻接膀胱颈；下端尖细，称为前列腺尖，位于尿生殖膈上方。底与尖之间的部分为前列腺体。体的后面平坦，中间有一纵行浅沟，称前列腺沟。前列腺的前方为耻骨联合，后方为直肠壶腹。前列腺的分泌物是精液的主要组成部分。

前列腺分为五叶：前叶、中叶、后叶和两侧叶。前叶很小，位于尿道前方和左、右侧叶之间；中叶呈楔形，位于尿道和射精管之间；左、右侧叶分别位于尿道、中叶和前叶两侧，后叶位于中叶和侧叶的后方，是前列腺肿瘤易发部位。

（7）尿道球腺

尿道球腺是一对豌豆大的球形腺体，位于会阴深横肌内。腺的输出管开口于尿道球部。尿道球腺的分泌物参加精液的组成，有利于精子的活动。

2. 外生殖器

男性外生殖器为阴囊和阴茎，前者容纳睾丸和附睾，后者是男性交接的器官。

（1）阴茎

阴茎呈圆柱状，分为头、体和根三部分。阴茎根固定于耻骨下支和坐骨支，阴茎体悬垂于耻骨联合的前下方，阴茎前端膨大称阴茎头，尖端有呈矢状位裂隙的尿道外口。

阴茎由两条阴茎海绵体和一条尿道海绵体组成。阴茎海绵体位于阴茎的背侧，左、右各一。尿道海绵体位于阴茎海绵体的腹侧，尿道贯穿其全长，前端膨大为阴茎头；后端扩大为尿道球。

在阴茎颈前方皮肤形成双层游离的环形皱襞包绕阴茎头，称为阴茎包皮。包皮与阴茎头腹侧中线处连有一条皮肤皱襞，称包皮系带。作包皮环切术时勿损伤该系带，以免影响阴茎的勃起。

（2）阴囊

位于阴茎后下方的皮肤囊袋，由皮肤和肉膜组成。

3. 男性尿道

男性尿道有排精和排尿功能，起自膀胱的尿道内口，止于阴茎头的尿道外口。分前列腺部、膜部和海绵体部三部分。

（1）前列腺部

为尿道穿过前列腺的部分，长约 3cm。

（2）膜部

为尿道穿过尿生殖膈的部分，长约 1.5cm；周围有属于横纹肌的尿道外括约肌环绕，该肌有控制排尿的作用。膜部位置比较固定，当骨盆骨折时，易损伤此部。临床上将尿道前列腺部和膜部合称为后尿道。

（3）海绵体部

为尿道穿过尿道海绵体的部分，长 12~17cm，临床上称为前尿道。在尿道海绵体尿道球内的尿道最宽，称尿道球部，尿道球腺开口于此。阴茎头内的尿道扩大成尿道舟状窝。

尿道有三个狭窄、三个膨大和两个弯曲。三个狭窄分别是尿道内口、尿道膜部和尿道外口。外口最窄，呈矢状裂隙。尿道结石易嵌顿在这些狭窄部位。三个膨大是尿道前列腺部、尿道球部和舟状窝。两个弯曲是凸向下后方、位于耻骨联合下方 2cm 处恒定的耻骨下弯和凸向上前方、位于耻骨联合前下方阴茎根与阴茎体之间的耻骨前弯，阴茎勃起或将阴茎向上提起时，耻骨前弯变直而消失。

（三）女性生殖系统

女性生殖系统包括内生殖器官和外生殖器官。

1. 内生殖器

内生殖器由生殖腺（卵巢）、输送管道（输卵管、子宫和阴道）和附属腺（前庭大腺）组成。

（1）卵巢

1）卵巢的位置

卵巢左、右各一，位于盆腔卵巢窝内，子宫的两侧，位置相当于髂内、外动脉夹角的骨盆外侧壁。

2）卵巢的形态

卵巢呈扁卵圆形，灰红色。卵巢分内、外侧面，前、后缘和上、下端。内侧面朝向盆腔，与小肠相邻。外侧面贴着骨盆侧壁的卵巢窝。上端与输卵管末端相接称输卵管端，下端借卵巢固有韧带连于子宫称子宫端，前缘借卵巢系膜连于阔韧带称卵巢系膜缘，后缘游离称独立缘。前缘中部有血管、神经等出入，称为卵巢门。

3）卵巢的功能

卵巢是产生卵子和分泌雌性（雌激素、孕激素）激素的器官。

（2）输卵管

输卵管是输送卵子的肌性管道，左右各一，长 10～14cm。

1）输卵管的位置

输卵管连于子宫底的两侧，位于子宫阔韧带上缘内。

2）输卵管分部

①输卵管子宫部：位于子宫壁内的部分。

②输卵管峡部：短而直，壁厚腔窄，血管分布少；临床输卵管结扎术多在此部施行。

③输卵管壶腹部：粗而长，壁薄腔大，血供丰富，行程弯曲，约占输卵管全长的 2/3，向外移行为漏斗部。卵子多在此受精，若受精卵未能移入子宫而在输卵管发育，即成为宫外孕。

④输卵管漏斗部：为输卵管末端的膨大部分，漏斗末端中央有输卵管腹腔口，开口于腹膜腔。输卵管腹膜腔的边缘有许多细长的突起，称为输卵管伞，盖于卵巢表面。临床手术常以输卵管伞作为识别输卵管的标志。

（3）子宫

子宫不仅是输送管道，且是孕育胎儿的器官。

1）子宫的形态

成人未孕子宫前后稍扁、呈倒置的梨形，长 7～9cm，最宽径约 4cm，厚 2～3cm。子宫分子宫底、子宫体和子宫颈三部分。子宫底为输卵管子宫口水平以上隆凸部分；下端狭窄呈圆柱状为子宫颈，成人长 2.5～3cm，为肿瘤的好发部位；子宫颈可分两部分：子宫颈伸入阴道内的部分称子宫颈阴道部；子宫颈在阴道以上的部分称子宫颈阴道上部。底与颈之间大部分为子宫体。子宫颈上端与子宫体相接较狭窄称子宫峡，长 1cm。妊娠末期，子宫峡可延长至 7～11cm，峡壁逐渐变薄。产科常在此处进行剖宫产。

子宫的内腔可分为子宫腔和子宫颈管两部。子宫腔在子宫体内；子宫颈管在子宫颈内。子宫腔呈前后较扁的倒三角形，底向上，两侧角通输卵管；子宫颈管下口通阴道，称为子宫口。未产妇的子宫口多为圆形，已产妇的子宫口多呈横裂状。

2）子宫的位置

子宫位于小骨盆中央，在膀胱与直肠之间，下端伸入阴道。成年女性正常的子宫呈前倾前屈位。子宫的两侧有输卵管、卵巢和子宫阔韧带。临床上将输卵管和卵巢统称子宫附件。

3）子宫的固定装置

子宫的正常位置主要靠韧带、盆膈和尿生殖膈的承托、牵拉与固定。子宫韧带有：

①子宫阔韧带：子宫阔韧带是覆盖子宫前、后面的腹膜自子宫两侧缘延伸至骨盆侧壁形成的双层腹膜皱襞。子宫阔韧带可限制子宫向两侧移动。

②子宫圆韧带：由平滑肌和结缔组织构成的圆索。子宫圆韧带起于子宫外侧缘、输卵管子宫口的下方，在子宫阔韧带两层之间行向前外方，达骨盆腔侧壁，继而通过腹股沟管，止于阴阜和大阴唇皮下。子宫圆韧带是维持子宫前倾位的主要结构。

③子宫主韧带：由平滑肌和结缔组织构成。位于阔韧带的基部，从子宫颈两侧缘连于骨盆侧壁。子宫主韧带是维持子宫颈的正常位置，防止子宫向下脱垂。

④子宫骶韧带：由平滑肌和结缔组织构成。子宫骶韧带起于子宫颈阴道上部的后面，向后绕过直肠的两侧，附着于骶骨的前面。子宫骶韧带向后上牵引子宫颈，有维持子宫前屈的作用。

（4）阴道

阴道是连接子宫和外生殖器的肌性管道，由黏膜、肌层和外膜组成；是月经排出和胎儿娩出的管道。

1）阴道的位置

阴道位于小骨盆中央，前壁邻膀胱和尿道，后壁邻直肠。如邻接部位损伤，可发生尿道阴道瘘或者直肠阴道瘘，致使尿液或粪便进入阴道。

2）阴道的形态

阴道为前后略扁的肌性管道，富伸展性。阴道上部较宽阔，环抱子宫阴道部，两者之间形成环状间隙，称为阴道穹。阴道穹以后部最深，其后上方与直肠子宫陷凹紧密相邻，两者之间仅隔阴道壁和一层腹膜。临床上可经阴道后穹引流直肠子宫陷凹内的积液进行诊治，具有重要的临床意义。阴道下部以阴道口开口于阴道前庭。处女阴道口周围附有黏膜皱襞称处女膜。

（5）前庭大腺

前庭大腺又称 Bartholin 腺，为女性附属腺。位于大阴唇后部、前庭球后端深面，形状如豌豆。前庭大腺导管向内侧开口于阴道前庭，分泌液有润滑阴道的作用。

2. 外生殖器

女性外生殖器又称女阴。

（1）阴阜：位于趾骨联合前面的皮肤隆起，由大量富含皮下组织的结缔组织组成。青春期皮肤生长有阴毛。

（2）大阴唇：位于阴阜的后下方，是一对阴阜向后伸展到会阴、纵长隆起的皮肤皱襞。

（3）小阴唇：是位于大阴唇内侧的一对较薄的皮肤皱襞。

（4）阴道前庭：位于两侧小阴唇之间的裂隙，其前部有尿道外口，后部有阴道口。

（5）阴蒂：由两条阴蒂海绵体构成，可勃起，位于尿道口前方。

（6）前庭球：相当于男性尿道海绵体，位于阴道两侧的大阴唇下。

3. 乳房

（1）乳房形态

女性乳房的大小和形态变化较大。成年未哺乳女性的乳房呈半球形，紧张而富有弹性。乳房表面中央有乳头，乳头表面有许多小窝，内有输乳孔。乳头周围颜色较深的环形皮肤区称为乳晕。

（2）乳房位置

乳房位于胸大肌和胸筋膜的表面，向上起自第 2～3 肋，向下至第 6～7 肋，内侧至胸骨旁线，外侧可达腋中线。乳房与胸肌筋膜的间隙称为乳房后间隙，内有输送结缔组织和淋巴管，内无大血管，可植入隆胸假体。乳腺癌可将乳房固定在胸大肌上。

（3）乳房结构

乳房由皮肤、脂肪组织、纤维组织和乳腺构成。乳腺被结缔组织分隔成 15～20 个乳腺叶，每个乳腺叶又分为若干个乳腺小叶。每个乳腺叶有一排泄管，称为输乳管，开口于乳头。乳腺叶和输乳管均以乳头为中心呈放射状排列，故临床上做乳房手术时宜做放射状切开，以免损伤输乳管。

4. 会阴

会阴有狭义的会阴和广义的会阴。狭义的会阴指外生殖器与肛门之间的区域，即临床上称的会阴，在女性也称为产科会阴。广义的会阴是指封闭小骨盆下口的全部软组织结构，呈菱形，境界与骨盆下口一致，前为骨耻联合，两侧为耻骨下肢、坐骨支、坐骨结节和骶结节韧带，后为尾骨尖。通过两侧坐骨结节的连线，将会阴分为前后两个三角形；前部为尿生殖区（尿生殖三角）和后方的肛门区（肛门三角）。尿生殖区在男性有尿道通过，在女性有尿道和阴道通过；肛门区有肛门通过。

三、自测试题

（一）男性生殖系习题

A1 型题

1. 精子产生的部位是（　）
A. 精直小管
B. 精曲小管
C. 输精管的睾丸部
D. 睾丸输出小管
E. 附睾管

2. 精子储存在何处（　）
A. 睾丸
B. 前列腺
C. 附睾
D. 精囊
E. 尿道球腺

3. 输精管常用的结扎部位是（　）
A. 睾丸部
B. 精索部
C. 腹股沟部
D. 盆部
E. 壶腹部

4. 关于精囊说法，正确的是（　）
A. 位于前列腺的后面
B. 能储存精子
C. 是不成对的器官
D. 能分泌液体参与组成精液
E. 没有排泄管

5. 胎儿早期，睾丸位于何处（　）
A. 阴囊
B. 盆腔
C. 腹腔
D. 胸腔
E. 腹股沟管

6. 男尿道最狭窄的部分是（　）
A. 尿道内口
B. 尿道膜部
C. 尿道外口
D. 前列腺部
E. 海绵体部

7. 临床外伤性男性尿道断裂最易发生在（　）
A. 海绵体部
B. 球部
C. 前列腺部
D. 膜部
E. 尿道内口

8. 男性生殖腺是（　）
A. 睾丸
B. 附睾
C. 前列腺
D. 精囊腺
E. 尿道球腺

9. 射精管开口于（　）
A. 尿道球部
B. 尿道海绵体部
C. 尿道膜部
D. 尿道前列腺部
E. 尿道内口

10. 输精管结扎术常用的部位是（　）
A. 睾丸部
B. 精索部
C. 腹股沟管部
D. 盆部
E. 以上都不是

11. 男性生殖器输送管道不包括（　　）

A. 附睾　　　　　　　　B. 尿道　　　　　　　　C. 睾丸

D. 射精管　　　　　　　E. 输精管

12. 不属于男性内生殖器的是（　　）

A. 前列腺　　　　　　　B. 阴囊　　　　　　　　C. 睾丸

D. 附睾　　　　　　　　E. 尿道球腺

13. 关于附睾的正确描述是（　　）

A. 呈现新月形，紧贴睾丸的上端前缘

B. 附睾尾向上弯曲移行为输精管

C. 睾丸输出小管进入附睾形成膨大的附睾头，末端汇合成几条附睾管

D. 附睾管迂曲盘回而成附睾体和尾

E. 附睾除暂存精子外，还有产生精子和营养精子的作用

14. 哪个属于男性尿道的弯曲（　　）

A. 耻骨上弯　　　　　　B. 骶骨后弯　　　　　　C. 耻骨下弯

D. 骶骨前弯　　　　　　E. 耻骨后弯

15. 男性尿道有几个弯曲（　　）

A. 1　　　　　　　　　　B. 2　　　　　　　　　　C. 3

D. 4　　　　　　　　　　E. 5

16. 男性尿道分为（　　）

A. 前列腺部和海绵体部　　　B. 前列腺部、膜部和海绵体部

C. 海绵体部和膜部　　　　　D. 膜部

E. 膜部和海绵体部

17. 关于附睾的描述，正确的是（　　）

A. 紧贴睾丸下端和后缘　　B. 产生精子　　　　　　C. 分泌雄性激素

D. 储存精子，促进精子成熟　E. 由睾丸网构成

18. 输精管分部哪项是错的（　　）

A. 盆部　　　　　　　　B. 腹股沟部　　　　　　C. 精索部

D. 睾丸部　　　　　　　E. 海绵体部

19. 不成对的男性生殖器是（　　）

A. 前列腺　　　　　　　B. 精囊　　　　　　　　C. 尿道球腺

D. 睾丸　　　　　　　　E. 附睾

20. 储存精子的器官是（　　）

A. 睾丸　　　　　　　　B. 附睾　　　　　　　　C. 精囊

D. 膀胱　　　　　　　　E. 射精管

21. 关于睾丸的描述，正确的是（　　）

A. 内侧邻接附睾

B. 睾丸间质是产生精子的部位

C. 后缘有血管、神经和淋巴管出入

D. 外形似蚕豆

E. 精曲小管分泌雄激素

22. 临床上所指的前尿道是（　　）

A. 前列腺部　　　　　　B. 膜部　　　　　　　C. 海绵体部

D. 前列腺部和膜部　　　E. 海绵体部和膜部

23. 关于前列腺的描述，正确的是（　　）

A. 与膀胱底相邻　　　　B. 为男性生殖腺之一

C. 呈栗子形，尖朝上底朝下　D. 有尿道穿过

E. 有输精管穿过

24. 射精管开口于（　　）

A. 尿道起始部　　　　　B. 尿道膜部　　　　　C. 尿道前列腺部

D. 尿道海绵体部　　　　E. 前尿道

25. 关于男性尿道的描述，错误的是（　　）

A. 起于膀胱底　　　　　B. 终于阴茎头的尿道外口

C. 有三个狭窄和两个弯曲　D. 分前列腺部、膜部和海绵体部

E. 全长 16～22cm

26. 下列管道中，无明显狭窄者为（　　）

A. 男性尿道　　　　　　B. 食管　　　　　　　C. 输卵管

D. 输精管　　　　　　　E. 输尿管

27. 男性输精管穿过腹壁部位是（　　）

A. 睾丸部　　　　　　　B. 精索部　　　　　　C. 腹股沟部

D. 盆部　　　　　　　　E. 输精管壶腹处

28. 输精管道中最短的一段是（　　）

A. 附睾　　　　　　　　B. 输精管　　　　　　C. 射精管

D. 尿道　　　　　　　　E. 以上都不是

29. 不属于生殖系统的附属腺是（　　）

A. 精囊腺　　　　　　　B. 前列腺　　　　　　C. 尿道球腺

D. 附睾　　　　　　　　E. 前庭大腺

30. 男性尿道最宽大部位是（　　）

A. 尿道海绵体部　　　　B. 尿道膜部　　　　　C. 尿道前列腺部

D. 舟状窝　　　　　　　E. 不在以上部位

31. 后尿道是指（　　）

A. 前列腺部　　　　　　B. 膜部　　　　　　　C. 海绵体部

D. 前列腺部、膜部　　　E. 膜部、海绵体部

32. 前列腺的分叶不包括（　　）

A. 前叶　　　　　　　　B. 侧叶　　　　　　　C. 后叶

D. 上叶　　　　　　　　　　　　E. 中叶

33. 关于前列腺的描述，正确的是（　　）

A. 与膀胱底相邻　　　　　　　　　　　　B. 为男性生殖腺之一

C. 呈栗子形，尖朝上底朝下　　　　　　　D. 有尿道穿过

E. 有输精管穿过

34. 关于精囊的描述，错误的是（　　）

A. 是一对囊状器官　　　　B. 由迂曲的管道构成　　　　C. 位于膀胱底的后方

D. 排泄管与输精管壶腹末端汇合成射精管

E. 其分泌物不参与精液的构成

35. 不属于输精管道的是（　　）

A. 尿道　　　　　　　　　B. 射精管　　　　　　　　　C. 输精管

D. 附睾　　　　　　　　　E. 睾丸

36. 精索内不含有（　　）

A. 睾丸动脉　　　　　　　B. 射精管　　　　　　　　　C. 蔓状静脉丛

D. 神经　　　　　　　　　E. 输精管

37. 与精子排出无关的结构是（　　）

A. 膀胱　　　　　　　　　B. 男性尿道　　　　　　　　C. 输精管

D. 附睾　　　　　　　　　E. 射精管

38. 诊断前列腺增生的最简便也最重要的检查方法是（　　）

A. 残余尿测定　　　　　　B. CT 检查　　　　　　　　C. 膀胱镜检查

D. 直肠指检　　　　　　　E. B 超检查

39. 男性患者导尿时，将阴茎提起可使（　　）

A. 耻骨前弯扩大　　　　　B. 耻骨前弯消失　　　　　　C. 尿道外口扩张

D. 耻骨下弯扩大　　　　　E. 耻骨下弯消失

A2 型题

40. 患者，男，18 岁，因"包茎"来我医院就诊，需进行包皮环切术，请问包皮环切术时，为防止术后勃起障碍，应避免损伤（　　）

A. 阴茎包皮　　　　　　　B. 包皮系带　　　　　　　　C. 皮肤

D. 阴茎筋膜　　　　　　　E. 阴茎海绵体

41. 患者，男，56 岁。患慢性前列腺炎伴前列腺增生，需做前列腺按摩。前列腺液自腺体排出后首先到达（　　）

A. 尿道内口　　　　　　　B. 尿道海绵体部　　　　　　C. 尿道球部

D. 尿道膜部　　　　　　　E. 尿道前列腺部

42. 患者，男,47 岁,有尿痛及血尿史,为确诊需进行膀胱镜检查,下述说法错误的是（　　）

A. 插入膀胱镜时应提起阴茎以消除耻骨下弯

B. 须依次通过尿道外口、膜部及内口三个狭窄

C. 若误伤尿道膜部时，尿液可渗入会阴深隙

D. 膀胱镜到膀胱后可通过输尿管间襞寻找两输尿管口

E. 两输尿管口与尿道内口间的平滑区即膀胱三角

A3 型题

(43、44 题共用题干)

患者，男，56 岁。患慢性前列腺炎伴前列腺增生，需做前列腺按摩。

43. 请问前列腺液自腺体排出后首先到达（ ）

A. 尿道内口　　　　B. 尿道海绵体部　　　　C. 尿道球部

D. 尿道膜部　　　　E. 尿道前列腺部

44. 关于前列腺描述错误的是（ ）

A. 分为底、体、尖三部　　　B. 分为前、中、后、左侧、右侧五叶

C. 其前面正中线上有前列腺沟

D. 后叶是前列腺癌的好发部位

E. 有尿道和射精管穿过某男性与妻子商议采用计划生育避孕

45. 该男性，35 岁，已育有 1 子 1 女，无再生育打算，进行男性外科结扎术，结扎的部位是（ ）

A. 输精管精索部　　　B. 射精管　　　　C. 附睾管

D. 舟状窝　　　　　　E. 阴囊

(46、47 题共用题干)

患儿，男，3 岁。右侧阴囊相对侧小，查体发现阴囊内无睾丸，而在右腹股沟区触及一活动性的包块，临床诊断为隐睾症。

46. 男孩在胎儿期，睾丸最早位于（ ）

A. 胸腔　　　　　　B. 腹腔　　　　　C. 睾丸鞘膜腔

D. 胸膜腔　　　　　E. 腹股沟区

47. 最佳的治疗方法是（ ）

A. 观察 6 个月左右再进行治疗　　　B. 尽快手术治疗

C. 理疗　　　　　　　　　　　　　D. 采用中药治疗

E. 应用绒毛膜促性腺激素进行治疗

(48～50 题共用题干)

患者，男，45 岁，3 年前开始出现夜尿次数增多，排尿时间延长，但不伴有尿急、尿痛。近半年来尿频、尿急加剧，排尿费力，尿线断续，尿末尿滴沥。昨晚因饮酒后突然自行排尿困难，下腹胀痛前来就诊。体格检查：体温 36.7℃，脉搏 90 次/分。腹部柔软无压痛，下腹部膨隆。叩诊膀胱浊音界脐下 3 指半，外生殖器肉眼观察无明显改变。直肠指检前列腺鸡蛋大小，前列腺沟消失，表面光滑，边缘清楚质地中等硬度有弹性，无触痛。

48. 考虑该患者为哪个器官患病（ ）

A. 膀胱　　　　　　B. 阴茎　　　　　C. 尿道球腺

D. 前列腺　　　　　　　　E. 子宫

49. 诊断为此病的理由（　　）

A. 前列腺位于膀胱与尿生殖膈之间

B. 男性排尿困难

C. 高龄

D. 前列腺体积增大，前列腺沟消失

E. 前列腺呈前后稍扁的栗子形

50. 采取什么治疗方法最佳（　　）

A. 吃药　　　　　　　B. 输液　　　　　　　C. 勤锻炼

D. 清淡饮食　　　　　　E. 手术切除增生的前列腺

B 型题

（51～55 题共用备选答案）

A. 睾丸　　　　　　　B. 附睾　　　　　　　C. 精囊

D. 前列腺　　　　　　E. 尿道球腺

51. 位于膀胱底后方的是（　　）

52. 分泌物为精液主要组成部分的器官是（　　）

53. 开口于尿道球部的器官是（　　）

54. 暂时储存精子的是（　　）

55. 产生精子的器官是（　　）

（二）女性生殖系习题

A1 型题

1. 女性生殖腺是（　　）

A. 前庭大腺　　　　　　B. 卵巢　　　　　　　C. 输卵管

D. 子宫　　　　　　　E. 乳房

2. 女性的附属腺是（　　）

A. 前庭大腺　　　　　　B. 前庭球　　　　　　C. 乳房

D. 子宫　　　　　　　E. 卵巢

3. 卵巢位于（　　）

A. 盆腔卵巢窝内　　　　B. 髂窝内　　　　　　C. 骨盆的内侧壁

D. 髂外动脉夹角处　　　E. 髂内动脉夹角处

4. 卵巢呈（　　）

A. 圆形　　　　　　　B. 椭圆形　　　　　　C. 方形

D. 扁卵圆形　　　　　　E. 心形

5. 输卵管不包含（　　）

A. 子宫部   B. 峡部   C. 漏斗部

D. 阴道部   E. 壶腹部

6. 受精的部位通常在（　　）

A. 峡部   B. 壶腹部   C. 子宫部

D. 漏斗部   E. 阴道部

7. 临床上女性结扎多在输卵管哪部施行（　　）

A. 子宫部   B. 峡部   C. 壶腹部

D. 漏斗部   E. 阴道部

8. 手术中识别输卵管的标志是（　　）

A. 输卵管伞   B. 输卵管峡   C. 输卵管壶腹

D. 输卵管漏斗   E. 输卵管子宫部

9. 子宫分部（　　）

A. 子宫底、子宫体、子宫峡   B. 子宫体、子宫底、子宫颈

C. 子宫底、子宫体、子宫腔   D. 子宫底、子宫体、子宫口

10. 子宫位置不正确的是（　　）

A. 位于小骨盆中央   B. 在膀胱与直肠之间   C. 下端接阴道

D. 子宫呈前倾前屈位   E. 子宫两侧有输精管和子宫阔韧带相连

11. 子宫口是指（　　）

A. 输卵管子宫口   B. 输卵管腹腔口   C. 子宫颈管上口

D. 子宫颈管下口   E. 阴道口

12. 子宫的固定装置不包含（　　）

A. 子宫阔韧带   B. 子宫圆韧带   C. 子宫主韧带

D. 子宫悬韧带   E. 子宫骶韧带

13. 子宫峡位于（　　）

A. 子宫与输卵管之间   B. 子宫体与子宫颈之间   C. 子宫体与子宫底之间

D. 子宫颈与阴道之间   E. 子宫腔内

14. 对子宫形态的描述，正确的是（　　）

A. 子宫分头、体、尾三部分   B. 子宫与阴道相通，不与输卵管相通

C. 子宫颈全部被阴道包绕   D. 正常姿势为前倾前屈位

E. 非妊娠期子宫狭正常 11cm 长

15. 防止子宫下垂的主要韧带是（　　）

A. 子宫主韧带   B. 子宫阔韧带   C. 骶子宫韧带

D. 子宫圆韧带   E. 卵巢悬韧带

16. 关于阴道描叙，正确的是（　　）

A. 连于子宫和内生殖器   B. 由黏膜、肌层、内膜组成

C. 是性交器官   D. 仅月经排出的管道

E. 仅胎儿娩出的管道

17. 前庭大腺（　　）

A. 位于大阴唇前部　　　　　　　　　　　　　　　B. 前庭球前端深面

C. 前庭大腺导管开口于阴道前庭　　　　　　　　　D. 形状如蚕豆

E. 前庭大腺相当于男性尿道海绵体

18. 女阴不包括（　　）

A. 阴阜　　　　　　　　B. 阴道前庭　　　　　　　C. 阴蒂

D. 前庭大腺　　　　　　E. 大阴唇

19. 关于乳房描叙正确的是（　　）

A. 乳房表面中央有乳头　　　　B. 乳房位于胸大肌深面

C. 乳房由皮肤、脂肪组织、纤维组织构成

D. 每个乳腺叶有多个输乳管

E. 乳头其他区域称乳晕

20. 会阴（　　）

A. 肛门与内生殖器之间　　　　B. 盆膈以下封闭骨盆下口的软组织

C. 前为尾骨尖　　　　　　　　D. 后为耻骨联合下缘

E. 两侧耻骨弓状韧带

A2 型题

21. 女性内生殖器输送管道包括（　　）

A. 输卵管、精索、子宫　　　B. 输精管、子宫、阴道　　　C. 输卵管、子宫、阴道

D. 输卵管、漏斗、子宫　　　E. 卵巢、输卵管、阴道

22. 患者，女性，孕 40 周，突发下体见红，及时送医院就诊，行 B 超检查发现胎儿脐带绕颈。需行剖宫产，如行剖宫产在子宫的哪个位置最佳（　　）

A. 子宫底　　　　　　　B. 子宫体　　　　　　　C. 子宫颈

D. 子宫峡　　　　　　　E. 子宫腔

23. 患者，女性，45 岁，因盆腔炎性积液需要做穿刺抽取液体检查，在何处穿刺（　　）

A. 直肠　　　　　　　　B. 尿道　　　　　　　　C. 阴道穹

D. 下腹部　　　　　　　E. 腰部

24. 女性，25 岁，发现乳房一肿块，诊断为乳房纤维瘤，行乳房手术时，做何种切口为宜（　　）

A. 放射状切口　　　　　B. 环形切口　　　　　　C. 横行切口

D. 左侧斜切口　　　　　E. 右侧斜切口

A3 型题

（25 ~ 27 题共用题干）

患者，女，30 岁，停经 45 天，阴道少量出血 12 天，到医院检查 B 超显示：子宫

81mm×42mm×45mm，宫颈内口上方见节育环回声，临床诊断：宫外孕。

25. 输卵管全长由内侧向外侧可分四部（　　）

A. 输卵管子宫部、输卵管峡部、输卵管壶腹部、输卵管漏斗部

B. 输卵管漏斗部、输卵管壶腹部、输卵管峡部、输卵管子宫部

C. 输卵管壶腹部、输卵管漏斗部、输卵管峡部、输卵管子宫部

D. 输卵管峡部、输卵管漏斗部、输卵管子宫部、输卵管壶腹部

E. 输卵管子宫部、输卵管壶腹部、输卵管峡部、输卵管漏斗部

26. 宫外孕常见部位（　　）

A. 输卵管子宫部　　　　　B. 输卵管峡部　　　　　C. 输卵管壶腹部

D. 输卵管漏斗部　　　　　E. 阴道部

27. 女性结扎常选部位（　　）

A. 输卵管子宫部　　　　　B. 输卵管峡部　　　　　C. 输卵管壶腹部

D. 输卵管阴道部　　　　　E. 输卵管漏斗部

（28～30题共用题干）

子宫位于小骨盆中央，在膀胱与直肠之间；下端接阴道，两侧有输卵管和卵巢。

28. 临床上子宫肿瘤的好发部位（　　）

A. 子宫底　　　　　　　　B. 子宫颈　　　　　　　　C. 子宫体

D. 子宫峡　　　　　　　　E. 阴道

29. 未产妇的子宫口多为（　　）

A. 圆形　　　　　　　　　B. 方形　　　　　　　　　C. 椭圆形

D. 横裂状　　　　　　　　E. 心形

30. 子宫前倾是指（　　）

A. 子宫体与子宫颈之间凹向前的弯曲

B. 前倾的夹角约170度

C. 整个子宫向前倾斜，子宫长轴与阴道长轴之间形成一个向前开放的钝角

D. 整个子宫向后倾斜，子宫长轴与阴道长轴之间形成一个向前开放的钝角

E. 子宫底与子宫颈之间的弯曲

B 型题

（31～34题共用备选答案）

A. 子宫阔韧带　　　　　　B. 子宫圆韧带　　　　　　C. 子宫主韧带

D. 子宫骶韧带

31. 可限制子宫向两侧移动的韧带（　　）

32. 维持子宫前屈位的韧带（　　）

33. 维持子宫前倾位的韧带（　　）

34. 防止子宫下垂的韧带是（　　）

（35～38题共用备选答案）

A. 子宫底　　　　　　　　B. 子宫体　　　　　　　　C. 子宫颈

D. 子宫峡

35. 子宫的下端缩细呈圆柱状的部分称（　　）

36. 两侧输卵管子宫口以上宽而圆凸的部分称（　　）

37. 子宫底与子宫颈之间称（　　）

38. 子宫体与子宫颈阴道上部的上端之间的部分（　　）

四、自测试题答案

（一）男性生殖系参考答案

1. B	2. C	3. B	4. D	5. C	6. C	7. D	8. A	9. D	10. B
11. C	12. B	13. D	14. C	15. B	16. B	17. D	18. E	19. A	20. B
21. C	22. C	23. D	24. C	25. A	26. D	27. C	28. C	29. D	30. D
31. D	32. D	33. D	34. E	35. E	36. B	37. A	38. E	39. B	40. B
41. E	42. A	43. E	44. C	45. A	46. B	47. B	48. D	49. D	50. E
51. C	52. D	53. E	54. B	55. A					

（二）女性生殖系参考答案

1. B	2. A	3. A	4. D	5. D	6. B	7. B	8. D	9. B	10. E
11. D	12. D	13. B	14. D	15. A	16. C	17. C	18. D	19. A	20. B
21. C	22. D	23. C	24. A	25. A	26. C	27. B	28. B	29. A	30. C
31. A	32. D	33. B	34. C	35. C	36. A	37. B	38. D		

第十一章　脉管系统

一、学习目标

（一）掌握

血液循环（体循环和肺循环）；心脏的位置、外形，各心腔的形态结构；心包的形态、结构、分部，心包腔的概念。肺动脉干的起始位置、行径，动脉韧带的概念；主动脉的起始位置、行径、分部及各部主要分支；颈总动脉起止、行程、分支；掌握颈外动脉的主要分支及分布；锁骨下动脉的起始、行程、位置及主要分支，掌浅、深弓的组成及重要分支；腹主动脉的行程及其主要分支及分布情况；髂外动脉、股动脉主要分支、行程；子宫动脉与输尿管的位置关系；上、下腔静脉系的组成及主要属支；上、下肢浅静脉的位置及其临床意义；肝门静脉的组成、特点、主要属支及肝门静脉系的侧支循环。

淋巴系的组成、功能。各淋巴干的形成和收集范围。胸导管的起始、行径、注入及其收集的范围，右淋巴导管的组成、注入及收集范围。局部淋巴结的概念。主要淋巴结群的分布部位。脾的位置、形态。

（二）熟悉

心传导系的组成，窦房结和房室结的位置；房间隔、室间隔的形态结构左、右冠状动脉的起始、行程、主要分支和分布；熟悉胸主动脉的行程，了解支气管动脉、食管动脉的分布情况；髂内动脉分支；各动脉压迫止血点；静脉的结构特点及分布规律、静脉的分部。

淋巴系的主要功能及各淋巴干的名称、收纳范围。

（三）了解

心大、中、小静脉行程及冠状窦的位置和流注关系；心脏的体表投影位置及心的各瓣膜的听诊区及临床意义。了解颈动脉窦、颈动脉小体的位置、功能。

全身各局部淋巴结的名称、淋巴收纳。

二、学习要点

（一）脉管系概述

脉管系统包括心血管系统和淋巴系统，他们是人体内两套密闭的管道系统，两者在结构和功能上有密切的联系。

（二）心血管系统

1. 概述

心血管系统由心、动脉、毛细血管和静脉组成。血管内流动着血液，其主要功能是物质运输，不断把消化道吸收的营养物质和肺吸收的氧以及内分泌腺分泌的激素输送到身体各器官、组织和细胞；同时又将各器官、组织和细胞的代谢产物如二氧化碳和尿素等运送到肺、肾和皮肤等器官排出体外，以保证人体新陈代谢等生理活动的正常进行。

（1）心血管系统的组成

心血管系统由心、动脉、毛细血管和静脉组成。心是血液循环的动力器官，主要由心肌构成中空的心腔。心腔被房间隔和室间隔分隔为左右两个半心，每半又分为上方的心房和下方的心室。左半心内流动着动脉血，右半心流动着静脉血。心有节律性的舒缩，将血液从心室射入动脉，同时将静脉内的血液吸回心房。

动脉为输送血液出心室的管道，动脉在行程中不断分支，最后移行为毛细血管。通常将动脉分为大、中、小、微动脉。

静脉为输送血液回心房的管道，起于毛细血管静脉端，逐级汇合成小、中、大静脉，最后注入心房。静脉与伴行动脉相比，管壁薄，管腔大，压力低。

毛细血管是连于小动脉与小静脉之间的微血管，为物质交换的场所，管壁仅由单层内皮细胞围成。

（2）血液循环

血液由心室射出，经动脉、毛细血管和静脉，最后又返回心房，这种周而复始往返不止的循环流动，称为血液循环。根据其循环途径不同，分为体循环和肺循环。二者相互连续，同步循环，彼此相通。

体循环（大循环）：左心室→主动脉→各级动脉→毛细血管→各级静脉→上、下腔静脉→右心房。

肺循环（小循环）：右心室→肺动脉干→各级肺动脉→肺内毛细血管→各级肺静脉→肺静脉→左心房。

（3）血管的吻合和侧支循环

动脉间吻合 在人体许多部位存在有动脉间吻合形式，常见有交通支、动脉网和动脉弓。

静脉间吻合 静脉间吻合远比动脉吻合丰富。在浅静脉之间常吻合成静脉网（弓），深

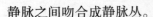

静脉之间吻合成静脉丛。

动静脉吻合　小动脉与小静脉之间借吻合支直接连通，称为动静脉吻合。此吻合形式存在于体内的许多部位，如指尖、消化道黏膜、肾皮质、生殖器勃起组织和甲状腺等处。

2. 心

（1）位置

心斜位于胸腔的中纵隔内，两肺之间，膈肌之上，约 2/3 位于人体正中线的左侧，1/3在其右侧。心是中空的肌性器官，周围裹以心包。

（2）毗邻

前面大部分为肺和胸膜所遮盖，小部分与胸骨体下部和左侧第 4～6 肋软骨相贴，此处称为心包裸区。后面有食管、迷走神经和胸主动脉等。上方有出入心的大血管。下方有膈。两侧有纵隔胸膜。

（3）心的外形

心近似倒置、前后略扁的圆锥体，大小似本人拳头，具有一尖、一底、两面、三缘、三沟。

1）心尖：钝圆、游离，由左心室构成，朝向左前下方，在左侧第 5 肋间隙，左锁骨中线内侧 1～2cm 处可扪及或看到心尖搏动。

2）心底：朝向右后上方，主要由左心房和小部分右心房构成，与出入心的大血管相连。

3）两面

胸肋面（前面）稍凸，朝向前上，大部分由右心房和右心室构成，小部分由左心耳和左心室构成。

膈面（下面）平坦，几乎成水平位，朝向下后方，与膈相邻，大部分由左心室构成，小部分由右心室构成。

4）三缘

右缘：垂直钝圆，由右心房构成。

左缘：钝圆，大部分由左心室构成，小部分为左心耳。

下缘：较锐利，近水平位。大部分为右心室构成，仅心尖部为左心室构成。

5）三沟

①冠状沟：几乎呈冠状位，近似环形，前方被肺动脉干所中断，该沟是心房与心室在心脏表面的分界标志。

②前室间沟：位于心胸肋面，上端起自冠状沟，下端与后室间沟相交于心尖切迹。

③后室间沟：位于心膈面，上端起自冠状沟，下端与前室间沟相交于心尖切迹。前、后室间沟是左、右心室在心表面的分界标志。

（4）心内各腔

1）右心房

位于心的右上部，其前部向左突出的三角形部分，称右心耳。右心房可分为前部的固有心房和后部的腔静脉窦两部分。二部之间在心表面以界沟为界，在腔面以界嵴为界。

固有心房：壁腔内面有许多平行排列的肌隆起，称梳状肌。梳状肌延至右心耳腔内交织成网状，当心功能障碍时，是容易形成血栓的场所。固有心房的左前下方有右房室口，为右心房的出口。

腔静脉窦：内壁光滑，其上、下分别有上腔静脉口和下腔静脉口，下腔静脉口前缘有下腔静脉瓣。在下腔静脉口与右房室口之间有冠状窦口。在房间隔中下份，有一卵圆形凹陷称卵圆窝，是胚胎时期卵圆孔闭锁后的遗迹。在胎儿时期，左、右心房借卵圆孔相通，卵圆孔在出生后闭合，房间隔缺损多在此处发生，是先天性心脏病的一种。

2）右心室

位于右心房的左前下方，构成胸肋面的大部分。右心室以室上嵴为界分为流入道和流出道。室上嵴是位于右房室口与肺动脉口之间的弓形肌性隆起。

流入道：又称窦部，内壁粗糙不平，有许多纵横交错排列的肌隆起称肉柱。由室壁突向室腔的锥形肌隆起称乳头肌。入口为右房室口，口的周缘有纤维环，附有三尖瓣，瓣的游离缘借腱索与乳头肌相牵连。纤维环、三尖瓣、腱索与乳头肌在功能上是一个整体，称三尖瓣复合体。述4种结构中任何一种受损，都可以导致血流动力学上的改变。

流出道：又称动脉圆锥。流出口为肺动脉口，口的边缘附有三片半月形瓣膜，称肺动脉瓣。

3）左心房

为最靠后的腔，构成心底的大部分，可分为前、后两部。

前部：向左前方突出的部分称左心耳，与二尖瓣邻近，为心外科常用手术入口之一；其内面因有梳状肌而粗糙，当血流缓慢时，易导致血栓形成。

后部：较大，腔面光滑，有5个开口，后方两侧分别有左上、下肺静脉和右上、下肺静脉4个入口，左心房的出口为左房室口，位于左心房的前下部，通向左心室。

4）左心室

以二尖瓣前瓣为界分为流入道和流出道。

流入道：流入口即左心房室口，周缘附有二尖瓣（前尖、后尖），瓣膜的游离缘有腱索和乳头肌相连，室壁有肉柱。纤维环、二尖瓣、腱索和乳头肌在功能上组合成二尖瓣复合体。

流出道：称主动脉前庭，室壁光滑。出口为主动脉口，口的边缘附有三片半月形的主动脉瓣。主动脉瓣膜与主动脉壁之间的腔隙称主动脉窦，可分为左、右、后三个窦，左、右窦壁上分别有左、右冠状动脉的开口。

（5）心的构造

1）心壁的构造

心壁由心内膜、心肌层和心外膜构成。

心内膜：衬在心腔内面的一层光滑薄膜，与血管内膜相延续。在房室口和动脉口处，心内膜折叠并夹一层致密结缔组织而形成心的瓣膜。

心肌：由心肌细胞和结缔组织组成，构成心的主体。心肌细胞包括普通心肌细胞和特殊分化的心肌细胞，普通心肌细胞构成心房肌和心室肌，特殊分化的心肌细胞构成心的传导系统。

心外膜：被覆于心外表面的一层浆膜，即浆膜性心包的脏层。

2）房间隔与室间隔

①房间隔：位于两心房之间，以分隔左、右心房。房间隔右侧面下部有一卵圆形浅窝，称卵圆窝。

②室间隔：位于两心室之间，以分隔左、右心室。分膜部和肌部。

（6）心传导系统

1）窦房结：位于上腔静脉根部与右心房交界处的心外膜深面，是心的正常起搏点。

2）房室结：位于冠状窦口前上方、房间隔下部的心内膜深面，主要传导窦房结的冲动至心室肌。

3）房室束：是连接心房与心室的唯一重要途径。起于房室结前端，沿室间隔膜部后缘前行，达室间隔肌部的上缘，分为左、右束支。

4）左、右束支：左束支呈扁带状，沿室间隔左侧心内膜深面下行；右束支呈单一细长的圆索状，沿室间隔右侧心内膜深面下行。

5）浦肯野纤维网：左、右束支在心内膜深面分支交织成心内膜下的浦肯野纤维网，由该网发出的纤维进入心室肌，形成肌内浦肯野纤维网，最后与普通心肌纤维相连接。

（7）心的血管

1）心的动脉

营养心的动脉是左、右冠状动脉，自升主动脉根部发出。

①右冠状动脉：起于主动脉右窦，在右心耳与肺动脉干之间入冠状沟，沿冠状沟绕心右缘至心膈面，发出后室间支沿室间沟下行。主要分支有后室间支、左室后支和窦房结支、动脉圆锥支、右室前支、右缘支。右冠状动脉供应右心房、右心室、室间隔后1/3及左室后壁血液。

②左冠状动脉：起于主动脉左窦，在左心耳与肺动脉干之间入冠状沟，立即分为旋支和前室间支，旋支沿冠状沟绕心左缘入心膈面；前室间支沿前室间沟下行，绕心尖切迹至后室间沟与后室间支吻合。主要分支：前室间支分支有动脉圆锥支、左室前支、右室前支和室间隔支；旋支分支有左缘支、左室后支和窦房结支等。左冠状动脉供应左心房、左心室、室间隔前2/3和右心室前壁小部分。

2）静脉

心的静脉主要有心大静脉、心中静脉和心小静脉，它们均汇入冠状窦，经冠状窦口注入右心房。

冠状窦位于心膈面的冠状沟内，左心房与左心室之间，以冠状窦口开口于右心房。心大静脉在前室间沟内与前室间支伴行，向后上至冠状沟，注入冠状窦左端。心中静脉在后室间沟内，与后室间支伴行，向上注入冠状窦右端。心小静脉在冠状沟内，与右冠状动脉伴行，向左注入冠状窦右端。

（8）心包

心包是包裹心和大血管根部的锥体形纤维浆膜囊。可分为内、外两层，外层称纤维心包，内层称浆膜心包。

①纤维心包：纤维心包是一层致密结缔组织囊，为心包的最外层，上方与出入心的大血管外膜相续，下方愈着于膈的中心腱。

②浆膜心包：浆膜心包位于纤维心包内，分脏、壁两层，脏层即心外膜，壁层衬贴于纤维心包的内面。脏、壁两层在出入心的大血管根部相互移行，形成一个潜在性的腔隙，称心包腔，内有少量浆液，其润滑作用，可减少心搏动时的摩擦。

心包的主要功能有：①防止心脏过度扩张，以保持血容量的恒定；②减少摩擦；③屏障作用，防止邻近部位的感染波及心脏。

（9）心的体表投影

通常在胸前壁采取4点连线法来确定。

①左上点：在左侧第2肋软骨下缘，距胸骨左缘约1.2cm处。

②右上点：在右侧第3肋软骨上缘，距胸骨右缘约1cm处。

③右下点：在右侧第6胸肋关节处。

④左下点：在左侧第5肋间隙，距前正中线7~9cm处（或在左锁骨中线内侧1~2cm处）。

左、右上点连线为心上界；左、右下点连线为心下界；左上、下点略向左凸的弧线为心左界；右上、下点略向右凸的弧线为心右界。了解心在胸前壁的投影，对临床叩诊判断心是否扩大有重要意义。

3. 动脉

（1）肺循环的动脉

1）肺动脉干：肺动脉干粗而短，起自右心室，在升主动脉的前方向左后上方斜行，至主动脉弓的下方，分为左、右肺动脉。

2）左肺动脉：较短，横行向左，在左主支气管前方至左肺门，分2支进入左肺上、下叶。

3）右肺动脉：较长，横行向右，在升主动脉和上腔静脉后方达肺门，分3支进入右肺上、中、下叶。

4）动脉韧带：在肺动脉干分叉处与主动脉弓下缘之间，有一结缔组织索，称动脉韧带，是胎儿时期动脉导管闭锁后的遗迹。

（2）体循环的动脉

1）主动脉

主动脉是体循环动脉的主干，由左心室发出，先斜向右上，继而弓形弯向左后，再沿脊柱左前方下行，达第12胸椎高度穿经膈的主动脉裂孔入腹腔，至第4腰椎体下缘处分为左、右髂总动脉。主动脉以右侧第2胸肋关节和第4胸椎体下缘为界，分为升主动脉（主动脉升部），主动脉弓和降主动脉（主动脉降部）3段。

①升主动脉

升主动脉：由左心室发出，于肺动脉干和上腔静脉之间上行，移行为主动脉弓。升主动脉根部发出左、右冠状动脉。

②主动脉弓

主动脉弓在胸骨角平面续于升主动脉，呈弓形弯向左后下，至第四胸椎体下缘移行为降主动脉。主动脉弓的凸侧有 3 大分支，从右向左分别是头臂干、左颈总动脉和左锁骨下动脉。

③降主动脉

降主动脉又以膈的主动脉裂孔为界分为胸主动脉（主动脉胸部）和腹主动脉（主动脉腹部）。

2）头颈部的动脉

颈总动脉为头颈部的动脉主干。左侧起自主动脉弓，右侧起自头臂干。两侧颈总动脉均经同侧胸锁关节的后方，沿气管、食管和喉的外侧上行，至甲状软骨上缘平面分为颈内动脉和颈外动脉。

①颈内动脉

自颈总动脉发出后，经颈动脉管入颅。颈内动脉在颈部无分支，在颅内分支分布于脑和视器等。

②颈外动脉

自颈总动脉发出后，初居颈内动脉前内侧，后经其前方转至前外侧上行，颈外动脉的主要分支有：

甲状腺上动脉：在颈外动脉的起始处发出，分支分布于甲状腺和喉。

舌动脉：平舌骨大角处起自颈外动脉，分支分布于舌、舌下腺及腭扁桃体等。

面动脉：约平下颌角高度发自颈外动脉，向前经下颌下腺深面，于咬肌前缘，绕过下颌骨下缘至面部，继而经口角和鼻翼外侧，斜行向上至目内眦。面动脉分支分布于面部软组织、腭扁桃体和下颌下腺等处。面动脉在咬肌前缘、下颌骨下缘处位置表浅，在活体可摸到其搏动。

颞浅动脉：为颈外动脉两终支之一，分支分布于腮腺和额、顶、颞部软组织。颞浅动脉在外耳门前上方、颧弓根部位置表浅，可摸到其搏动。

上颌动脉：为颈外动脉的另一终支，其主要分支有脑膜中动脉和下牙槽动脉。

3）锁骨下动脉

锁骨下动脉为上肢的动脉主干，左侧起自主动脉弓，右侧发自头臂干。锁骨下动脉从胸锁关节后方斜行向外至颈根部，呈弓状经胸膜顶前方，穿斜角肌间隙至第 1 肋外侧缘，移行为腋动脉，其主要分支有：

①椎动脉：起自锁骨下动脉上壁，向上穿经第 6～1 颈椎的横突孔，经枕骨大孔入颅腔，分支布于脑和脊髓。

②胸廓内动脉：起点与椎动脉相对，起自锁骨下动脉下壁，在距胸骨外侧缘约 1cm 处，沿第 1～6 肋软骨的后面下行，分支布于胸前壁、心包、膈和乳房等处。

③甲状颈干：为一短干，在椎动脉外侧起自锁骨下动脉上壁，立即分为数支，其主要分支有甲状腺下动脉，分支布于甲状腺、咽和食管、喉和气管等处。

4）上肢的动脉

①腋动脉：在第1肋外侧缘处续于锁骨下动脉，与腋静脉及臂丛伴行，经腋窝至大圆肌下缘处移行为肱动脉。腋动脉发出胸肩峰动脉等五个主要分支，供应肩关节及周围肌肉等结构的血液。

②肱动脉：是腋动脉的直接延续，与正中神经伴行，平桡骨颈高度分为桡动脉和尺动脉。在肘窝稍上方和肱二头肌腱的内侧，肱动脉位置表浅，可触知其搏动，是测量血压时的听诊部位。

③桡动脉：自肱动脉发出后，沿前臂前面桡侧下行，沿途分支分布于前臂诸结构。主要分支有掌浅支和拇主要动脉。

④尺动脉：自肱动脉发出后，沿尺侧腕屈肌和指浅屈肌之间下行至腕，沿途分支分布于前臂诸结构。主要分支有骨间总动脉和掌深支。

⑤掌浅弓和掌深弓

掌浅弓：位于掌腱膜与指屈肌腱之间。由尺动脉末端与桡动脉掌浅支吻合而成。从掌浅弓发出1条小指尺掌侧动脉和3条指掌侧总动脉。分别分布于第2~5指相对缘。

掌深弓：位于指深屈肌腱和骨间掌侧肌之间。由桡动脉末端与尺动脉掌深支吻合而成。

5）胸部的动脉

胸主动脉是胸部的动脉主干，在第4胸椎体下缘左侧续于主动脉弓，下降至第12胸椎前方穿膈的主动脉裂孔，移行为腹主动脉。胸主动脉的分支分为脏支和壁支两种。

①脏支：均较细小，主要有支气管支、食管支和心包支，分别分布于气管、支气管、肺、食管和心包等处。

②壁支：较粗大，主要有肋间后动脉（第1，2对肋间后动脉来自锁骨下动脉的肋颈干）和肋下动脉。第3~11对肋间后动脉位于肋间隙内，主干沿肋沟走行。肋下动脉位于第12肋的下缘。肋间后动脉和肋下动脉分别分布于胸壁、腹壁上部、背部和脊髓等处。

6）腹部的动脉

腹主动脉是腹部的动脉主干，自膈的主动脉裂孔续于胸主动脉，至第4腰椎体下缘处分为左、右髂总动脉。腹主动脉的分支亦分脏支和壁支，但脏支远较壁支粗大。

①脏支，分成对和不成对两种。

成对脏支有3对，即肾上腺中动脉、肾动脉和睾丸动脉（或卵巢动脉）。

肾上腺中动脉：约平第1腰椎平面发自腹主动脉两侧，横行向外，布于肾上腺。

肾动脉：约平第2腰椎平面发自腹主动脉，横行向外，至肾门处分为前、后两干经肾门入肾。

睾丸动脉：又称精索内动脉，由腹主动脉前壁发出，分布于睾丸和附睾。在女性该动脉称卵巢动脉，分布于卵巢和输卵管。

不成对脏支有3支，即腹腔干、肠系膜上动脉和肠系膜下动脉。

腹腔干：为一粗短的动脉干。在主动脉裂孔稍下方、平第12胸椎高度发自腹主动脉前壁，并立即分为胃左动脉、肝总动脉和脾动脉三支。胃左动脉，为腹腔干最小的分支，先向左上方至胃的贲门，急转向右沿胃小弯向右行于小网膜两层之间，沿途分支至食管腹部、贲门和胃小弯附近的胃壁。脾动脉，为腹腔干最大的分支，沿胰的上缘左行。肝总动脉，向右走行，至十二指肠上部的上缘进入肝十二指肠韧带内，分为肝固有动脉和胃十二指肠动脉。肝固有动脉为肝总动脉的直接延续，在肝十二指肠韧带内上行，至肝门附近，分为左、右支，分别进入肝左、右叶。右支在入肝前发出胆囊动脉至胆囊。肝固有动脉在其起始处附近还发出胃右动脉，在小网膜内沿胃小弯向左行进，与胃左动脉吻合，沿途分支至十二指肠上部和胃小弯附近的胃壁。胃十二指肠动脉经十二指肠上部的后方下行，经幽门下缘分为胃网膜右动脉和胰十二指肠上动脉。胃网膜右动脉在大网膜两层之间沿胃大弯向左行进，分支布于胃大弯附近的胃壁及大网膜。胰十二指肠上动脉在胰头与十二指肠降部之间下行，分支布于胰头及十二指肠。

肠系膜上动脉：约平第1腰椎高度起自腹腔干起点稍下方的腹主动脉前壁，其主要分支有：胰十二指肠下动脉，行于胰头和十二指肠下部之间。空肠动脉和回肠动脉，共有12～16支，自肠系膜上动脉的左侧壁发出，行走于小肠系膜两层之间，分支吻合成动脉弓，最后一级动脉弓再发出直支，分布于空肠和回肠。回结肠动脉，为肠系膜上动脉右侧壁最下方的分支，行向右下至回盲部，布于回肠末端、盲肠、阑尾和升结肠。其中布于阑尾的分支，称为阑尾动脉。右结肠动脉，在回结肠动脉上方，发自肠系膜上动脉的右侧壁，横行向右，分布于升结肠。中结肠动脉，发自肠系膜上动脉的右侧壁，分支分布于横结肠。

肠系膜下动脉：约平第3腰椎高度发自腹主动脉前壁，分支分布于降结肠、乙状结肠和直肠上部。其主要分支有：左结肠动脉，沿腹后壁向左行，分布于结肠脾曲和降结肠。乙状结肠动脉，常为1～3支，斜向左下方，进入乙状结肠系膜内，分支分布于乙状结肠。直肠上动脉，是肠系膜下动脉的直接延续，分布于直肠上部。

②壁支

主要有膈下动脉（1对）、腰动脉（4对）和骶正中动脉（1条），分布于膈下面、腹后壁、腹外侧壁、脊髓和盆腔后壁等处。膈下动脉还发出肾上腺上动脉至肾上腺。

7）盆部的动脉

髂总动脉：左、右各一，平第4腰椎体下缘自腹主动脉分出后，沿腰大肌内侧行向外下，至骶髂关节前方，分为髂内动脉和髂外动脉。

①髂内动脉

髂内动脉是盆部的动脉主干，为一短干。沿骨盆侧壁下行，发出脏支和壁支，分布于盆壁、臀部、会阴及盆腔脏器。

脏支，主要有脐动脉、膀胱下动脉、直肠下动脉、阴部内动脉。女性还有子宫动脉。

脐动脉，为胎儿时期的动脉干，出生后其远侧端闭锁形成脐内侧韧带，近侧段发出2～3支膀胱上动脉，布于膀胱尖和膀胱体。

膀胱下动脉，行向前内，分布于膀胱底、精囊及前列腺等处。在女性，则分布于膀胱底及阴道。

直肠下动脉，为一小支，行向内下，布于直肠下部，并与直肠上动脉和肛动脉吻合。

阴部内动脉，伴阴部神经从梨状肌下孔出骨盆，分布于肛区、会阴及外生殖器等处。

子宫动脉，沿盆腔侧壁行向内下进入子宫阔韧带两层之间，继而向内行进，在距子宫颈

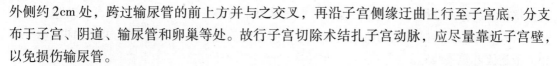

外侧约2cm处，跨过输尿管的前上方并与之交叉，再沿子宫侧缘迂曲上行至子宫底，分支布于子宫、阴道、输尿管和卵巢等处。故行子宫切除术结扎子宫动脉，应尽量靠近子宫壁，以免损伤输尿管。

壁支，主要有臀上动脉、臀下动脉、壁孔动脉。

臀上动脉，分支布于臀中、小肌和髋关节。

臀下动脉，分支布于臀大肌和坐骨神经等器官和结构。

闭孔动脉，分支布于大腿内侧群肌和髋关节。

②髂外动脉

髂外动脉是下肢的动脉主干。在骶髂关节前方由髂总动脉发出，沿腰大肌内侧缘下行，经腹股沟韧带中点深面进入股前部，移行为股动脉。

8）下肢的动脉

①股动脉

为髂外动脉的直接延续，在股三角内下行至腘窝，移行为腘动脉。股动脉的主要分支为股深动脉。股动脉分支布于大腿肌及髋关节。

②腘动脉

续于股动脉，至腘窝下角处分为胫前动脉和胫后动脉。

③胫前动脉

为腘动脉的直接延续，穿小腿骨间膜至小腿前部，在小腿前群肌内下行，经踝关节的前方到足背，移行为足背动脉。胫前动脉主要分布于小腿前肌群。

④胫后动脉

为腘动脉的直接延续，在小腿后群肌浅、深两层之间下降，经内踝后方，分为足底内侧动脉和足底外侧动脉。

⑤足背动脉

为胫前动脉的直接延续，位置表浅，在踝关节前方，内、外踝连线的中点处易触及其搏动。

4. 静脉

（1）肺循环的静脉

肺静脉起自肺泡周围的毛细血管网，无静脉瓣，内为含氧量高、呈鲜红色的动脉血。左、右各有两条，分别称为左上、下肺静脉和右上、下肺静脉，经肺门出肺，向内侧走行注入左心房后部。

（2）体循环的静脉

体循环的静脉分上腔静脉系、下腔静脉系（包括肝门静脉系）和心静脉系。

1）体循环静脉的特点

静脉是导血回心的血管，起始于毛细血管，终止于心房。静脉和动脉在结构和配布上虽有许多相似之处，但由于二者在结构、功能和血流方向等方面的差异，因此静脉具有如下特点：

①静脉管壁薄、弹性小、压力低、血流慢，但管腔大，属支多，静脉血液总容量是动脉

的 2 倍以上，从而使回心血量与心输出量保持动态平衡。

②有静脉瓣，静脉管壁的内面具有半月形向心开放的静脉瓣，是保证血液定向流动、防止血液逆流的重要装置。

③体循环的静脉分浅、深两种。浅静脉位于浅筋膜内，又称皮下静脉，因其位置表浅，临床上常通过浅静脉进行注射、输液和采血。深静脉位于深筋膜深面或体腔内，多与动脉伴行，其名称、行程和收集范围多与其伴行动脉相同。

④静脉的吻合较动脉丰富。浅静脉之间、深静脉之间以及浅、深静脉之间均有广泛的吻合。在体表的浅静脉多吻合称静脉网（弓），如手背静脉网；深静脉在某些器官周围或壁内吻合成静脉丛，如食管静脉丛、直肠静脉丛等。

⑤几种特殊结构的静脉。硬脑膜窦，位于颅内，由硬脑膜两层分开，内衬内皮而成。窦壁无平滑肌，窦腔无瓣膜，故外伤时往往难以止血，而易形成颅内血肿。板障静脉，位于颅顶诸骨板障内，壁薄无瓣膜，借导静脉与颅内、外静脉相交通，参与调节脑血流量。

2）上腔静脉系

由上腔静脉及其属支组成，其主干为上腔静脉，收集头、颈、上肢、胸壁和部分胸腔器官的静脉血。

上腔静脉，为一粗大的静脉干，由左、右头臂静脉合成，沿升主动脉右侧垂直下行，注入右心房，在其注入右心房前尚有奇静脉注入。

头臂静脉，左、有各一，在胸锁关节后方由同侧的锁骨下静脉和颈内静脉汇合而成。其汇合处的夹角称静脉角，为左、右淋巴导管注入的部位。

①头颈部的静脉

头颈部的静脉包括颈内静脉、颈外静脉及其属支。

颈内静脉

在颈静脉孔处续于乙状窦，于颈动脉鞘内沿颈内动脉和颈总动脉的外侧下行，与锁骨下静脉汇合成头臂静脉。颈内静脉有颅内属支和颅外属支两种。颅内支，通过硬脑膜窦收集脑、脑膜、颅骨和视器等处的静脉血。颅外支，收集面部、颈部、咽、舌和甲状腺等处的静脉血。颅外支的主要属支有：面静脉，起自内眦静脉，与面动脉伴行，注入颈内静脉。面静脉在口角平面以上缺少静脉瓣，并借内眦静脉、眼静脉等与颅内海绵窦相交通。因此，当口角以上面部感染处理不当时（如挤压等），病菌或脓栓可逆流至颅内，导致颅内感染。故临床上通常将鼻根至两侧口角之间的三角区域称为"危险三角"；下颌后静脉，由颞浅静脉与上颌静脉在腮腺实质内汇合而成。收集面侧区深层和颞区的静脉血，即收集颞浅动脉和上颌动脉分布区的静脉血。

颈外静脉

颈外静脉是颈部最大的浅静脉，由下颌后静脉的后支、耳后静脉和枕静脉汇合而成，注入锁骨下静脉。颈外静脉位置表浅而恒定，故临床儿科常作为静脉穿刺、输液和抽血的部位。

②锁骨下静脉

在第 1 肋的外侧缘续于腋静脉，经锁骨下动脉及前斜角肌前面，至胸锁关节后方与颈内静脉合成头臂静脉。

③上肢的静脉

分为浅、深静脉两种，最终多汇入腋静脉。

浅静脉：位于皮下，起于手背静脉吻合而成的手背静脉网。头静脉，起自手背静脉网的桡侧，注入腋静脉或锁骨下静脉。收集手及前臂桡侧浅层结构的静脉血。头静脉在肘窝处通过肘正中静脉与贵要静脉相交通；贵要静脉起自手背静脉网的尺侧，注入肱静脉。收集手及前臂尺侧浅层结构的静脉血；肘正中静脉斜行于肘窝皮下，变异较多，连接贵要静脉和头静脉，一般常接受前臂正中静脉。三条浅静脉尤其是肘正中静脉，为临床上穿刺、抽血、输液的常用静脉。

深静脉：均与同名动脉伴行，收集同名动脉分布区域的静脉血。

④胸部的静脉

胸前壁及脐以上的腹前壁浅层静脉，沿胸腹壁静脉，经胸外侧静脉注入腋静脉；深层则经腹壁上静脉、胸廓内静脉注入头臂静脉。奇静脉为胸部的深静脉主干之一。

奇静脉，起自右腰升静脉，注入上腔静脉。沿途收集右侧肋间后静脉、食管静脉、支气管静脉及左侧半奇静脉的血液。

椎静脉丛，位于椎管内、外，纵贯脊柱全长。分椎内、外静脉丛，壁薄无瓣，吻合广泛，是沟通上、下腔静脉系和颅内、外静脉的又以重要通路。

3）下腔静脉系

下腔静脉系由下腔静脉及其属支组成。其主干为下腔静脉，收集下半身的静脉血，即收集下肢、盆部和腹部的静脉血。

下腔静脉，是全身最大的静脉干，在第5腰椎体右前方由左、右髂总静脉汇合而成，沿脊柱右前方、腹主动脉右侧上行，注入右心房。

①下肢的静脉

下肢的静脉分浅、深静脉两种。

浅静脉：主要有大隐静脉和小隐静脉，均起自足背静脉弓（网）。大隐静脉，为人体最长的浅静脉。起自足背静脉弓的内侧，经内踝前方，伴隐神经沿小腿、膝关节及大腿的内侧上行，至耻骨结节下外方3~4cm处，穿隐静脉裂孔注入股静脉。大隐静脉在注入股静脉前还接纳腹壁浅静脉、阴部外静脉、旋髂浅静脉、股内侧浅静脉及股外侧浅静脉5个属支的静脉血。大隐静脉在内踝前方位置表浅，是静脉穿刺或切开的常用部位，也是下肢静脉曲张的好发部位；小隐静脉起自足背静脉弓的外侧，经外踝后方，沿小腿后面中线上行，至腘窝处穿深筋膜注入腘静脉，小隐静脉收集足外侧和小腿后部浅层结构的静脉血。

深静脉：与同名动脉伴行，收集同名动脉分布区域的静脉血。

②盆部的静脉

髂内静脉：为盆部的静脉主干，其属支包括脏支和壁支两种，均为同名动脉伴行，收集各同名动脉分布区域的静脉血。

髂外静脉：是股静脉的直接延续，与同名动脉伴行。收集同名动脉分布区域的静脉血。

髂总静脉：在骶髂关节前方，由同侧髂内静脉和髂外静脉汇合而成。髂总静脉斜向内上，至第 5 腰椎右前方，与对侧的髂总静脉汇合成下腔静脉。髂总静脉收集同名动脉分布区域的静脉血。

③腹部的静脉

腹部静脉的主干为下腔静脉。其属支包括壁支和脏支两种，成对的脏支与壁支均直接或间接注入下腔静脉；不成对的脏支（除肝外），先汇合成肝门静脉入肝，再经肝静脉回流入下腔静脉。

壁支：有 1 对膈下静脉和 4 对腰静脉，均与同名动脉伴行。

脏支：包括肾上腺静脉、肾静脉、睾丸静脉和肝静脉。肾上腺静脉，左、右各一，左侧者注入左肾静脉，右侧者直接注入下腔静脉；肾静脉，左、右各一，起于肾门，经肾动脉前面横向内侧，注入下腔静脉。左肾静脉较长，越过腹主动脉前面，并接纳左睾丸（或左卵巢）静脉和左肾上腺静脉的静脉血；睾丸静脉，左、右各一，左睾丸静脉以直角注入左肾静脉，而右睾丸静脉则以锐角直接注入下腔静脉，故睾丸静脉曲张以左侧多见。该静脉在女性为卵巢静脉，起自卵巢静脉丛，经卵巢悬韧带与卵巢动脉伴行，其回流途径与睾丸静脉相似；肝静脉，有 2～3 条，分别称为肝左、肝中、肝右静脉，收集肝血窦回流的静脉血，行于肝实质内，在腔静脉沟处注入下腔静脉。

④肝门静脉系

肝门静脉系为肝的功能性血管，由肝门静脉及其属支组成，收集腹腔不成对器官（肝除外）的静脉血。其结构特点有三：①肝门静脉为一粗短的静脉干，长约 6～8cm；②起、止两端均为毛细血管；③一般无静脉瓣，当门脉高压血流受阻时，血液可发生逆流。

肝门静脉的组成：肝门静脉是肝门静脉系的主干，由肠系膜上静脉及脾静脉在胰头后方汇合而成。肝门静脉斜向右上经十二指肠上部的后方进入肝十二指肠韧带，在肝固有动脉和胆总管的后方上行，至肝门处分为左、右两支，分别进入肝左、右两叶。肝门静脉在肝内反复分支。

肝门静脉的属支：包括脾静脉、肠系膜上、下静脉、胃左、右静脉、胆囊静脉及附脐静脉等。属支多且与同名动脉相伴行，收集同名动脉分布区域的静脉血。脾静脉，在脾门处由数条脾支汇合而成，并与肠系膜上静脉合成肝门静脉。肠系膜上静脉，与同名动脉伴行，至胰头后方与脾静脉合成肝门静脉。肠系膜下静脉，与同名动脉伴行，多注入脾静脉。胃左静脉，与同名动脉伴行，向右注入肝门静脉，并在贲门处接受食管静脉丛的食管支的静脉血。胃右静脉，与同名动脉伴行，向右注入肝门静脉。胆囊静脉，起自胆囊，注入肝门静脉或其右支。附脐静脉，无伴行动脉，起自脐周静脉网，沿肝圆韧带上行，注入肝门静脉左支。

肝门静脉系与上、下腔静脉系之间的联系：经食管静脉丛，构成肝门静脉系与上腔静脉系的吻合；经直肠静脉丛，构成肝门静脉系与下腔静脉系的吻合；经脐周静脉网，构成肝门静脉系与上、下腔静脉系的吻合。

在正常情况下，肝门静脉系与上、下腔静脉系之间的吻合支较细小，血流量少，呈双向分流至所属静脉系统。当肝门静脉血液回流受阻时，血流不能畅流入肝，部分血液则通过上述吻合途径形成侧支循环，经上、下腔静脉回流入心。随着血流量的增多，吻合部位的小静脉变得粗大迂曲，形成静脉曲张。食管静脉丛曲张，破裂时发生呕血；直肠静脉丛曲张，破

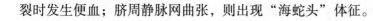

裂时发生便血；脐周静脉网曲张，则出现"海蛇头"体征。

（三）淋巴系

1. 概述

淋巴系统由淋巴管道、淋巴器官和淋巴组织构成。在淋巴管道内和淋巴结的淋巴窦内流动的无色透明液体，称为淋巴。淋巴系统是静脉回流的辅助系统。淋巴器官和淋巴组织有滤过淋巴，产生淋巴细胞和参与免疫等功能。

2. 淋巴系统的组成

（1）淋巴管道

淋巴管道包括毛细淋巴管、淋巴管、淋巴干和淋巴导管。

1）毛细淋巴管

毛细淋巴管是淋巴管道的起始部，以膨大的盲端始于组织间隙，部分组织液由此进入淋巴管道，成为淋巴液。

毛细淋巴管粗细不等，互联成网，管壁由一层内皮细胞呈叠瓦状扣合而成，细胞之间的间隙较大，无基膜或基膜不完整，通透性较毛细血管大。一些大分子物质，如癌细胞、细菌和异物等较易进入毛细淋巴管。

2）淋巴管

淋巴管由毛细淋巴管逐渐汇合而成，其结构特点是：结构类似静脉，管壁薄，管腔小；瓣膜丰富，使充盈的淋巴管外观呈串珠状；在向心走行途中要穿过一个或多个淋巴结；分浅深两类，浅淋巴管位于皮下，多与浅静脉伴行，深淋巴管与深部血管伴行。

3）淋巴干

淋巴干由全身各部淋巴管穿过最后一群淋巴结后汇合而成，共有 9 条。

左、右颈干：收集头颈部的淋巴。

左、右锁骨下干：收集上肢和胸腹壁浅层的淋巴。

左、右支气管纵隔干：收集胸部的淋巴。

左、右腰干：收集下肢、盆部、腹后壁、腹腔成对脏器的淋巴。

肠干：收集腹腔不成对器官的淋巴，淋巴液呈乳白色。

4）淋巴导管

淋巴导管由全身 9 条淋巴干汇合而成，共有两条，即胸导管和右淋巴导管，分别注入左、右静脉角。

①胸导管

是全身最大的淋巴导管，长约 30～40cm。由左、右腰干和肠干在第 1 腰椎体前方汇合而成，起始处膨大称乳糜池。胸导管起自乳糜池，向上穿膈的主动脉裂孔入胸腔，在食管后方的胸主动脉和奇静脉之间上行，在左侧颈根部呈弓形注入左静脉角。在注入左静脉角之前，接受左颈干、左锁骨下干和左支气管纵隔干的淋巴。

②右淋巴导管

右淋巴导管较短，长约 1.5cm，由右颈干、右锁骨下干和右支气管纵隔干汇合而成，注入右静脉角。右淋巴导管引流人体右上半身的淋巴。

（2）淋巴组织

淋巴组织是含有大量淋巴细胞的网状组织。在体内除分布在淋巴器官外，还分布于消化、呼吸、泌尿和生殖道黏膜的上皮之下，起着防御和屏障的作用。

（3）淋巴器官

淋巴器官包括淋巴结、脾、胸腺和扁桃体。

①淋巴结

淋巴结是淋巴管道向心行程中必经的器官，为大小不等的圆形或椭圆形小体，直径 2 ~ 20mm，质柔软，新鲜时呈灰红色，一侧隆凸，有数条淋巴输入管进入；另一侧凹陷，凹陷中央处称淋巴结门，有 2 ~ 3 条淋巴输出管穿出，此外还有神经、血管出入。淋巴结多沿血管排列，或颁布于身体较隐蔽的位置，如关节的屈侧、腋窝、肘窝、腹股沟、腘窝、脏器门和体腔大血管附近。淋巴结的主要功能是滤过淋巴、产生淋巴细胞和进行免疫应答。

②脾

脾是人体最大的淋巴器官，位于左季肋区，胃底与膈之间，相当于第 9 ~ 11 肋的深面，其长轴与第 10 肋一致。正常时在左侧肋弓下触不到脾。脾是腹膜内位器官，呈暗红色，质地脆而柔软，若受暴力冲击，易破裂而引起大出血。脾呈椭圆形，可分为膈、脏两面，前、后两端，上、下两缘。上缘有 2 ~ 3 个脾切迹，脾肿大时，可作为触诊脾的标志。脾具有储血、清除衰老的红细胞、吞噬致病微生物和异物及参与机体的免疫反应等功能。

③胸腺

胸腺位于上纵隔前部，胸骨柄的后方，上端可突入颈根部。胸腺多分为左、右不对称的两叶，两叶借结缔组织相连。胸腺有明显的年龄变化，新生儿及幼儿时体积相对较大，至青春期后逐渐退化，并被结缔组织所代替。胸腺属中枢淋巴器官，培育、选择和向周围淋巴器官和淋巴组织输送 T 淋巴细胞。胸腺还有内分泌功能。分泌胸腺素和促胸腺生成素等激素。

3. 人体各部的淋巴管和淋巴结

（1）头颈部的淋巴管和淋巴结

①头部淋巴结

多位于头、颈交界处。呈环形排列，由后向前依次有枕淋巴结、乳突淋巴结、腮腺淋巴结、下颌下淋巴结和颏下淋巴结。它们引流头面部的浅、深淋巴，输出淋巴管直接注入颈外侧浅、深淋巴结。

乳突淋巴结：又称耳后淋巴结，位于耳后乳突表面、胸锁乳突肌止点处，收集颅顶部、颞区和耳郭后面的淋巴管，其输出管注入颈外侧浅淋巴结。

下颌下淋巴结：位于下颌下腺附近，收集面部、口腔器官和下颌下腺等处的淋巴，其输出淋巴管注入颈外侧深淋巴结。

②颈部的淋巴结

在颈部沿颈静脉排列，重要的淋巴结有咽后淋巴结、颈外侧浅淋巴结和颈外侧深淋巴结。

颈外侧浅淋巴结：位于胸锁乳突肌表面，收集颈外侧浅淋巴管及枕淋巴结、乳突淋巴结和腮腺淋巴结的输出淋巴管，其输出淋巴管注入颈外侧深淋巴结。

颈外侧深淋巴结：位于胸锁乳突肌的深面，通常以肩胛舌骨肌与颈内静脉的交叉处为界，将其分为颈外侧上深淋巴结和颈外侧下深淋巴结两群。

（2）上肢的淋巴管和淋巴结

腋淋巴结位于腋腔疏松结缔组织内，沿腋血管及其分支排列，按位置分为5群

胸肌淋巴结：沿胸胸大肌深面，胸小肌下缘排列，收集胸前外侧壁、腹前外侧壁（脐以上）、乳房外侧部和中央部的淋巴管。其输出管注入中央淋巴结和尖淋巴结。

外侧淋巴结：沿腋静脉远侧段排列，收集上肢的浅、深淋巴管，其输出淋巴管注入中央淋巴结和尖淋巴结。

肩胛下淋巴结：在腋腔后壁，沿肩胛下血管排列，收集项后部和背部的淋巴管，其输出淋巴管注入中央淋巴结和尖淋巴结。

中央淋巴结：在腋窝中央，接受上述三群淋巴结的输出管，其输出管注入尖淋巴结。

尖淋巴结：沿腋静脉近段排列，收集乳房上部的淋巴管和接受中央淋巴结的输出淋巴管，其输出管组成锁骨下干，左侧注入胸导管，右侧注入右淋巴导管。

（3）胸部的淋巴管和淋巴结

①胸壁的淋巴结

收集胸前壁和乳房内侧部及脐以上的腹前外侧壁深层的胸骨旁淋巴结；收集胸后壁的肋间淋巴结等。

②胸腔器官的淋巴结

纵隔前淋巴结，纵隔后淋巴结，及收集肺淋巴的肺门淋巴结等。

（4）下肢的淋巴管和淋巴结

下肢的浅淋巴管行于皮下，深淋巴管多与深部血管伴行，最后直接或间接注入腹股沟淋巴结。

①腹股沟浅淋巴结

分上、下两群。上群位于腹股沟韧带下方收集腹前壁下部、臀部、会阴部和外生殖器的淋巴管；下群位于大隐静末段收集除足外侧缘和小腿后外侧部以外的下肢浅淋巴管。腹股沟浅淋巴结的输出管注入腹股沟深淋巴结。

②腹股沟深淋巴结

静脉根部和股管内，位于股收集大腿深部结构和会阴淋巴，并接受腹股沟浅淋巴结和腘淋巴结的输出管，其输出管注入髂外淋巴结。

（5）盆部的淋巴管和淋巴结

①髂内淋巴结

收集大部分盆腔器官、盆壁、会阴和臀部的淋巴管。其输出管注入髂总淋巴结。

②髂外淋巴结

接受腹股沟浅、深淋巴结的输出管及腹前壁下部、膀胱、前列腺、子宫、阴道上段等处的淋巴管。其输出管注入髂总淋巴结。

③髂总淋巴结：接受髂内、外淋巴结和骶淋巴结的输出管，其输出管注入腰淋巴结。

（6）腹部的淋巴管和淋巴结

①腹壁的淋巴管和淋巴结

腹前外侧壁的浅、深淋巴管，脐平面以上的分别注入腋淋巴结和胸骨旁淋巴结；脐以下的分别注入腹股沟浅淋巴结和髂外淋巴结，腹后壁的深淋巴管注入腰淋巴结。

②腹腔脏器的淋巴管和淋巴结

腹腔成对脏器的淋巴管注入腰淋巴结，不成对器官的淋巴管分别注入腹腔淋巴结和肠系膜上，下淋巴结。

三、自测试题

（一）脉管系统习题

A1 型题

1. 心血管系统不包括（ ）

A. 心 　　　　　　　　　　B. 静脉 　　　　　　　　　　C. 毛细血管

D. 淋巴管 　　　　　　　　E. 动脉

2. 关于动脉的叙述，正确的是（ ）

A. 导血离心的血管 　　　　B. 导血回心的血管 　　　　C. 自左心房发出

D. 按管径的大小，可分为大、小两级 　　　　E. 自右心房发出

3. 下列能够进行物质交换的血管是（ ）

A. 大动脉 　　　　　　　　B. 小动脉 　　　　　　　　C. 中动脉

D. 静脉 　　　　　　　　　E. 毛细血管

4. 体循环起于（ ）

A. 左心房 　　　　　　　　B. 左心室 　　　　　　　　C. 右心房

D. 右心室 　　　　　　　　E. 左心耳

5. 肺循环终于（ ）

A. 左心房 　　　　　　　　B. 左心室 　　　　　　　　C. 右心房

D. 右心室 　　　　　　　　E. 右心耳

6. 关于血液循环的描述，正确的是（ ）

A. 大循环终于左心房 　　　B. 小循环始于左心室

C. 小循环的动脉内，流动的是动脉血

D. 小循环内的静脉内，流动的是静脉血

E. 小循环主要功能是将静脉血转为动脉血

7. 关于心的位置的描述，错误的是（ ）

A. 位于胸腔的中纵隔内 　　B. 位于两肺之间 　　　　　C. 位于膈肌之上

D. 约2/3居正中矢状面的右侧　　　E. 约2/3居正中矢状面的左侧

8. 关于心尖，正确的叙述是（　　）

A. 由右心室构成　　　　　　　　B. 朝向前下方　　　　　　　　C. 在剑突下可摸到其搏动

D. 位于左侧第5肋间隙，左锁骨中线内侧1~2cm

E. 位于右侧第5肋间隙，右锁骨中线内侧1~2cm

9. 心尖朝向（　　）

A. 左侧　　　　　　　　　　　B. 左后下方　　　　　　　　　C. 左前下方

D. 右后下方　　　　　　　　　E. 右后上方

10. 心底朝向（　　）

A. 右侧　　　　　　　　　　　B. 下方　　　　　　　　　　　C. 右后方

D. 后方　　　　　　　　　　　E. 右后上方

11. 心右缘主要由哪部分心腔构成（　　）

A. 左心室　　　　　　　　　　B. 右心室　　　　　　　　　　C. 左心房

D. 右心房　　　　　　　　　　E. 腔静脉窦

12. 关于心的胸肋面，描述正确的是（　　）

A. 朝向左下方　　　　　　　　B. 大部分由左心室和右心室构成

C. 大部分被胸膜和肺遮盖　　　D. 大部分与胸骨体下部和左侧第4~6肋软骨邻近

E. 心内注射宜在右第4间隙旁胸骨左侧缘处进行

13. 关于心腔表面的分界标志，正确的说法是（　　）

A. 冠状沟分隔左、右心房　　　B. 冠状沟分隔左、右心室

C. 后室间沟分隔左、右心房　　D. 前、后室间沟在心尖右侧会合处称为心尖切迹

E. 前室间沟分隔左、右心房

14. 在右心房不能找到的结构是（　　）

A. 上腔静脉口　　　　　　　　B. 下腔静脉口　　　　　　　　C. 肺动脉口

D. 冠状窦口　　　　　　　　　E. 卵圆窝

15. 关于卵圆窝的描述，错误的是（　　）

A. 位于房间隔　　　　　　　　B. 此处较薄弱　　　　　　　　C. 是卵圆孔闭锁后的遗迹

D. 房间隔缺损多发生在此处　　E. 位于室间隔

16. 冠状窦口引流下列哪个器官的静脉血回心（　　）

A. 食管　　　　　　　　　　　B. 心脏　　　　　　　　　　　C. 气管

D. 肺　　　　　　　　　　　　E. 心包

17. 右心房的出口是（　　）

A. 上腔静脉口　　　　　　　　B. 下腔静脉口　　　　　　　　C. 肺动脉口

D. 冠状窦口　　　　　　　　　E. 右房室口

18. 右心室可见的结构是（　　）

A. 二尖瓣　　　　　　　　　　B. 三尖瓣　　　　　　　　　　C. 卵圆窝

D. 主动脉瓣　　　　　　　　　E. 冠状窦口

19. 关于右心室的描述，错误的是（ ）

A. 位于右心房的右前下方　　B. 壁厚 3～4mm　　　　　　C. 构成胸肋面的大部

D. 位于右心房的左前下方　　E. 出口、入口各一个

20. 三尖瓣位于（ ）

A. 左房室口　　　　　　　　B. 主动脉口　　　　　　　　C. 肺动脉口

D. 右房室口　　　　　　　　E. 上腔静脉口

21. 防止右心室的血液逆流至右心房的结构是（ ）

A. 肺动脉瓣　　　　　　　　B. 三尖瓣　　　　　　　　　C. 主动脉瓣

D. 二尖瓣　　　　　　　　　E. 静脉瓣

22. 三尖瓣复合体不包括哪个结构（ ）

A. 纤维环　　　　　　　　　B. 三尖瓣　　　　　　　　　C. 腱索

D. 乳头肌　　　　　　　　　E. 肉柱

23. 关于左心房的描述，错误的是（ ）

A. 向前方突出的部分称为左心耳　　　　　　　　　　　　B. 入口仅有两个

C. 左心耳内面易导致血栓形成　　　　　　　　　　　　　D. 位于右心房的左后方

E. 出口是左房室口

24. 左心室的入口是（ ）

A. 上腔静脉口　　　　　　　B. 下腔静脉口　　　　　　　C. 冠状动脉口

D. 左房室口　　　　　　　　E. 肺静脉口

25. 心室舒张充盈期关闭的装置是（ ）

A. 主动脉瓣和二尖瓣　　　　B. 肺动脉和三尖瓣　　　　　C. 主动脉瓣和三尖瓣

D. 主动脉瓣和肺动脉瓣　　　E. 二尖瓣和三尖瓣

26. 关于室间隔的描述，错误的是（ ）

A. 位于左、右心室之间　　　B. 分为膜部和肌部　　　　　C. 由肌部构成

D. 膜部是室间隔缺损的好发部位　　　　　　　　　　　　E. 其上部为膜部

27. 窦房结位于（ ）

A. 下腔静脉与右心房交界处心肌层深面

B. 房间隔下部

C. 上腔静脉与右心房交界处心肌层深面

D. 上腔静脉与右心房交界处心外膜深面

E. 卵圆窝深面

28. 室间隔前 2/3 的滋养动脉是（ ）

A. 动脉圆锥支　　　　　　　B. 前室间支　　　　　　　　C. 后室间支

D. 左旋支　　　　　　　　　E. 右旋支

29. 关于左冠状动脉的叙述，正确的是（ ）

A. 发出前室间支和旋支　　　B. 发自主动脉弓　　　　　　C. 营养右心房

D. 与右冠状动脉没有吻合　　E. 发出后室间支和右缘

30. 关于心包的描述, 错误的是 ( )

A. 可分为浆膜心包和纤维心包

B. 浆膜心包分为脏、壁两层

C. 具有限制心脏过度扩张的作用

D. 心包腔内无浆液

E. 具有减少摩擦的作用

31. 心包腔内浆液的生理作用是 ( )

A. 营养心肌　　　　　　B. 维持肌张力　　　　　　C. 维持心包腔内压力

D. 润滑作用　　　　　　E. 免疫作用

32. 心在胸前壁的体表投影, 其中关于右上点的描述, 正确的是 ( )

A. 位于右侧第 3 肋软骨上缘, 距胸骨右缘约 1cm

B. 位于右侧第 2 肋软骨上缘

C. 位于右侧第 3 肋软骨下缘

D. 位于左侧第 3 肋软骨上缘

E. 距胸骨左缘约 2cm

33. 关于肺循环动脉的描述, 正确的是 ( )

A. 肺动脉中含动脉血

B. 左肺动脉较长, 向左行至左肺门

C. 右肺动脉向右经升主动脉与上腔静脉之后向右至肺门

D. 肺动脉干起自左心室

E. 在肺动脉干分叉处的稍右侧有动脉韧带连于

34. 关于体循环动脉分布规律描述, 错误的是 ( )

A. 分布有对称性　　　　　　B. 每一大局部有 1 ~ 2 条动脉干

C. 多居于身体的伸侧　　　　D. 动脉常与深静脉、神经相伴行

E. 配布形式与器官的形态、功能相适应

35. 主动脉按其行程可分为四部, 下列选项中不包括的是 ( )

A. 升主动脉　　　　　　B. 主动脉弓　　　　　　C. 胸主动脉

D. 腹主动脉　　　　　　E. 髂总动脉

36. 体循环动脉的主干是 ( )

A. 主动脉　　　　　　B. 肺动脉　　　　　　C. 头臂干

D. 颈总动脉　　　　　　E. 锁骨下动脉

37. 由升主动脉发出的动脉是 ( )

A. 支气管动脉　　　　　　B. 椎动脉　　　　　　C. 锁骨下动脉

D. 颈总动脉　　　　　　E. 冠状动脉

38. 主动脉弓在第几胸椎体的下缘移行为胸主动脉 ( )

A. 第 3 胸椎　　　　　　B. 第 4 胸椎　　　　　　C. 第 5 胸椎

D. 第 6 胸椎　　　　　　E. 第 2 胸椎

39. 主动脉弓的直接分支有（　　）

A. 右颈总动脉　　　　　　　B. 右锁骨下动脉　　　　　　C. 冠状动脉

D. 椎动脉　　　　　　　　　E. 头臂干

40. 关于颈总动脉的描述，正确的是（　　）

A. 左侧颈总动脉起自于头臂干

B. 在胸锁关节前方进入颈部

C. 平甲状软骨上缘分为两支

D. 分叉处处前壁有颈动脉小球

E. 伴行于同名静脉外侧

41. 关于颈动脉窦的说法，正确的是（　　）

A. 位于颈总动脉分叉处的后方　　　　　　　　B. 是化学感受器

C. 感受血压的变化　　　　　　　　　　　　　D. 为一卵圆形小体

E. 大多数人没有此结构

42. 关于颈动脉小球的描述，正确的是（　　）

A. 为化学感受器

B. 位于颈总动脉末端内膜下

C. 当血中氧分压升高时，可反射性的促进呼吸加深加快

D. 当血中二氧化碳分压降低时，可反射性的促进呼吸加深加快

E. 直接调节血中氧气和二氧化碳含量的平衡

43. 具有压力感受器的血管是（　　）

A. 肾动脉　　　　　　　　　B. 肺动脉　　　　　　　　　C. 面动脉

D. 主动脉弓　　　　　　　　E. 胸主动脉

44. 不属于颈外动脉直接分支是（　　）

A. 甲状腺上动脉　　　　　　B. 脑膜中动脉　　　　　　　C. 面动脉

D. 上颌动脉　　　　　　　　E. 颞浅动脉

45. 颞部出血压迫止血的动脉是（　　）

A. 面动脉　　　　　　　　　B. 颞浅动脉　　　　　　　　C. 上颌动脉

D. 内眦动脉　　　　　　　　E. 颈外动脉

46. 属上颌动脉分支的血管是（　　）

A. 咽升动脉　　　　　　　　B. 甲状腺上动脉　　　　　　C. 舌动脉

D. 面动脉　　　　　　　　　E. 脑膜中动脉

47. 在外耳门前上方可摸到搏动的动脉是（　　）

A. 上颌动脉　　　　　　　　B. 颈外动脉　　　　　　　　C. 面动脉

D. 颞浅动脉　　　　　　　　E. 脑膜中动脉

48. 脑膜中动脉经下列哪一结构入颅（　　）

A. 棘孔　　　　　　　　　　B. 颈动脉管　　　　　　　　C. 卵圆孔

D. 破裂孔　　　　　　　　　E. 圆孔

49. 关于脑膜中动脉，正确的描述是（　　）

A. 起自颞浅动脉　　　　　　B. 颞部翼点处骨折易伤及此动脉后支

C. 行于蛛网膜下隙　　　　　D. 分为前后两支　　　　　E. 经破裂孔入颅腔

50. 在咬肌前缘与下颌骨下缘交界处，能摸到搏动的动脉是（　　）

A. 面动脉　　　　　　　　　B. 舌动脉　　　　　　　　　C. 上颌动脉

D. 颞浅动脉　　　　　　　　E. 硬脑膜中动脉

51. 关于锁骨下动脉的说法，错误的是（　　）

A. 锁骨中点上方锁骨上窝为该动脉的止血点

B. 在颈根部行经斜角肌间隙

C. 在颈根部斜越胸膜顶前方

D. 右侧锁骨下动脉起自头臂干

E. 所有分支均分布于上肢

52. 不属于锁骨下动脉的直接分支是（　　）

A. 甲状颈干　　　　　　　　B. 胸廓内动脉　　　　　　　C. 椎动脉

D. 肋颈干　　　　　　　　　E. 甲状腺上动脉

53. 关于椎动脉的描述，错误的是（　　）

A. 向上穿行第 6 ~ 1 颈椎的横突孔　　　　　　　B. 为颈外动脉的分支

C. 为锁骨下动脉的分支　　　　　　　　　　　　D. 经枕骨大孔入颅

E. 分布于脑和脊髓

54. 某男臂中部骨折，骨折断端可能刺伤的动脉是（　　）

A. 锁骨下动脉　　　　　　　B. 腋动脉　　　　　　　　　C. 肱动脉

D. 桡动脉　　　　　　　　　E. 尺动脉

55. 临床常用于测量血压的动脉是（　　）

A. 腋动脉　　　　　　　　　B. 股动脉　　　　　　　　　C. 尺动脉

D. 桡动脉　　　　　　　　　E. 肱动脉

56. 测量血压时肱动脉的听诊部位是（　　）

A. 肘窝内上方，肱二头肌腱的内侧　　　B. 肘窝内上方，肱二头肌腱的外侧

C. 肱桡肌的内侧　　　　　　　　　　　D. 肱骨内、外上髁连线的中点

E. 肘窝内上方，肱二头肌腱的前面

57. 中医常用于把脉的动脉是（　　）

A. 肱动脉　　　　　　　　　B. 桡动脉　　　　　　　　　C. 尺动脉

D. 腋动脉　　　　　　　　　E. 锁骨下动脉

58. 关于掌深弓的组成，正确的是（　　）

A. 由桡动脉的掌深支和尺动脉的掌深支组成

B. 由桡、尺动脉的末端组成

C. 由桡动脉的掌浅支和桡动脉的末端组成

D. 由桡动脉的掌浅支和尺动脉的末端组成

E. 由桡动脉的末端和尺动脉的掌深支组成

59. 手指外伤出血时，压迫止血的最佳部位是（　　）

A. 手指前后　　　　　　　B. 掌心　　　　　　　　C. 指根两侧

D. 指尖两侧　　　　　　　E. 前臂远侧

60. 胸主动脉的分支不包括的是（　　）

A. 肋间后动脉　　　　　　B. 膈下动脉　　　　　　C. 支气管支

D. 食管支　　　　　　　　E. 心包支

61. 腹主动脉发出不成对的脏支有（　　）

A. 子宫动脉　　　　　　　B. 卵巢动脉　　　　　　C. 肾动脉

D. 肾上腺动脉　　　　　　E. 肠系膜下动脉

62. 睾丸动脉起自于（　　）

A. 腹腔干　　　　　　　　B. 腹主动脉　　　　　　C. 髂内动脉

D. 髂外动脉　　　　　　　E. 髂总动脉

63. 腹腔干直接或间接的分支，下列不包括的是（　　）

A. 胃左动脉　　　　　　　B. 肝固有动脉　　　　　C. 胃十二指肠动脉

D. 阑尾动脉　　　　　　　E. 脾动脉

64. 腹腔干的分支，不能到达的器官是（　　）

A. 食管　　　　　　　　　B. 胃　　　　　　　　　C. 直肠

D. 肝　　　　　　　　　　E. 胆囊

65. 胃的供血动脉中起自肝固有动脉的是（　　）

A. 胃左动脉　　　　　　　B. 胃右动脉　　　　　　C. 胃后动脉

D. 胃短动脉　　　　　　　E. 胃网膜右动脉

66. 胃网膜右动脉起自于（　　）

A. 胰十二指肠上动脉　　　B. 胃十二指肠动脉　　　C. 脾动脉

D. 肝固有动脉　　　　　　E. 肠系膜上动脉

67. 肠系膜上动脉约平哪块椎骨起自腹主动脉（　　）

A. 第12胸椎　　　　　　　B. 第1腰椎　　　　　　C. 第2腰椎

D. 第3腰椎　　　　　　　　E. 第4腰椎

68. 阑尾动脉起于（　　）

A. 回肠动脉　　　　　　　B. 肠系膜下动脉　　　　C. 回结肠动脉

D. 中结肠动脉　　　　　　E. 右结肠动脉

69. 肠系膜上动脉根部完全阻塞，血供不受影响的器官是（　　）

A. 空肠和回肠　　　　　　B. 乙状结肠　　　　　　C. 升结肠和横结肠

D. 阑尾　　　　　　　　　E. 盲肠

70. 不属于肠系膜下动脉供血的器官是（　　）

A. 盲肠　　　　　　　　　B. 横结肠　　　　　　　C. 降结肠

D. 乙状结肠　　　　　　　E. 直肠上段

71. 肠系膜下动脉约平哪块椎骨起自腹主动脉 （　　）

A. 第 12 胸椎　　　　　　B. 第 1 腰椎　　　　　　C. 第 2 腰椎

D. 第 3 腰椎　　　　　　　E. 第 4 腰椎

72. 不属于髂内动脉的分支是 （　　）

A. 直肠上动脉　　　　　　B. 闭孔动脉　　　　　　C. 直肠下动脉

D. 子宫动脉　　　　　　　E. 臀上动脉

73. 子宫动脉距子宫颈外侧 2cm 处跨过输尿管的 （　　）

A. 前上方　　　　　　　　B. 前下方　　　　　　　C. 后上方

D. 后下方　　　　　　　　E. 后方

74. 关于股动脉的描述，错误的是 （　　）

A. 为髂外动脉的直接延续　B. 进入腘窝移行为腘动脉　C. 在股三角内，位置较深

D. 在股三角内，位于股静脉外侧

E. 是动脉穿刺和插管的理想部位

75. 关于胫后动脉的描述，正确的是 （　　）

A. 经过内踝前方　　　　　B. 经过内踝后方　　　　　C. 经过外踝前方

D. 经过外踝后方　　　　　E. 位置较深，全程不能触及其搏动

76. 下列不能在体表触摸到的动脉是 （　　）

A. 颈总动脉　　　　　　　B. 足背动脉　　　　　　C. 股动脉

D. 腋动脉　　　　　　　　E. 肱动脉

77. 关于体循环静脉特点的描述，错误的是 （　　）

A. 数量多，管径粗　　　　B. 有浅、深静脉之分

C. 管壁薄，弹性小，压力低　D. 静脉之间有丰富的吻合　E. 均有静脉瓣

78. 关于体循环浅静脉的描述，错误的是 （　　）

A. 不与动脉相伴行　　　　B. 又称皮下静脉　　　　C. 常吻合成静脉网

D. 临床上常利用其进行输液　E. 常吻合成静脉丛

79. 缺乏静脉瓣的静脉为 （　　）

A. 面静脉　　　　　　　　B. 头静脉　　　　　　　C. 贵要静脉

D. 大隐静脉　　　　　　　E. 小隐静脉

80. 颈静脉怒张发生于 （　　）

A. 颈内静脉　　　　　　　B. 颞浅静脉　　　　　　C. 颈前静脉

D. 颈外静脉　　　　　　　E. 下颌后静脉

81. 关于颈外静脉的描述，错误的是 （　　）

A. 为颈部最大的浅静脉　　B. 注入颈内静脉　　　　C. 为儿童采血的常用部位

D. 上腔静脉阻塞时，可引起怒张

E. 由下颌后静脉、耳后静脉和枕静脉汇合而成

82. 关于颈内静脉的描述，错误的是 （　　）

A. 在颈静脉孔处与乙状窦相续　　　　　　　　　　B. 有颅内支和颅外支

C. 与锁骨下静脉汇合成头臂静脉   D. 与颈外动脉伴行

E. 面静脉为其属支

83. 上肢的浅静脉不包括（ ）

A. 头静脉   B. 贵要静脉   C. 肱静脉

D. 肘正中静脉   E. 手背静脉网

84. 关于头静脉的描述，正确的是（ ）

A. 起于手背静脉网尺侧   B. 在肘关节处位于深筋膜深面

C. 沿肱二头肌内侧沟上行   D. 注入肱静脉

E. 肘窝借肘正中静脉与贵要静脉交通

85. 关于贵要静脉的描述，正确的是（ ）

A. 沿肱二头肌外侧走行   B. 和头静脉汇合成腋静脉   C. 有时注入肱静脉

D. 通过前臂正中静脉与头静脉交通   E. 以上都对

86. 临床上不用于取血或输液的静脉是（ ）

A. 头静脉   B. 贵要静脉   C. 腋静脉

D. 肘正中静脉   E. 手背静脉网

87. 关于上肢浅静脉的描述，正确的是（ ）

A. 头静脉沿前臂尺侧上行   B. 贵要静脉注入肘正中静脉

C. 头静脉沿肱二头肌外侧沟上行   D. 肘正中静脉是深静脉

E. 贵要静脉沿前臂桡侧上行

88. 盆腔静脉与颅内静脉之间可借何血管交通（ ）

A. 下腔静脉   B. 奇静脉   C. 肝门静脉

D. 椎静脉丛   E. 胸腹壁静脉

89. 奇静脉平哪块椎骨注入上腔静脉（ ）

A. 第 4 胸椎   B. 第 5 胸椎   C. 第 6 胸椎

D. 第 3 胸椎   E. 第 2 胸椎

90. 关于大隐静脉的描述，正确的是（ ）

A. 起于足背静脉弓内侧   B. 起于足背静脉弓外侧   C. 经内踝后方上行

D. 经外踝前方上行   E. 入股静脉前无属支

91. 全身最长的浅静脉是（ ）

A. 头静脉   B. 贵要静脉   C. 颈外静脉

D. 小隐静脉   E. 大隐静脉

92. 关于大隐静脉的描述，错误的是（ ）

A. 易发生静脉曲张的血管   B. 全身最长的浅静脉   C. 穿股部深筋膜注入股静脉

D. 大隐静脉切开穿刺术常在内踝前方进行   E. 经外踝前方上行

93. 关于小隐静脉的描述，正确的是（ ）

A. 经外踝后方   B. 经内踝后方   C. 经外踝前方

D. 经内踝前方   E. 起自足背静脉弓内侧端

94. 关于下腔静脉的描述，错误的是（ ）

A. 人体最粗大的静脉干

B. 注入右心房

C. 由左、右髂总静脉汇合而成

D. 起自于第 4 或第 5 腰椎体右前方

E. 位于腹主动脉左侧

95. 左睾丸静脉常注入（ ）

A. 下腔静脉   B. 左肾静脉   C. 髂内静脉

D. 肠系膜下静脉   E. 肠系膜上静脉

96. 不属于下腔静脉的属支（ ）

A. 肾静脉   B. 奇静脉   C. 睾丸静脉

D. 肝静脉   E. 腰升静脉

97. 静脉血直接注入下腔静脉的脏器是（ ）

A. 肝   B. 胃   C. 胆囊

D. 胰   E. 脾

98. 下腔静脉直接属支，下列哪项不属于（ ）

A. 肝静脉   B. 肾静脉   C. 左肾上腺静脉

D. 右睾丸静脉   E. 右卵巢静脉

99. 下列静脉中，容易出现静脉曲张的是（ ）

A. 左睾丸静脉   B. 右睾丸静脉   C. 肾静脉

D. 肝静脉   E. 右卵巢静脉

100. 腹腔内不成对脏器（肝除外）的静脉血都先汇流入（ ）

A. 上腔静脉   B. 下腔静脉   C. 肝门静脉

D. 肝静脉   E. 肾静脉

101. 下列不属于肝门静脉结构特点的是（ ）

A. 为入肝的静脉   B. 肝门静脉的起端为毛细血管

C. 肝门静脉的末端为毛细血管   D. 有静脉瓣

E. 肝门静脉既有分支又有属支

A2 型题

102. 患者，男，60 岁，心脏骤停，需心内注射。请问心内注射的部位通常选择（ ）

A. 左侧第 4 肋间隙   B. 心前区任意部位   C. 心尖部

D. 胸骨左缘第 4 肋间隙   E. 左剑肋角

103. 患者，女，22 岁，二尖瓣关闭不全。请问二尖瓣位于（ ）

A. 上腔静脉口   B. 下腔静脉口   C. 主动脉口

D. 肺动脉口   E. 左房室口

104. 患者，男，66 岁，胸痛剧烈，心电图显示心动过速，心律整齐。请问心的正常起

搏点是 （ ）

    A. 房室结　　　　　　　　B. 窦房结　　　　　　　　C. 房室束

    D. 左束支　　　　　　　　E. 右束支

105. 患者，男，78 岁。有冠心病史，因突发心前区压迫性疼痛，全身出冷汗，含服硝酸甘油后不见好转而来医院就诊。心电图诊断为急性广泛左心室前壁心肌梗死，最有可能发生阻塞的血管是 （ ）

    A. 左冠状动脉　　　　　　B. 右冠状动脉　　　　　　C. 左冠状动脉的前室间支

    D. 左冠状动脉的旋支　　　E. 右冠状动脉的后室间支

106. 患者，男，68 岁。突发心绞痛，口服硝酸甘油后仍未缓解。心电图诊断为急性广泛左心室侧壁心肌梗死。请问是有那条动脉阻塞所致 （ ）

    A. 右冠状动脉　　　　　　B. 左冠状动脉前室间支　　C. 右冠状动脉后室间支

    D. 左冠状动脉旋支　　　　E. 左冠状动脉

107. 患者，女，32 岁，心包积液。请问心包腔穿刺的部位是 （ ）

    A. 左剑肋角　　　　　　　B. 胸骨左缘第 4 肋间隙　　C. 右剑肋角

    D. 胸骨左缘第 5 肋间隙　　E. 左侧第 5 肋间隙与左锁骨中线交界处

108. 患者，男，50 岁，二尖瓣狭窄。试问二尖瓣听诊区位于 （ ）

    A. 左锁骨中线内侧第 4 肋间隙处　　B. 左锁骨中线内侧第 5 肋间隙处

    C. 左锁骨中线外侧第 4 肋间隙处　　D. 左锁骨中线外侧第 5 肋间隙处

    E. 左剑肋角

109. 患者，男，60 岁，诊断为严重心律失常，药物治疗效果差，需要进行射频消融治疗，拟从左侧桡动脉将电极导管插入心腔，导管不可能经过 （ ）

    A. 肱动脉　　　　　　　　B. 腋动脉　　　　　　　　C. 锁骨下动脉

    D. 头臂干　　　　　　　　E. 升主动脉

110. 患者，男性，26 岁，右侧头颈部出血，试问可将右颈总动脉压向第几颈椎横突，进行止血 （ ）

    A. 第 7 颈椎　　　　　　　B. 第 6 颈椎　　　　　　　C. 第 5 颈椎

    D. 第 4 颈椎　　　　　　　E. 第 3 颈椎

111. 某风湿性心脏病患者，因左心血栓脱落造成降结肠和乙状结肠坏死，此血栓栓塞于什么血管 （ ）

    A. 腹腔干　　　　　　　　B. 髂内动脉　　　　　　　C. 肠系膜上动脉

    D. 肠系膜下动脉　　　　　E. 腹主动脉

112. 某婴幼儿患阑尾炎，口服抗生素药。药物作用于炎症部位须经过的血管，不包括的是 （ ）

    A. 主动脉　　　　　　　　B. 肠系膜上动脉　　　　　C. 中结肠动脉

    D. 回结肠动脉　　　　　　E. 阑尾动脉

113. 某患者肱骨下端骨折，致使近肘窝处形成前凸畸形。经检查未能触及桡动脉搏动，提示下列哪个动脉断裂 （ ）

A. 肱动脉   B. 腋动脉   C. 桡动脉

D. 尺动脉   E. 骨间总动脉

114. 某建筑工人，因头部砸伤，出现昏迷不醒而急诊入院。查体发现左颞区骨折，伴硬脑膜外血肿形成。其原因可能损伤了左侧的（　）

A. 颞浅动脉   B. 上颌动脉   C. 脑膜中动脉前支

D. 颈内动脉   E. 颈外动脉

115. 患者，女，22岁，颈部肿大，诊断为结节性甲状腺肿，需进行甲状腺次全切术。在手术中，需结扎左、右甲状腺上动脉和甲状腺下动脉，它们（　）

A. 均起始于锁骨下动脉

B. 分别起始于颈外动脉和肋颈干

C. 均起始于甲状颈干

D. 均起始于颈外动脉

E. 分别起始于颈外动脉和甲状颈干

116. 在做子宫切除术时必须高位结扎子宫动脉，了解子宫动脉的行径及毗邻十分重要，子宫动脉在距子宫颈外侧约几厘米处行于输尿管的前上方（　）

A. 5cm   B. 6cm   C. 7cm

D. 4cm   E. 2.5cm

117. 患者，女，50岁，诊断为肺炎。抽血时不宜选择的静脉是（　）

A. 头静脉   B. 腋静脉   C. 贵要静脉

D. 前臂正中静脉   E. 肘正中静脉

118. 患者，男，62岁。多年慢性肝炎引起肝硬化、门静脉高压，下列哪项不是由于肝门静脉回流受阻引起的（　）

A. 左睾丸静脉曲张   B. 食管静脉曲张   C. 直肠静脉丛曲张

D. 脾大   E. 脐周出现"海蛇头"体征

119. 患者，女，38岁，理发员。因左小腿内侧出现团索状物而来医院就诊。体格检查：患者左小腿内侧静脉明显隆起，蜿蜒曲折呈蚓状团块，局部有色素沉着。该患者可能患有（　）

A. 小隐静脉曲张   B. 大隐静脉曲张   C. 深静脉血栓形成

D. 动脉硬化性闭塞症   E. 血栓闭塞性脉管炎

A3 型题

（120、121 题共用题干）

患者，女，50岁，因胆囊炎反复发病而施行胆囊切除术。外科医生准确地找到并结扎胆囊动脉，完成胆囊切除术。

120. 医生寻找胆囊动脉的部位是（　）

A. 胆囊管、肝总管和肝脏下面围成的三角

B. 肝左动脉、肝总管和肝脏下面围成的三角

C. 胆囊管、肝总动脉和肝脏下面围成的三角

D. 门静脉、胆囊管和十二指肠上部围成的三角

E. 胆总管、十二指肠和肝固有动脉围成的三角

121. 胆囊动脉发自（　）

A. 肝左动脉　　　　　　B. 肝右动脉　　　　　　C. 肝固有动脉

D. 肝总动脉　　　　　　E. 胃十二指肠动脉

（122、123 题共用题干）

某成年女性高烧 3 天，烦躁。昏迷 2 小时。经血液化验和影像学检查，诊断为急性肺炎，需输液和抗生素治疗。

122. 静脉抽血部位（　）

A. 颞浅静脉　　　　　　B. 大隐静脉　　　　　　C. 肱静脉

D. 肘正中静脉　　　　　E. 颈内静脉

123. 静脉输液部位（　）

A. 手背静脉网　　　　　B. 肱静脉　　　　　　　C. 股静脉

D. 锁骨下静脉　　　　　E. 桡静脉

（124～126 题共用题干）

患者，女，19 岁。简要病史：3 天前上唇右侧长疖肿，用手反复挤压。昨天开始头痛、发烧，今天开始伴有呕吐入院。查体所见：T 38.5℃，P 100 次/分，BP 100/70mmHg。神清，但颈项强直。右眼睑有轻度水肿，结膜淤血，眼球前突，外展受限，上睑下垂，视力障碍。医生诊为断面部感染导致颅内海绵窦炎。

124. 关于面静脉的起止，正确的是（　）

A. 起自眼上静脉　　　　B. 起自内眦静脉　　　　C. 起自眼下静脉

D. 注入颈外静脉　　　　E. 注入颈前静脉

125. 关于面静脉的描述，错误的是（　）

A. 收集面前部组织的静脉血　　　　　　B. 与面动脉相伴行

C. 与下颌后静脉前支汇合后注入颈内静脉　　D. 有丰富的静脉瓣

E. 经内眦静脉、眼静脉与颅内海绵窦相通

126. 面部危险三角区位于（　）

A. 鼻根与两侧口角之间　　B. 鼻根与两侧鼻翼之间　　C. 鼻尖与两侧口角之间

D. 鼻尖与两侧内眦之间　　E. 鼻尖与两侧外眦之间

（127～129 题共用题干）

患者，男，45 岁。因腹胀加重、呕血、便血 1 天入院就诊。患者有肝炎肝硬化病史，经病理检查诊断为肝硬化导致腹水、呕血、便血。患者经保肝、抗感染治疗 20 天后症状减轻出院。

127. 下列不属于肝门静脉属支的是（　）

A. 胃左静脉　　　　　　B. 胆囊静脉　　　　　　C. 附脐静脉

D. 肝静脉　　　　　　　E. 肠系膜下静脉

128. 肝门静脉高压引起的临床表现除以下哪种 （ ）

A. 脾肿大　　　　　　　B. 呕血、便血　　　　　C. 腹水

D. 海蛇头　　　　　　　E. 胸前区疼痛

129. 肝门静脉系与上、下腔静脉系之间的吻合部位，正确的是 （ ）

A. 包括食管静脉丛、直肠静脉丛、椎静脉丛

B. 包括食管静脉丛、直肠静脉丛、脐周静脉网

C. 包括食管静脉丛、直肠静脉丛、椎静脉丛、脐周静脉网

D. 包括直肠静脉丛、椎静脉丛

E. 包括直肠静脉丛、椎静脉丛、脐周静脉网

B 型题

（130～132 题共用备选答案）

A. 冠状窦　　　　　　　B. 心大静脉　　　　　　C. 心中静脉

D. 心小静脉

130. 心的静脉血绝大部分回流入 （ ）

131. 与左冠状动脉前室间支伴行的是 （ ）

132. 与右冠状动脉后室间支伴行的是 （ ）

（133～135 题共用备选答案）

A. 二尖瓣　　　　　　　B. 三尖瓣　　　　　　　C. 卵圆窝

D. 主动脉瓣　　　　　　E. 肺动脉瓣

133. 位于右房室口的是 （ ）

134. 防止血液逆流回左心室的是 （ ）

135. 位于房间隔右心房侧的是 （ ）

（136～138 题共用备选答案）

A. 窦房结　　　　　　　B. 心瓣膜　　　　　　　C. 房室结

D. 卵圆窝　　　　　　　E. 梳状肌

136. 心内膜折叠形成的结构是 （ ）

137. 心的起搏点是 （ ）

138. 位于房间隔下部心内膜深面的是 （ ）

（139～143 题共用备选答案）

A. 腹腔干　　　　　　　B. 脾动脉　　　　　　　C. 锁骨下动脉

D. 胃十二指肠动脉　　　E. 肱动脉

139. 胃短动脉起自 （ ）

140. 椎动脉起自 （ ）

141. 胃左动脉起自 （ ）

142. 胰十二指肠上动脉起自 （ ）

143. 桡动脉起自 （ ）

（144～146 题共用备选答案）

A. 奇静脉   B. 肘正中静脉   C. 颈内静脉

D. 头臂静脉   E. 颈外静脉

144. 沟通上、下腔静脉的是（　　）

145. 属于锁骨下静脉属支的是（　　）

146. 临床上最常用的采血静脉是（　　）

（二）淋巴系统习题

A1 型题

1. 关于淋巴系统的描述，正确的是（　　）

A. 由淋巴管道，淋巴器官和淋巴组织组成   B. 乳糜池是淋巴器官

C. 淋巴最后进入淋巴结里去   D. 胸导管注入右静脉角

E. 腮腺是淋巴器官

2. 人体最粗大的淋巴管是（　　）

A. 左颈干   B. 胸导管   C. 肠干

D. 右支气管纵隔干   E. 右腰干

3. 淋巴系统的构成不包括（　　）

A. 淋巴器官   B. 毛细血管   C. 淋巴组织

D. 毛细淋巴管   E. 淋巴干

4. 人体最大的淋巴器官是（　　）

A. 淋巴结   B. 胸腺   C. 脾

D. 腭扁桃体   E. 集合淋巴滤泡

5. 收集腹腔不成对器官的淋巴液回流的淋巴干是（　　）

A. 右腰干   B. 肠干   C. 右支气管纵隔干

D. 左腰干   E. 右颈干

6. 乳房外侧部的乳腺癌最先转移到（　　）

A. 腋尖淋巴结   B. 胸肌淋巴结   C. 膈上淋巴结

D. 纵隔前淋巴结   E. 胸骨旁淋巴结

7. 关于脾的描述，错误的是（　　）

A. 脏面有脾门   B. 位于左季肋区   C. 是人体最大的淋巴器官

D. 上缘前部有 2～3 个脾切迹   E. 其长轴与第 9 肋走向一致

8. 淋巴器官不包括（　　）

A. 淋巴结   B. 胸腺   C. 脾

D. 扁桃体   E. 甲状腺

9. 不成对的淋巴干是（　　）

A. 肠干   B. 颈干   C. 支气管纵隔干

D. 腰干　　　　　　　　　　　E. 锁骨下干

10. 关于胸导管的描述，正确的是（　　）

A. 起于乳糜池，注入右静脉角　　　B. 共收纳 3 条淋巴干的淋巴

C. 行程中穿经膈的主动脉裂孔　　　D. 收纳上半身的淋巴

E. 为全身第 2 大的淋巴导管

11. 关于腋窝淋巴结的描述，正确的是（　　）

A. 按位置可分 3 群

B. 外侧淋巴结收纳上肢大部分淋巴管和肘淋巴结输出管

C. 胸肌淋巴结收纳胸腹外侧壁和乳房内侧的淋巴管

D. 尖淋巴结沿腋血管远侧段排列

E. 它们的输出管汇成支气管纵隔干

12. 头颈部能摸到的淋巴结是（　　）

A. 下颌下淋巴结　　　　　　B. 颏下淋巴结　　　　　　C. 颈外侧浅淋巴结

D. 颈外侧深淋巴结　　　　　E. 锁骨上淋巴结

A2 型题

13. 某男性患者，车祸致脾破裂，下列关于脾的位置，说法错误的是（　　）

A. 左季肋区　　　　　　B. 9～11 肋深面　　　　　　C. 长轴与第 11 肋平行

D. 正常时在肋下触不到脾　　　E. 胃底与膈之间

14. 75 岁男性患者的下颌下淋巴结肿大，患肿瘤器官可能是（　　）

A. 甲状腺　　　　　　B. 舌　　　　　　C. 喉

D. 眼　　　　　　E. 外耳

15. 某高中生被蚊虫叮咬足背后，局部红肿，全身发烧，引起淋巴结肿大最可能的是（　　）

A. 腰淋巴结　　　　　　B. 髂内淋巴结　　　　　　C. 髂总淋巴结

D. 腹股沟浅淋巴结　　　　　E. 髂外淋巴结

16. 某 45 岁乳腺癌患者需切除病变侧乳腺并清除局部淋巴结，应清除（　　）

A. 肘淋巴结　　　　　　B. 胸骨旁淋巴结　　　　　　C. 肋间淋巴结

D. 胸肌淋巴结　　　　　E. 膈上淋巴结

17. 56 岁女性子宫颈癌患者需要切除子宫并清扫淋巴结，需要清扫的淋巴结是（　　）

A. 腹股沟浅淋巴结　　　　　B. 闭孔淋巴结　　　　　　C. 髂总淋巴结

D. 腰淋巴结　　　　　E. 腹股沟深淋巴结

18. 72 岁女性患者患有直肠癌，可能转移至（　　）

A. 直肠上淋巴结　　　　　B. 闭孔淋巴结　　　　　　C. 左结肠淋巴结

D. 肠系膜上淋巴结　　　　　E. 腹股沟深淋巴结

19. 女性左肺上叶肿瘤切除时损伤了胸导管上段，很可能出现（　　）

A. 下肢水肿　　　　　　B. 右侧乳糜胸　　　　　　C. 上肢水肿

D. 眼睑水肿　　　　　E. 左侧乳糜胸

A3 型题

(20~23 题共用题干)

患者,女,43 岁。因右腋下包块 10 个月余入院。

查体:右侧乳房外上象限可扪及 8cm×6cm 大小包块,边界不清,固定,无压痛,乳头内陷,乳房皮肤呈"橘皮样"变。右侧腋窝可扪及多个黄豆大小的包块,质硬,无压痛。左侧乳房无异常,颈部及上胸部 CT 示:右侧腋窝及锁骨下多个淋巴结肿大。临床诊断为:右侧乳腺癌。

20. 乳房皮肤呈"橘皮样"变乳头内陷,原因是癌变部位淋巴回流障碍外,还与什么有关(　)

    A. 乳房癌变部位静脉淤血

    B. 癌细胞侵及乳房悬韧带使之缩短

    C. 乳房癌变部位胸大肌痉挛收缩

    D. 乳房癌变部位输乳管增长

    E. 乳房癌变部位乳房皮肤变薄

21. 患者右侧腋窝多个淋巴结肿大。腋窝淋巴结的分群不包括(　)

    A. 胸肌淋巴结　　　　　　B. 肩胛下淋巴结　　　　　　C. 尖淋巴结

    D. 外侧淋巴结　　　　　　E. 胸肌间淋巴结

22. 患者癌变部位在乳房外上象限,此处的癌细胞首先转移至(　)

    A. 外侧淋巴结　　　　　　B. 肩胛下淋巴结　　　　　　C. 胸肌淋巴结

    D. 胸骨旁淋巴结　　　　　E. 腋尖淋巴结

23. 如果癌变部位在乳房区内侧部,癌细胞首先转移至(　)

    A. 胸骨旁淋巴结　　　　　B. 胸肌淋巴结　　　　　　　C. 肝门淋巴结

    D. 腋尖淋巴结　　　　　　E. 肩胛下淋巴结

(24~28 题共用题干)

一青年男性,因喜食生马蹄,患血吸虫性肝硬化。

入院体检:腹部膨隆,腹部浅表静脉曲张肝、脾边界不清,巨脾下界可达左腹股沟区,双下肢无水肿。B 超发现肝、脾肿大,门静脉及脾静脉管径增粗;血吸虫酶标实验阳性。

血常规:WBC、RBC、Hb、PLT(各项指标均低于正常值)。

24. 患者脾肿大明显。正常情况下,脾的位置(　)

    A. 位于左季肋区　　　　　B. 前端可达锁骨中线　　　　C. 在第 8~11 肋的深面

    D. 右肋弓下可触到脾　　　E. 后端可达后正中线

25. 哪个结构不参与脾正常位置的固定(　)

    A. 胃脾韧带　　　　　　　B. 脾肾韧带　　　　　　　　C. 膈脾韧带

    D. 脾结肠韧带　　　　　　E. 镰状韧带

26. 临床触诊时,可用作识别脾的标志是(　)

    A. 胃游离区　　　　　　　B. 脾动脉　　　　　　　　　C. 胃脾韧带

D. 脾切迹　　　　　　　　　E. 脾静脉

27. 血常规显示，患者红细胞、白细胞、血小板均减少，是因为（　　）

A. 脾的储血功能下降　　　　B. 脾的造血功能下降　　　　C. 脾过滤血液的功能下降

D. 脾功能亢进　　　　　　　E. 脾的免疫功能下降

28. 肝硬化造成门脉高压症，导致脾肿大，是因为脾静脉回流入什么受阻（　　）

A. 肠系膜上静脉　　　　　　B. 肠系膜下静脉　　　　　　C. 中结肠静脉

D. 胃网膜左静脉　　　　　　E. 肝门静脉

B 型题

（29～33 题共用备选答案）

A. 颈干　　　　　　　　　　B. 腰干　　　　　　　　　　C. 肠干

D. 支气管纵隔干　　　　　　E. 锁骨下干

29. 腹腔淋巴结和肠系膜上、下淋巴结的输出管汇合成（　　）

30. 颈外侧深淋巴结的输出管汇合成（　　）

31. 气管旁淋巴结和纵隔前后淋巴结的输出管汇合成（　　）

32. 腰淋巴结的输出管汇合成（　　）

33. 腋尖淋巴结的输出管汇合成（　　）

（34～37 题共用备选答案）

A. 胸肌淋巴结　　　　　　　B. 尖淋巴结　　　　　　　　C. 胸骨旁淋巴结

D. 肝门淋巴结　　　　　　　E. 肺门淋巴结

34. 乳房内下部的淋巴液可经膈下淋巴结到达（　　）

35. 乳房内侧部的淋巴液可到达（　　）

36. 乳房外上部的淋巴液可到达（　　）

37. 乳房上部的淋巴液可到达（　　）

（38、39 题共用备选答案）

A. 肠系膜上淋巴结　　　　　B. 腰淋巴结　　　　　　　　C. Virchow 淋巴结

D. 下颌下淋巴结　　　　　　E. 咽后淋巴结

38. 鼻咽癌可转移至（　　）

39. 胃癌可转移至（　　）

（40～43 题共用备选答案）

A. 气管旁淋巴结　　　　　　B. 颏下淋巴结　　　　　　　C. 腮腺淋巴结

D. 锁骨上淋巴结　　　　　　E. 斜角肌淋巴结

40. 甲状腺淋巴管注入（　　）

41. 喉淋巴管注入（　　）

42. 舌淋巴管注入（　　）

43. 耳淋巴管注入（　　）

(44 ~ 46 题共用备选答案)

A. 支气管淋巴结　　　B. 肠系膜上淋巴结　　　C. 纵隔后淋巴结

D. 膈上淋巴结　　　　E. 右淋巴导管

44. 食管淋巴管注入（　　）

45. 肝淋巴管注入（　　）

46. 肺淋巴管注入（　　）

四、自测试题答案

（一）脉管系统参考答案

1. D	2. A	3. E	4. B	5. A	6. E	7. D	8. D	9. C	10. E
11. D	12. C	13. D	14. C	15. E	16. B	17. E	18. B	19. A	20. D
21. B	22. E	23. B	24. D	25. D	26. C	27. D	28. B	29. A	30. D
31. D	32. A	33. C	34. E	35. E	36. A	37. E	38. B	39. E	40. C
41. C	42. A	43. D	44. B	45. B	46. E	47. D	48. A	49. D	50. A
51. E	52. E	53. B	54. C	55. E	56. B	57. B	58. E	59. C	60. B
61. E	62. B	63. D	64. C	65. B	66. B	67. B	68. C	69. B	70. A
71. D	72. A	73. A	74. C	75. B	76. D	77. E	78. B	79. A	80. D
81. B	82. D	83. C	84. E	85. C	86. C	87. C	88. D	89. A	90. A
91. E	92. E	93. A	94. E	95. B	96. B	97. A	98. C	99. A	100. C
101. D	102. D	103. E	104. B	105. C	106. D	107. A	108. B	109. D	110. B
111. D	112. C	113. A	114. C	115. E	116. E	117. B	118. A	119. B	120. A
121. B	122. D	123. A	124. B	125. D	126. A	127. D	128. E	129. B	130. A
131. B	132. C	133. B	134. D	135. C	136. B	137. A	138. C	139. B	140. C
141. A	142. D	143. E	144. A	145. E	146. B				

（二）淋巴系统参考答案

1. A	2. B	3. B	4. C	5. B	6. B	7. E	8. E	9. A	10. C
11. B	12. C	13. C	14. B	15. D	16. D	17. B	18. A	19. E	20. B
21. E	22. C	23. A	24. A	25. E	26. D	27. D	28. B	29. C	30. A
31. D	32. B	33. E	34. D	35. C	36. A	37. B	38. E	39. C	40. A
41. A	42. B	43. C	44. C	45. D	46. A				

第十二章 感觉器官

一、学习目标

（一）掌握

眼球壁的层次和结构；黄斑和中央凹的概念；眼球内容物；骨迷路、膜迷路的结构特点。

（二）熟悉

感受器和感觉器官的概念；眼副器；耳郭、外耳道、鼓膜的结构特点；鼓室、咽鼓管、乳突小房的结构；皮肤的结构。

（三）了解

皮肤的构造和附属器。

二、学习要点

（一）感觉器官概述

感受器是机体接受内、外环境各种不同刺激的结构，按部位和刺激的来源将其分为三类，外感受器、内感受器、本体感受器。

感觉器官是由感受器及其附属结构共同构成，如视器，前庭蜗器等。

（二）视器

视器又称眼，由眼球及眼副器两部分组成。

1. 眼球

眼球为视器的主要部分，位于眶内，后方借视神经连于间脑。眼球由眼球壁及眼球内容物组成。

（1）眼球壁

眼球壁分三层，由外向内依次为外膜、中膜和内膜。

1）外膜

又称眼球纤维膜，由致密结缔组织构成，具有维持眼球外形和保护球内容物的作用。外膜可分为角膜和巩膜两部分。

①角膜：占纤维膜的前 1/6，无色透明，略向前凸，有折光作用。角膜无血管，但有丰富的感觉神经末梢，感觉敏锐，当角膜发生病变时，疼痛剧烈。

②巩膜：占纤维膜的后 5/6，乳白色，不透明，在角膜与巩膜交界处深部有一环形的房水循环通道，称巩膜静脉窦。

2）中膜

含有丰富的血管和色素细胞，呈棕黑色，又称眼球血管膜，由前向后依次分为虹膜、睫状体和脉络膜 3 部分。

①虹膜：位于角膜后方，呈圆盘状，中央有一圆孔，称瞳孔。虹膜内有呈环行排列的瞳孔括约肌和呈放射状排列的瞳孔开大肌，两者收缩时分别使瞳孔缩小和开大，调节进入眼球内的光线。虹膜的颜色因含色素的多少不同而表现各异。

②睫状体：是中膜中部最厚的部分，前部有呈放射状排列的睫状突，其发出细丝状的睫状小带与晶状体相连。睫状体内的睫状肌收缩与舒张，可以调节晶状体的曲度。

③脉络膜：占中膜的后 2/3，衬于巩膜的内面，内有丰富的血管和色素细胞，具有营养眼球和吸收眼内分散的光线等作用。

3）内膜

又称视网膜，衬于中膜的内面，其中衬于虹膜和睫状体内面的部分称盲部，无感光作用；衬于脉络膜内面的部分称视部，有感光作用。在视网膜后部有一圆形隆起，称视神经盘，又称视神经乳头，此处为生理性盲点，无感光细胞。在视神经盘的颞侧约 3.5 毫米处，有一黄色区域，称黄斑。黄斑中央凹陷处，称中央凹，是感光、辨色最敏锐的部位。

（2）眼球内容物

眼球内容物包括房水、晶状体和玻璃体。这些结构与角膜一样是无色透明的，无血管，具有屈光作用，与角膜总称为眼的屈光系统。

1）房水

是无色透明的液体，充满在眼房内。眼房是位于角膜与晶状体之间的腔隙，被虹膜分为眼前房和眼后房，前、后房借瞳孔相通。虹膜与角膜形成的夹角，称虹膜角膜角。

房水由睫状体产生，进入眼后房，经瞳孔到眼前房，然后经虹膜角膜角渗入巩膜静脉窦，最后汇入眼静脉，房水不断更新，除具有屈光作用外，还有营养角膜和晶状体及维持眼内压的功能。

2）晶状体

位于虹膜的后方，呈双凸透镜状，具有弹性，外面包有富有弹性的晶状体囊，晶状体周缘借助睫状小带与睫状体相连。晶状体的曲度可随睫状肌的舒缩而改变。

3）玻璃体

为无色透明的胶状物质，充满于晶状体与视网膜之间，除具有屈光作用外，还有支撑视网膜的作用。

2. 眼副器

眼副器包括眼睑、结膜、泪器和眼球外肌等，对眼球起保护、支持和运动作用。

（1）眼睑

眼睑可分上睑和下睑，上、下睑之间的裂隙，称睑裂。睑裂的内侧角和外侧角，分别称内眦和外眦。睑的游离缘，称睑缘，长有睫毛，睫毛根部有睫毛腺。在上、下睑缘近内眦处，各有一小孔，称泪点，为上、下泪小管的起始部。

睑由外向内有5层结构：①皮肤：薄而柔软。②皮下组织：薄而疏松，较易发生水肿。③肌层：主要为眼轮匝肌，收缩时闭合睑裂。④睑板：由致密结缔组织构成，内有睑板腺。⑤睑结膜：是薄而透明的黏膜。

（2）结膜

结膜是一层富有血管的透明黏膜，包括睑结膜和球结膜，分别衬于上、下睑内面和巩膜前面。上、下结膜与球结膜转折移行处，分别形成结膜上穹和结膜下穹。闭眼时，睑结膜和球结膜围成一个囊状腔隙，称结膜囊。

（3）泪器

由泪腺和泪道组成。

①泪腺

位于眶外上方的泪腺窝内，分泌泪液，起湿润和清洁角膜，保护眼球作用。多余的泪液流向内眦，经泪点进入泪小管。

②泪道

包括泪点、泪小管、泪囊和鼻泪管。

泪小管，上、下各一，分别起于上、下睑缘的泪点，开口于泪囊。泪囊为一膜性囊，位于眶内侧壁，上为盲端，向下移行为鼻泪管。鼻泪管开口于下鼻道。

（4）眼球外肌

眼球外肌共7块，位于眼球周围，均为骨骼肌。运动眼球的肌有6块，即上直肌和下直肌，分别使眼球转向上内和下内；内直肌和外直肌，分别使眼球转向内侧和外侧；上斜肌和下斜肌，分别使眼球转向外下方和外上方。眼球的正常转动，是由这6块肌互相协作来完成。运动上睑的肌，称上睑提肌，作用为提上睑。

3. 眼的血管

眼动脉起自颈内动脉，经视神经管入眶，分布于眼球、眼球外肌、睑和泪腺等。其重要分支为视网膜中央动脉，该动脉行于视神经中央，至视神经盘处分为4支，即视网膜鼻侧上、下小动脉和视网膜颞侧上、下小动脉，分布于视网膜。临床上用眼底镜观察以上动脉，可以帮助诊断诸如动脉硬化及某些颅内病变。

眼静脉及属支与眼动脉和分支伴行，向前与内眦静脉相交通，向后经眶上裂入颅内的海绵窦。眼静脉无瓣膜，因此面部感染可经此途径侵入颅内。

（三）前庭蜗器

前庭蜗器又称耳，包括位觉器和听觉器，耳分为外耳、中耳和内耳三部分。外耳和中耳是收集和传导声波的结构，内耳是接受声波位觉刺激的感受器。

1. 外耳

外耳包括耳郭，外耳道和鼓膜三部分。

（1）耳郭

耳郭由弹性软骨作为支架，外覆皮肤，耳郭下部无软骨的部分，称耳垂，为临床常用的采血部位。中部有深凹为外耳门，通外耳道。耳郭有收集声波的作用。

（2）外耳道

外耳道为一条自外耳门至鼓膜的弯曲管道，外侧 1/3 为软骨部；内侧 2/3 为骨部，若将耳郭拉向后上方，可使外耳道变直，以检查外耳道及鼓膜。

（3）鼓膜

鼓膜位于外耳道与中耳之间，为一椭圆形半透明的薄膜，呈浅漏斗状，中央部略向内陷，称鼓膜脐。鼓膜上 1/4 为松弛部，下 3/4 为紧张部。在活体检查时，松弛部呈粉红色，紧张部呈灰白色，鼓膜脐的前下方有一个三角形的反光区，称光锥。

2. 中耳

中耳包括鼓室、咽鼓管和乳突小房等。

（1）鼓室

鼓室位于鼓膜与内耳之间，为颞骨岩部内不规则的含气小腔，内衬黏膜。鼓室的黏膜与咽鼓管及乳突小房的黏膜相延续。鼓室有六个壁，内有三块听小骨。

1）鼓室的六个壁

①上壁：即鼓室盖，为一薄骨板，分隔鼓室与颅中窝；

②下壁：称颈静脉壁，为一薄骨板，分隔鼓室与颈内静脉的起始部；

③前壁：为颈动脉管的后壁，上方有咽鼓管开口，经咽鼓管与鼻咽部相通；

④后壁：有乳突窦开口，向后与乳突小房相通；

⑤外侧壁：主要由鼓膜构成；

⑥内侧壁：即内耳的外侧壁，在此壁的中部隆凸，称岬。岬的后上方有一卵圆形的孔，称前庭窗，在后下方有一圆形的孔，称蜗窗，被第二鼓膜封闭。前庭窗的后上方有一弓形隆起，称面神经管凸，内有面神经通过。

2）听小骨

听小骨有 3 块，自外向内依次为锤骨、砧骨和镫骨，三块骨借关节成为一条听骨链，使鼓膜与前庭窗相连接。当声波振动鼓膜时，引起听骨链运动，将声波的振动传入内耳。

（2）咽鼓管

咽鼓管是连通咽与鼓室的管道，其作用是维持鼓室与外界大气压的平衡，保持鼓膜正常振动。小儿的咽鼓管短粗且平直，因此，小儿咽部感染易经此管传入鼓室，引起中耳炎。

（3）乳突小房

乳突小房是颞骨乳突内许多彼此相通的含气小腔，向前借乳突窦与鼓室相通。

3. 内耳

内耳是鼓室与内耳道之间的一系列复杂管道，故又称迷路，迷路分为骨迷路和膜迷路两

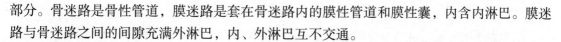

部分。骨迷路是骨性管道，膜迷路是套在骨迷路内的膜性管道和膜性囊，内含内淋巴。膜迷路与骨迷路之间的间隙充满外淋巴，内、外淋巴互不交通。

（1）骨迷路

骨迷路由后向前分为骨半规管、前庭和耳蜗三部分。

①骨半规管

为骨迷路的后部，由前、后和外侧三个互相垂直的半环形骨半规管构成。每个骨半规管有两个脚，其中一脚膨大，称骨壶腹。前、后骨半规管的另一脚合成一个总脚，因此三个骨半规管实际有五个口与前庭相通。

②前庭

为骨迷路的中部，后壁有五个小孔与三个骨半规管相通，前壁连通耳蜗，外侧壁即鼓室内侧壁，有前庭窗和蜗窗，内侧壁即内耳道底。

③耳蜗

为骨迷路的前部，形似蜗牛壳。由蜗螺旋管环绕蜗轴旋转约二圈半而成。自蜗轴伸出骨螺旋板突入蜗螺旋管内，骨螺旋板的外缘连膜迷路（蜗管），并将蜗管分为上、下两部分，上部称前庭阶，下部称鼓阶。前庭阶通前庭窗，鼓阶通蜗窗，二者在蜗顶处经蜗孔相通。

（2）膜迷路

膜迷路套在骨迷路内，分为膜半规管、椭圆囊、球囊和蜗管。

①膜半规管

膜半规管位于骨半规管内，形状和位置与骨半规管相似，在骨壶腹内有相应膨大的膜壶腹，膜壶腹壁上有隆起的壶腹嵴。壶腹嵴是位觉感受器，能接受旋转变速运动的刺激。

②椭圆囊和球囊

椭圆囊、球囊是位于前庭内两个互相连通的小囊。椭圆囊位于后上方，一侧与膜半规管的5个孔相通；球囊位于前下方，一侧与蜗管相通。在囊壁上分别有突入囊腔的椭圆囊斑和球囊斑，二者都是位觉感受器，能接受直线变速运动的刺激。

③蜗管

蜗管位于蜗螺旋管内，连于骨螺旋板的游离缘，随蜗螺旋管也旋转约2圈半，以盲端终于蜗顶。蜗管横切面呈三角形。上壁称前庭膜，外侧壁与蜗螺旋管的骨膜相结合，富含血管，下壁为基底膜，膜上有螺旋器，是听觉感受器，由毛细胞、支持细胞及盖膜等构成，能接受声波的刺激。

（四）皮肤

皮肤覆盖于人体全身体表，与外界环境直接接触，是人体最大的器官，借皮下组织与深部组织相连。毛、皮脂腺、汗腺和指（趾）甲等是由表皮衍生的附属结构，称皮肤附属器。皮肤具有保护深部结构、感受刺激、调节体温、分泌、排泄和参与物质代谢等多种功能。当皮肤受到严重破坏时，如大面积烧伤时，可危及生命。

1. 皮肤的结构

皮肤由表皮和真皮两部分组成。

（1）表皮

表皮由角化的复层扁平上皮构成，有丰富的游离神经末梢。表皮由基底到表面可分为五层：基底层、棘层、颗粒层、透明层和角化层。

①基底层：基底层位于皮肤的最深层，为一层矮柱状细胞，具有活跃的分裂增殖能力，可分化成表皮的其余几层细胞。细胞间有散在的黑色素细胞，细胞质内含有黑色素，能吸收紫外线，可保护深部组织免受辐射损伤，黑色素是决定皮肤颜色的重要因素。

②棘层：棘层由4～10层多边形细胞构成，细胞核较大，圆形，位于中央。

③颗粒层：颗粒层由3～5层梭形细胞构成，细胞质内有大小不等的透明角质颗粒。

④透明层：透明层由数层扁平细胞构成，细胞核和细胞器均已消失。

⑤角化层：角化层为表皮的表层，由多层扁平的角质细胞构成，细胞质内充满角蛋白。角化层对摩擦、酸碱等有较强的抵抗力，并有阻止病原体和异物的侵入和体内物质丢失的作用。

（2）真皮

真皮位于表皮的深面，由致密结缔组织构成，与表皮紧密相连。真皮可分为乳头层和网状层。

①乳头层

位于真皮浅层，紧靠表皮，纤维细密，细胞较多。结缔组织呈乳头状突向表皮，称真皮乳头，使其扩大了表皮与真皮的接触面积。乳头内含丰富的毛细血管和神经末梢。

②网状层

位于乳头层的深面，较厚，与乳头层无明显分界。网状层的胶原纤维束粗大交织成网，并有较多的弹性纤维，使皮肤具有较强的韧性和弹性。此层内含有较多的小血管、淋巴管、毛囊、皮脂腺、汗腺、神经纤维和环层小体等。

2. 皮肤的附属器

皮肤有若干附属器官，包括毛、皮脂腺、汗腺和指（趾）甲等，它们都是由表皮衍生而来。

（1）毛

人体皮肤除手掌和足底等部位外，大部分都长有毛。毛分毛干和毛根两部分，露在皮肤外面的部分，称毛干，埋于皮肤内的部分，称毛根。毛根周围有上皮组织和结缔组织形成的鞘，称毛囊。毛干和毛根下端膨大形成毛球，毛球底部内陷，结缔组织突入其中形成毛乳头，毛乳头是毛的生长点，对毛的生长有重要作用。毛囊一侧有一束连接毛囊和真皮的斜行平滑肌，称竖毛肌，收缩时可使毛竖立。

（2）皮脂腺

位于毛囊与竖毛肌之间，为泡状腺，导管多开口于毛囊上段，也有开口于皮肤表面的。分泌物有柔润皮肤和保护毛发的作用。

（3）汗腺

汗腺是弯曲的单管状腺，遍布全身皮肤，以手掌、足底和腋窝等处最多。汗腺的分泌部位于真皮深部及皮下组织内，分泌汗液。汗腺的导管开口于表皮表面。有排泄代谢产物、调

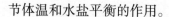

节体温和水盐平衡的作用。

（4）指（趾）甲

指（趾）甲位于手指和足趾远端的背面，为表皮角质层增厚而成的板状结构。露在外面的部分，称甲体，甲体深面的皮肤，称甲床，甲的近端埋入皮肤内，称甲根。甲根深部的上皮为甲母质，是甲的生长点。甲体两侧和甲根浅面的皮肤皱襞，称甲襞。甲襞与甲体之间的沟，称甲沟。

3. 皮下组织（浅筋膜）

皮下组织即浅筋膜，位于真皮深面，由疏松结缔组织和脂肪组织组成，其厚度随个体、年龄、性别和部位有较大的差别。

三、自测试题

A1 型题

1. 白内障是下列哪项结构发生混浊所致 （ ）

A. 角膜　　　　　　　　B. 晶状体　　　　　　　C. 玻璃体

D. 房水　　　　　　　　E. 虹膜

2. 产生房水的器官是 （ ）

A. 角膜　　　　　　　　B. 晶状体　　　　　　　C. 玻璃体

D. 虹膜　　　　　　　　E. 睫状体

3. 眼球结构屈光能力最强的是 （ ）

A. 房水　　　　　　　　B. 晶状体　　　　　　　C. 角膜

D. 玻璃体　　　　　　　E. 瞳孔括约肌

4. 不属于眼副器的结构是 （ ）

A. 眼睑　　　　　　　　B. 结膜　　　　　　　　C. 眼球外肌

D. 眶筋膜和眶脂体　　　E. 睫状肌

5. 关于结膜的描述，错误的是 （ ）

A. 结膜是一层薄而透明的黏膜　　　　　　　B. 与角膜上皮相延续

C. 可分为睑结膜、球结膜和结膜穹窿三部分

D. 结膜围成的囊状腔隙称结膜囊

E. 结膜被覆整个眼球的前方

6. 使瞳孔转向外上方的眼球外肌是 （ ）

A. 上直肌　　　　　　　B. 外直肌　　　　　　　C. 上斜肌

D. 下斜肌　　　　　　　E. 上睑提肌

7. 鼓室的前壁为 （ ）

A. 迷路壁　　　　　　　B. 颈静脉壁　　　　　　C. 乳突壁

D. 颈动脉壁　　　　　　E. 鼓膜壁

8. 关于鼓膜的描述，正确的是（　　）

A. 位于鼓室与内耳道之间　　B. 为椭圆形半透明薄膜　　C. 鼓膜与外耳道底垂直

D. 鼓膜上 1/4 为紧张部　　E. 鼓膜下 3/4 为松弛部

9. 听觉感受器是（　　）

A. 椭圆囊斑　　　　　　　　B. 球囊斑　　　　　　　　C. 壶腹嵴

D. 螺旋器　　　　　　　　　E. 鼓阶

10. 下列哪项结构感受旋转变速运动的刺激（　　）

A. 椭圆囊斑　　　　　　　　B. 球囊斑　　　　　　　　C. 壶腹嵴

D. 螺旋器　　　　　　　　　E. 鼓阶

11. 不具有折光作用的结构是（　　）

A. 房水　　　　　　　　　　B. 角膜　　　　　　　　　C. 晶状体

D. 虹膜　　　　　　　　　　E. 玻璃体

12. 鼓室的后壁为（　　）

A. 迷路壁　　　　　　　　　B. 颈静脉壁　　　　　　　C. 乳突壁

D. 颈动脉壁　　　　　　　　E. 鼓膜壁

13. 关于角膜的说法，错误的是（　　）

A. 眼球外膜的前 2/6　　B. 无色透明

C. 无血管，但神经末梢丰富　D. 富有弹性，外凸内凹　　E. 后缘接巩膜

14. 关于虹膜的说法，正确的是（　　）

A. 分泌房水　　　　　　　　　　　　　　B. 是血管膜的中间部分

C. 内含瞳孔开大肌，为副交感神经支配　　D. 为脉络膜的一部分

E. 颜色因人种而异

15. 关于瞳孔的说法，正确的是（　　）

A. 仅受中脑内的动眼神经核控制　　　　　B. 远视时瞳孔缩小

C. 瞳孔开大与副交感神经有关　　　　　　D. 与睫状肌舒缩有关

E. 弱光时使瞳孔开大

16. 沟通眼球前、后房的结构是（　　）

A. 虹膜角膜角　　　　　　　B. 巩膜静脉窦　　　　　　C. 泪点

D. 瞳孔　　　　　　　　　　E. 眼静脉

17. 巩膜静脉窦位于（　　）

A. 脉络膜内　　　　　　　　B. 巩膜内　　　　　　　　C. 虹膜根部

D. 巩膜与角膜连接处的深部　E. 巩膜与睫状体连接处

18. 有关视神经盘的描述，错误的是（　　）

A. 为视神经的起始处

B. 视神经盘中央有视网膜中央动脉和静脉穿过

C. 视神经盘中央凹陷称中央凹

D. 视神经盘边缘隆起

E. 视神经盘颞侧有黄斑

19. 关于黄斑的描述，正确的是（　　）

A. 位于视神经盘鼻侧 3.5cm 处

B. 其中央凹陷称中央凹

C. 中央凹血管丰富，感光最敏锐

D. 中央凹由密集的视杆细胞构成

E. 中央凹有视网膜中央动脉穿过

20. 视网膜感光和辨色最敏锐的部位（　　）

A. 视神经盘 　　　　　B. 黄斑 　　　　　C. 中央凹

D. 视网膜视部 　　　　E. 视网膜盲部

21. 不属于骨骼肌的肌肉是（　　）

A. 瞳孔括约肌 　　　　B. 上睑提肌 　　　　C. 内直肌

D. 外直肌 　　　　　　E. 上斜肌

22. 使瞳孔转向外侧的肌（　　）

A. 外直肌 　　　　　　B. 下斜肌 　　　　　C. 下直肌

D. 上斜肌 　　　　　　E. 上直肌

23. 视近物时，下列错误的是（　　）

A. 睫状肌收缩 　　　　B. 睫状体后移 　　　　C. 睫状小带松弛

D. 晶状体变凸 　　　　E. 折光力增强

24. 在鼓室前壁上有（　　）

A. 咽鼓管的开口 　　　B. 乳突窦的入口 　　　C. 鼓室上隐窝

D. 面神经管凸 　　　　E. 鼓室盖

25. 听小骨链的描述正确的是（　　）

A. 锤骨与蜗窗相邻 　　B. 镫骨与鼓膜相邻 　　C. 砧骨与前庭窗相邻

D. 将声波的振动传入内耳　E. 锤骨头与鼓膜相邻

26. 内耳螺旋器位于（　　）

A. 前庭阶 　　　　　　B. 鼓阶 　　　　　　C. 骨螺旋板

D. 基底膜 　　　　　　E. 蜗底

27. 头部位觉感受器位于（　　）

A. 耳蜗 　　　　　　　B. 椭圆囊斑、球囊斑与壶腹嵴

C. 前庭窗 　　　　　　D. 螺旋器 　　　　　E. 鼓室

28. 眼球纤维膜的描述正确的是（　　）

A. 是眼球壁的最内层 　B. 富有血管和色素细胞 　C. 全层均透明

D. 前 1/6 部分为角膜 　E. 后 5/6 为睫状体

29. 关于巩膜的描述，正确的是（　　）

A. 占纤维膜的后 5/6 　B. 透明 　　　　　　C. 棕黑色

D. 前方与晶状体相连 　E. 具有屈光作用

30. 具有感受强光和辨色能力的是（　　）

A. 视锥细胞　　　　　　B. 视杆细胞　　　　　　C. 双极细胞

D. 节细胞　　　　　　　E. 视细胞

31. 关于房水的描述，错误的是（　　）

A. 由睫状体产生

B. 由眼前房经瞳孔到眼后房

C. 经虹膜角膜角渗入巩膜静脉窦

D. 可营养眼球和维持眼压

E. 具有折光作用

32. 关于眼球的描述，错误的是（　　）

A. 睫状肌舒张，晶状体变厚，曲度变大　　　　B. 眼房内充满房水

C. 房水渗入巩膜静脉窦　　　　　　　　　　　D. 前房经瞳孔与后房相通

E. 玻璃体为无色透明的胶状物

33. 关于膜迷路的描述，正确的是（　　）

A. 位于骨迷路内　　　　　　　　　　　　　　B. 内含外淋巴

C. 由膜半规管、椭圆囊、球囊及蜗管三部分构成　　D. 内含神经纤维

E. 椭圆囊和球囊是位觉感受器

34. 小儿咽鼓管的特点是（　　）

A. 较细长　　　　　　　B. 较细短　　　　　　　C. 较粗长

D. 较粗短　　　　　　　E. 粗短且水平位

35. 关于听小骨的描述，正确的是（　　）

A. 是骨传导的途径　　　B. 镫骨居三块听小骨之间　　C. 锤骨附着于鼓膜内面

D. 砧骨处于最内侧　　　E. 连接蜗窗

36. 声波从外耳道传到内耳，其经过顺序是（　　）

A. 鼓膜→锤骨→镫骨→砧骨→耳蜗

B. 鼓膜→锤骨→砧骨→耳蜗

C. 鼓膜→镫骨→锤骨→砧骨→耳蜗

D. 鼓膜→锤骨→砧骨→镫骨→前庭窗→耳蜗

E. 鼓膜→锤骨→砧骨→镫骨→半规管→耳蜗

37. 关于鼓膜的描述，正确的是（　　）

A. 位于内耳和外耳之间　　B. 中心部向内凹陷为鼓膜脐　　C. 松弛部在下方

D. 前上方有反射光锥　　　E. 紧张部呈淡红色

38. 具有屈光作用的是（　　）

A. 瞳孔　　　　　　　　B. 角膜　　　　　　　　C. 眼房

D. 结膜　　　　　　　　E. 巩膜静脉窦

39. 关于视网膜感光细胞的描述，正确的是（　　）

A. 包括视锥细胞、视杆细胞和双极细胞

B. 在视网膜黄斑处只有视杆细胞，无视锥细胞

C. 视锥细胞在中央凹处分布最为密集

D. 视杆细胞可感受弱光和颜色的刺激

E. 视锥细胞可感受强光，但不能辨色

40. 临床上进行眼底检查时，可窥见的结构包括 （ ）

A. 视神经盘和黄斑　　　　B. 玻璃体和脉络膜　　　　C. 脉络膜和黄斑

D. 视网膜中央动静脉和虹膜　E. 视神经盘和脉络膜

41. 视近物时，下列变化正确的是 （ ）

A. 睫状肌舒张　　　　　　B. 睫状小带紧张　　　　　C. 晶状体曲度变大

D. 瞳孔开大　　　　　　　E. 晶状体变平

42. 可使瞳孔转向内侧的眼外肌为 （ ）

A. 上斜肌　　　　　　　　B. 内直肌　　　　　　　　C. 下斜肌

D. 外直肌　　　　　　　　E. 上斜肌

43. 成人作鼓膜检查时，需将耳郭拉向 （ ）

A. 前上方　　　　　　　　B. 后上方　　　　　　　　C. 前下方

D. 后下方　　　　　　　　E. 下方

44. 关于角膜的说法，错误的是 （ ）

A. 无色透明　　　　　　　B. 有折光作用　　　　　　C. 无毛细血管

D. 感觉神经末梢丰富　　　E. 占纤维膜的前 5/6

45. 关于房水的描述，正确的是 （ ）

A. 由睫状体产生　　　　　B. 只充满眼前房　　　　　C. 经巩膜筛板入眼静脉

D. 房水量随瞳孔开大、缩小而改变

E. 眼球内房水过多不会影响视力

46. 关于晶状体的说法，错误的是 （ ）

A. 为双凸透镜状　　　　　B. 无色透明　　　　　　　C. 有弹性

D. 不含血管，仅有神经　　E. 外包一层透明而有弹性的薄膜

47. 关于鼓室的描述，正确的是 （ ）

A. 顶部借鼓室盖与颅中窝分隔

B. 下壁为颈动脉管的上壁

C. 前壁为颈静脉

D. 鼓室空气不与外界相通

E. 镫骨底借韧带连于蜗窗

48. 小儿咽部感染常常引起中耳炎，与下列哪个解剖结构有关 （ ）

A. 鼓室　　　　　　　　　B. 咽鼓管　　　　　　　　C. 外耳道

D. 乳突窦　　　　　　　　E. 鼓室丛

49. 房水回流于 （ ）

A. 泪囊　　　　　　　　　B. 下鼻道　　　　　　　　C. 上矢状窦

D. 海绵窦　　　　　　　　E. 巩膜静脉窦

50. 视网膜神经盘位于黄斑的（　　）

A. 鼻侧　　　　　　B. 颞侧　　　　　　C. 上方

D. 下方　　　　　　E. 后方

51. 飞机在起落时，乘务员常常告诉乘客作咀嚼运动或尽力张口以减轻耳部不适，是因为（　　）

A. 这样可以使咽鼓管暂时开放

B. 咽鼓管咽口平时处于关闭状态

C. 咽鼓管开放可以平衡鼓室内外的气压

D. 减轻鼓膜的压力

E. 以上都正确

52. 小儿中耳炎患者，炎症可通过鼓室壁蔓延，若经上壁可蔓延至（　　）

A. 乳突小房　　　　　　B. 颈静脉窝　　　　　　C. 颅中窝

D. 鼻咽部　　　　　　　E. 外耳道

53. 与眼有关的疾病，描述正确的是（　　）

A. 白内障是玻璃体疾病引起

B. 青光眼与房水代谢无关

C. 沙眼是指沙眼衣原体感染角膜所致

D. 色盲与视网膜的感光细胞有关

E. 近视和远视与眼球的屈光装置无关

54. 高度近视患者，头部受撞击后，出现飞蚊症和视野缺陷，诊断为视网膜脱落，其解剖学基础是（　　）

A. 双极细胞层与节细胞层之间存在潜在间隙

B. 视网膜与脉络膜之间存在潜在间隙

C. 脉络膜与巩膜之间存在潜在间隙

D. 视网膜色素上皮层与神经层之间存在潜在间隙

5. 感光细胞层与双极细胞层之间存在潜在间隙

55. 维持眼内压的结构是（　　）

A. 泪液　　　　　　B. 晶状体　　　　　　C. 房水

D. 玻璃体　　　　　E. 血液

56. 属于眼球的结构是（　　）

A. 结膜　　　　　　B. 眼睑　　　　　　C. 虹膜

D. 内直肌　　　　　E. 泪腺

A2 型题

57. 3 岁患儿，急性中耳炎后，出现乳突部皮肤肿胀、潮红，有明显压痛，诊断为中耳炎，中耳炎症是经下列哪个结构蔓延至乳突（　　）

A. 乳突窦　　　　　　　B. 乳突小房　　　　　　C. 听小骨链

D. 蜗窗　　　　　　　　E. 咽鼓管

58. 患儿，女，7 岁。看电视时喜欢斜视，看书时离书很近，经检查诊断为眼屈光不正。请问眼屈光系统的组成应除外（　　）

A. 玻璃体　　　　　　　B. 角膜　　　　　　　　C. 虹膜

D. 房水　　　　　　　　E. 晶状体

59. 患儿，男，5 岁，右眼呈内斜视，可能出现麻痹的眼球外肌是（　　）

A. 内直肌　　　　　　　B. 下斜肌　　　　　　　C. 上直肌

D. 外直肌　　　　　　　E. 下直肌

60. 患者两天前左眼上睑睫毛根部的睑缘处，出现红肿，有硬结、剧烈疼痛，并有压痛，诊断为外麦粒肿（睑腺炎），受累的结构为（　　）

A. 睫毛毛囊根部皮脂腺　　B. 睑板腺　　　　　　　C. 皮下组织

D. 睑结膜　　　　　　　E. 睑部皮肤

61. 患者头部外伤后出现眼球不能向内运动，瘫痪的眼外肌是（　　）

A. 外直肌　　　　　　　B. 内直肌　　　　　　　C. 下斜肌

D. 上睑提肌　　　　　　E. 上斜肌

62. 患儿，男，3 岁，中耳炎，医生检查患儿鼓膜须将耳郭拉向（　　）

A. 后下方　　　　　　　B. 后上方　　　　　　　C. 下方

D. 上方　　　　　　　　E. 前方

63. 患者，女，右眼瞳孔缩小、眼球内陷、上睑下垂及右侧面部无汗，诊断为 Homer 综合征，引起瞳孔缩小的肌是（　　）

A. 上直肌　　　　　　　B. 上睑提肌　　　　　　C. 瞳孔开大肌

D. 瞳孔括约肌　　　　　E. 睫状肌

A3 型题

（64、65 题共用题干）

患者，女，50 岁，农民。以左眼红痛伴同侧头痛，视物模糊一天为主诉。1 天前因情绪激动，突然出现左眼剧烈疼痛，同时伴同侧头痛。轻度发热，呕吐实力明显下降。眼科检查：VOS 0、1，VOD 1、2，左眼结膜混合充血，角膜水肿呈雾状混浊，KP（＋），角膜上皮可见小水疱，前房浅，瞳孔垂直椭圆形散大，D = 6mm，虹膜部分色素脱失。眼压为 65mmHg，其后窥视不清。有眼外眼及眼底正常。临床诊断：双眼急性闭角型青光眼，左眼急性发作。

64. 以下除哪项均为眼的屈光系统的组成（　　）

A. 角膜　　　　　　　　B. 房水　　　　　　　　C. 晶状体

D. 玻璃体　　　　　　　E. 视网膜

65. 前、后房相通的结构是（　　）

A. 角膜　　　　　　　　B. 虹膜　　　　　　　　C. 虹膜角膜角

D. 瞳孔　　　　　　　　　　E. 巩膜角膜角

(66、67 题共用题干)

患者，女，29 岁，农民。左耳间断流脓 5 年。耳部检查：耳郭及外周无红肿、外伤、畸形等，无牵拉痛；左耳有少许脓性分泌物，不臭；鼓膜可见一穿孔；咽鼓管通畅；双耳听力正常。辅助检查；白细胞 16.1×10^9/L，中性多核细胞 0.87，淋巴细胞 0.13。临床诊断：慢性化脓性中耳炎伴鼓膜穿孔。

66. 中耳鼓室有几个壁（　　）

A. 2 个　　　　　　　　　　B. 3 个　　　　　　　　　　C. 4 个

D. 5 个　　　　　　　　　　E. 6 个

67. 借中耳鼓室的壁，慢性化脓性中耳炎向上可穿透鼓室盖到达什么结构？（　　）

A. 脑膜和岩上窦　　　　　　B. 颈内静脉　　　　　　　　C. 横窦

D. 外半规管或面神经管　　　E. 鼓室窦和乳突小房

(68~70 题共用题干)

眼球能清晰成像，经过了屈光系统的调节作用，角膜、房水、晶状体和玻璃体具有屈光的作用。

68. 眼球屈光装置的主要结构（　　）

A. 角膜　　　　　　　　　　B. 房水　　　　　　　　　　C. 晶状体

D. 玻璃体　　　　　　　　　E. 虹膜

69. 关于屈光装置的叙述，错误的是（　　）

A. 玻璃体对视网膜有支撑作用

B. 晶状体为双凸透镜状的弹性结构

C. 房水为角膜和晶状体提供营养

D. 晶状体浑浊导致白内障

E. 角膜富含血管和神经

70. 青光眼与哪个结构有关（　　）

A. 角膜　　　　　　　　　　B. 晶状体　　　　　　　　　C. 房水

D. 玻璃体　　　　　　　　　E. 视网膜

(71~75 题共用题干)

眼球外肌包括有提上睑的上提睑肌和运动眼球的四块直肌和两块斜肌，即上、下、内、外直肌和上、下斜肌。眼球外肌协同运动，才可以保证眼球灵活运动。

71. 若瞳孔不能转向外下方，是因为（　　）

A. 下直肌瘫痪　　　　　　　B. 上直肌瘫痪　　　　　　　C. 上斜肌瘫痪

D. 下斜肌瘫痪　　　　　　　E. 外直肌瘫痪

72. 下斜肌的作用是使瞳孔转向（　　）

A. 内侧　　　　　　　　　　B. 外侧　　　　　　　　　　C. 上方

D. 下方　　　　　　　　　　E. 上外

73. 瞳孔不能转向外侧，瘫痪的眼球外肌是（　　）

A. 上直肌 　　　　　　B. 下直肌 　　　　　　C. 内直肌

D. 外直肌 　　　　　　E. 上斜肌

74. 参与眼球转向正上方的眼外肌（　　）

A. 上斜肌和内直肌 　　B. 下斜肌和上直肌 　　C. 下斜肌和下直肌

D. 上斜肌和外直肌 　　E. 上斜肌和上直肌

75. 患者出现外斜视，可能是哪块肌瘫痪（　　）

A. 上直肌 　　　　　　B. 下斜肌 　　　　　　C. 内直肌

D. 上斜肌 　　　　　　E. 外直肌

（76~78 题共用题干）

患儿，女，5 岁。两周前因受凉而出现上呼吸道感染症状，服药后有所好转，近日体温高达 39 度，并伴有左外耳道有黄色脓液流出而来医院就诊。

76. 请问细菌可能来自（　　）

A. 血液途径 　　　　　B. 乳突小房途径 　　　C. 外耳道途径

D. 乳突窦途径 　　　　E. 咽鼓管途径

77. 关于咽鼓管的描述，错误的是（　　）

A. 咽鼓管咽口位于鼻咽部侧壁

B. 咽鼓管鼓室口开口于鼓室前壁

C. 咽鼓管分为骨部和软骨部

D. 成人咽鼓管比幼儿相对较大而平

E. 连通咽腔和鼓室

78. 咽鼓管位于鼓室的哪个壁（　　）

A. 前壁 　　　　　　　B. 后壁 　　　　　　　C. 上壁

D. 下壁 　　　　　　　E. 以上都不是

（79~81 题共用题干）

患者，男，60 岁。因右眼反复胀痛伴头痛、视物模糊加重 2 天来医院眼科就诊。检查：右眼视力 0.2，左眼视力 0.8。眼压：右眼为 40mmHg，左眼为 16mmHg（正常眼压为 10~21mmHg）。

79. 根据你所掌握的解剖学知识，初步判定该患者有可能患有何种眼病（　　）

A. 青光眼 　　　　　　B. 白内障 　　　　　　C. 沙眼

D. 结膜炎 　　　　　　E. 交感性眼炎

80. 房水循环不经过（　　）

A. 眼前房 　　　　　　B. 瞳孔 　　　　　　　C. 眼后房

D. 前房角 　　　　　　E. 晶状体

81. 沟通眼球前、后房的结构是（　　）

A. 虹膜角膜角 　　　　B. 巩膜静脉窦 　　　　C. 泪点

D. 瞳孔 　　　　　　　E. 眼静脉

B 型题

（82、83 题共用备选答案）

A. 听小骨   B. 前庭   C. 耳蜗

D. 中耳   E. 外耳

82. 将声波的振动传入内耳（　　）

83. 为听觉感受器所在处（　　）

（84、85 题共用备选答案）

A. 蜗管   B. 椭圆囊   C. 咽鼓管

D. 膜半规管   E. 球囊

84. 螺旋器位于（　　）

85. 属于中耳的是（　　）

四、自测试题答案

1. B	2. E	3. B	4. E	5. E	6. D	7. D	8. B	9. D	10. C
11. D	12. C	13. A	14. E	15. E	16. D	17. D	18. C	19. B	20. C
21. A	22. A	23. B	24. A	25. D	26. D	27. B	28. D	29. A	30. A
31. B	32. A	33. C	34. E	35. C	36. D	37. B	38. B	39. C	40. A
41. C	42. B	43. B	44. E	45. A	46. D	47. A	48. B	49. E	50. A
51. E	52. C	53. D	54. D	55. C	56. C	57. A	58. C	59. D	60. A
61. B	62. A	63. D	64. E	65. D	66. E	67. A	68. C	69. E	70. C
71. C	72. E	73. D	74. B	75. C	76. E	77. D	78. A	79. A	80. E
81. D	82. A	83. C	84. A	85. C					

第十三章 内分泌系统

一、学习目标

（一）掌握

内分泌系统的组成；激素的概念。

（二）熟悉

甲状腺的位置、形态；甲状旁腺的位置、形态；肾上腺的位置、形态；垂体的位置、形态。

二、学习要点

（一）内分泌系统的构成与激素的作用

内分泌系统由多个内分泌腺、内分泌组织和分散在其他组织器官中的内分泌细胞构成。人体的内分泌腺有甲状腺、甲状旁腺、肾上腺、垂体和松果体等。分散的内分泌组织如胰岛、黄体等。

由内分泌腺或内分泌组织的腺细胞合成和分泌的具有高效能的生物活性物质，称为激素。激素能选择性地作用于某些有关的器官、组织或细胞，从而发挥其对机体的新陈代谢、生长发育和生殖功能的调控作用。某种激素作用的器官、组织或细胞分别称为该激素的靶器官、靶组织和靶细胞。

（二）甲状腺

甲状腺略呈"H"形，分左、右两个侧叶和连接左右叶的甲状腺峡（峡部）。少数人甲状腺峡缺如，有时从甲状腺峡的上缘常伸出一个锥状叶，从峡部伸向上方。甲状腺的左、右叶贴附于喉和气管颈部的两侧，上达甲状软骨中部，下至第六气管软骨环。甲状腺峡则多覆盖于第 2~4 气管软骨环的前方，临床急救行气管切开时，需注意不可伤及甲状腺峡。

甲状腺可分泌甲状腺素，可调节机体的基础代谢病，影响机体正常生长发育，尤其是对骨骼和神经系统的发育较为重要。甲状腺还可分泌降钙素，参与钙磷代谢，降低血钙。

（三）甲状旁腺

甲状旁腺多位于甲状腺侧叶后部，有时也可包埋于甲状腺实质内。甲状旁腺上下各一对，呈扁椭圆形，表面光滑，颜色棕红，形状大小略似黄豆。

甲状旁腺可分泌甲状旁腺素。能调节机体内钙，磷的代谢，维持血钙平衡。

（四）垂体

垂体为一个椭圆形器官。位于颅内蝶骨的垂体窝内，并借漏斗与下丘脑相连。分为腺垂体和神经垂体两部分。其中腺垂体又可分为远侧部、中间部与结节部；神经垂体可分为漏斗（包括正中隆起与漏斗柄）和神经部。通常所称的垂体前叶是以腺垂体为主，垂体后叶则是以神经垂体为主。垂体前叶可分泌多种激素，如生长激素，促甲状腺素等，促进机体的生长发育和影响其他内分泌腺的活动；生长激素可促进骨和软组织的生长，如幼年时该激素分泌不足可引起侏儒症；如果该激素分泌过剩，则导致巨人症（骨骼发育成熟以前）和肢端肥大症（骨骼发育成熟以后）。垂体后叶无分泌功能，只储存和释放由下丘脑分泌的抗利尿激素和催产素。其功能是使血压升高，尿量减少和子宫平滑肌收缩。

（五）肾上腺

肾上腺分别位于两肾上端的内上方，质软，呈淡黄色。左侧者近似半月形，右侧者略呈三角形。肾上腺外包被膜，腺实质由表层的皮质和内部的髓质构成，皮质可分泌肾上腺皮质激素（盐皮质激素和糖皮质激素），有调节水盐代谢和糖、蛋白质代谢的作用，此外还可分泌性激素。髓质可分泌肾上腺素和去甲肾上腺素，能使心跳加快，心脏收缩力加强、小动脉收缩，从而维持血压和调节内脏平滑肌的活动，对机体代谢也起一定作用。

三、自测试题

A1 型题

1. 因缺碘导致肿大的内分泌器官是（　　）

A. 垂体 　　　　　　　B. 松果体 　　　　　　C. 甲状腺

D. 甲状旁腺 　　　　　E. 肾上腺

2. 甲状旁腺（　　）

A. 有四对，形如花生粒 　　B. 贴附于甲状腺侧叶前面 　　C. 有四个形如黄豆

D. 位于甲状腺的被囊内 　　E. 该腺体被误切除后，血钙浓度升高导致死亡

3. 关于甲状腺的描述，错误的是（　　）

A. 分为左、右两侧叶，经峡部相连

B. 侧叶在喉和气管侧面

C. 峡部多在 2~4 气管软骨的前方

D. 甲状腺产生甲状腺素和甲状旁腺素

E. 甲状腺可随吞咽上

4. 内分泌细胞所分泌的生物活性物质，统称为（　　）

A. 甲状腺素　　　　　　　B. 肾上腺素　　　　　　　C. 胰岛素

D. 激素　　　　　　　　　E. 生长激素

5. 腺垂体（　　）

A. 包括远侧部、结节部和中间部　　　　　B. 由漏斗和神经部组成

C. 又称为前叶　　　　D. 可称为后叶　　　　E. 分泌催产素

6. 下列不属于内分泌腺的是（　　）

A. 甲状腺　　　　　　　　B. 甲状旁腺　　　　　　　C. 肾上腺

D. 腮腺　　　　　　　　　E. 垂体

7. 内分泌腺的特点是（　　）

A. 有导管　　　　　　　　B. 无导管　　　　　　　　C. 血管少

D. 体积大　　　　　　　　E. 血流快

8. 关于肾上腺的描述，正确的是（　　）

A. 附于肾的内侧　　　　　　　　　B. 属于腹膜内位器官

C. 左侧呈半月形，右侧呈三角形　　　D. 不可随下垂的肾下降

E. 包在肾纤维囊内

9. 重要的内分泌腺包括（　　）

A. 腮腺、性腺、甲状腺、肾上腺、垂体、胰岛

B. 甲状腺、甲状旁腺、肾上腺、垂体、松果体

C. 下颌下腺、卵巢、肾上腺、松果体、垂体、前列腺

D. 舌下腺、胸腺、泪腺、肾上腺、精囊、松果体

E. 腮腺、胰、垂体、卵巢、肾上腺、睾丸

10. 关于垂体的描述，错误的是（　　）

A. 位于蝶骨体上面的垂体窝内　　　　B. 前上方与视交叉相邻

C. 分为腺垂体和神经垂体两部分　　　　D. 借漏斗连于底丘脑

E. 女性略大于男性

11. 关于神经垂体的描述，正确的是（　　）

A. 由远侧部、结节部和中间部组成　　　B. 分泌生长激素

C. 分泌促性腺激素　　　　　　　　　　D. 包括垂体前叶和后叶

E. 包括正中隆起、神经部和漏斗

12. 关于内分泌腺描述，正确的是（　　）

A. 与神经系统无关　　　　B. 包括甲状腺、肾上腺、垂体、松果体等

C. 有排泄管　　　　　　　D. 其分泌物直接输送至靶器官

E. 作用无特异性

A2 型题

13. 患者，男，20 岁，因甲状腺功能亢进行甲状腺大部分切除术，术后第二天出现手足抽搐。最可能原因是（　　）

　　A. 喉上神经损伤　　　　　　B. 甲状腺功能低下　　　　　　C. 喉返神经损伤

　　D. 甲状旁腺功能低下　　　　E. 喉头水肿导致喉梗阻

14. 患者，女，42 岁，因"内分泌失调"就诊。MRI 显示蝶鞍内一肿块向蝶鞍上扩展，未见正常垂体组织；CT 扫描重建成像可见病灶内有大量钙化组织。诊断：垂体钙化。分泌减少的激素是（　　）

　　A. 甲状腺素　　　　　　　　B. 甲状旁腺素　　　　　　　　C. 生长抑素

　　D. 褪黑素　　　　　　　　　E. 催乳素

A3 型题

（15、16 题共用题干）

患者，男，55 岁，甲状腺次全切除手术后，患者出现手足抽搐。

15. 手术中可能误切了（　　）

　　A. 甲状旁腺　　　　　　　　B. 喉上神经　　　　　　　　　C. 舌咽神经

　　D. 喉返神经　　　　　　　　E. 迷走神经

16. 可调节钙磷代谢的内分泌腺是（　　）

　　A. 肾上腺　　　　　　　　　B. 胸腺　　　　　　　　　　　C. 甲状旁腺

　　D. 垂体　　　　　　　　　　E. 松果体

B 型题

（17～20 题共用备选答案）

　　A. 促甲状腺激素　　　　　　B. 抗利尿激素　　　　　　　　C. 褪黑素

　　D. 糖皮质激素　　　　　　　E. 胰岛素

17. 神经垂体贮存的激素（　　）

18. 腺垂体分泌的激素（　　）

19. 肾上腺分泌的激素（　　）

20. 松果体分泌的激素（　　）

四、自测试题答案

1. **C**　　2. **C**　　3. **D**　　4. **D**　　5. **A**　　6. **D**　　7. **B**　　8. **C**　　9. **B**　　10. **D**

11. **E**　　12. **B**　　13. **D**　　14. **E**　　15. **A**　　16. **C**　　17. **B**　　18. **A**　　19. **D**　　20. **C**

第十四章　神经系统

一、学习目标

（一）掌握

神经系统的区分、组成、常用术语。

脊髓的位置、外形、内部结构；脊髓主要上行纤维束（薄束、楔束、脊髓丘脑束）、主要下行纤维束（皮质脊髓束）的位置和机能性质。脑干的位置、组成和外形。脑干内锥体束、内侧丘系、脊髓丘系、三叉丘系的功能。小脑的位置、外形、分叶及功能。丘脑腹后核、后丘脑的位置、名称和功能。视上核、室旁核的功能。第Ⅰ躯体运动区、第Ⅰ躯体感觉区、视区、听区的位置及功能定位。脑和脊髓被膜的名称和层次；硬膜外隙、蛛网膜下隙的位置及内容物；脑的动脉来源以及分布；大脑动脉环的组成、位置及功能意义；脑脊液的产生部位及循环途径。

脊神经的组成、纤维成分、数目和分支分布概况；膈神经的行程与分布；正中神经、尺神经、桡神经的起始、行程与分布；坐骨神经、胫神经、腓总神经的行程与分布及其损伤后的表现；脑神经的名称、顺序、性质、分布概况，出入颅部位、连脑部位；动眼神经、滑车神经、展神经、副神经、舌下神经的分布情况和损伤后的主要表现；三叉神经、面神经、舌咽神经和迷走神经的纤维成分、分支名称和分布概况；副交感神经的低级中枢部位；交感和副交感神经双重分布概念及它们的主要作用。

（二）熟悉

反射及反射弧的概念。

脊髓节段的概念；脊髓灰质的主要核团及功能；脑干内部结构的分部及各部的位置。第四脑室的位置及连通关系。间脑的位置、分部。第三脑室的位置与连通。下丘脑的构成。基底核的概念与功能。内囊的位置、分部及通过的主要纤维束。大脑半球的主要沟裂、分叶和各叶的主要沟回。侧脑室的形态分部。硬脑膜的结构特点及形成的特殊结构（大脑镰、小脑幕、硬脑膜窦）；锥体系（皮质脊髓束与皮质核束）传导通路与功能。视觉传导通路和瞳孔对光反射通路。

颈丛的组成、位置、皮支浅出的部位；臂丛的组成和胸长神经、胸背神经的分布；肌皮神经、腋神经的分布和受损后的主要表现；胸神经前支的行程与分布，胸神经的节段性分布；腰丛的组成、主要分支及分布范围；骶丛的组成、位置；交感神经低级中枢部位；交感干的位置、组成、椎旁节、椎前节。

（三）了解

神经系统的作用。

脊髓节段与椎骨的对应关系；脊髓灰质分层；红核脊髓束、前庭脊髓束、顶盖脊髓束、网状脊髓束和内侧纵束的位置和机能性质；脊髓的主要功能。脑干内神经核的分类。脑干网状结构的位置及功能。了解脑神经核的名称、位置及其与脑神经的关系。小脑核的名称、位置。背侧丘脑核团的划分。语言中枢的位置。大脑半球白质纤维的分类。边缘系统的组成及功能。躯干、四肢意识性本体（深）感觉传导通路；躯干、四肢痛温觉、触觉（浅感觉）传导通路；头面部痛温觉、触觉（浅感觉）传导通路。

交感神经和副交感神经的节前、后纤维分布的一般规律；灰、白交通支和内脏大、小神经、腰内脏神经的概念；内脏感觉神经的概念和特点，牵涉性痛的概念和临床意义。

二、学习要点

（一）神经系统的组成与活动方式

1. 神经系统的组成和区分

神经系统分为中枢神经系统和周围神经系统两部分。中枢神经系统包括位于颅腔内的脑和位于椎管内的脊髓，周围神经系统包括脊神经、脑神经和内脏神经。脊神经与脊髓相连，脑神经与脑相连，内脏神经随脊神经和脑神经与脊髓、脑相连。周围神经系统依其分布位置的不同又分为躯体神经和内脏神经，前者分布于体表、骨、关节和骨骼肌，后者分布于内脏、心血管和腺体。躯体神经和内脏神经各自都含有感觉纤维和运动纤维成分，其中，将神经冲动自感受器传向中枢的称传入神经（感觉神经）；将神经冲动自中枢传向周围效应器的称传出神经（运动神经）。内脏神经的传出纤维即内脏运动神经，根据结构和功能的不同又分为交感神经和副交感神经，专门支配不受人的主观意识控制的平滑肌、心肌和腺体的运动，故又称为自主神经或者植物神经系统。

2. 神经系统的活动方式

神经系统的活动方式是反射。反射是神经系统在调节机体的生理活动中，对内、外环境变化所做出的反应。反射的活动基础是反射弧，反射弧包括：感受器→传入神经→中枢→传出神经→效应器。反射弧的任一环节出现问题，反射都会减弱或者消失。

（二）神经系统常用术语

1. 灰质和白质

在中枢神经系统中，神经元胞体和树突集中处，新鲜时颜色灰暗，称灰质。位于大脑和小脑表面的灰质，分别称大脑皮质和小脑皮质。

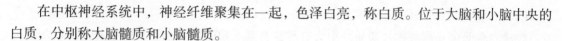

在中枢神经系统中，神经纤维聚集在一起，色泽白亮，称白质。位于大脑和小脑中央的白质，分别称大脑髓质和小脑髓质。

2. 神经核和神经节

形态和功能相似的神经元胞体聚集成团，位于中枢神经系统内称神经核，位于周围神经系统内称神经节。

3. 纤维束和神经

在中枢神经系统内，起止和功能相同的神经纤维聚集成束，称纤维束。在周围神经系统中，神经纤维聚集成的条索状结构，称神经。

4. 网状结构

在中枢神经系统内，由灰质和白质混合而成。神经纤维交织成网，灰质团块散在其中。

（三）中枢神经系统

1. 脊髓

（1）脊髓的位置和外形

脊髓位于椎管内，上端在平枕骨大孔处与延髓相连，下端在成人平第 1 腰椎体的下缘，新生儿脊髓下端可平第 3 腰椎。故临床腰椎穿刺常在第 3~4 或 4~5 腰椎棘突之间进行，以避免损伤脊髓。

脊髓呈前后略扁的圆柱形，全长 40~45cm。脊髓有两处膨大，位于上部的称颈膨大，连有分布于上肢的神经；位于下部的称腰骶膨大，连有分布于下肢的神经。人类上肢较发达，故颈膨大比腰骶膨大更显著。末端逐渐变细，称脊髓圆锥，向下续为无神经组织的终丝，止于尾骨的背面。腰、骶、尾部的脊神经前后根在椎管内下行，围绕在终丝的周围称马尾。

脊髓表面有 6 条纵形的沟：位于脊髓前面正中较深的沟称前正中裂；后面正中较浅的沟称后正中沟；两对外侧沟位于脊髓的前外侧和后外侧，分别叫前外侧沟和后外侧沟，沟内分别连有脊神经的前根和后根。

（2）脊髓节段与椎骨的对应关系

脊髓的两侧连有 31 对脊神经，每对脊神经所连的一段脊髓，称一个脊髓节段。脊髓可分为 31 个节段，即 8 个颈节（$C_1 \sim C_8$）、12 个胸节（$T_1 \sim T_{12}$）、5 个腰节（$L_1 \sim L_5$）、5 个骶节（$S_1 \sim S_5$）和 1 个尾节（C_0）。胚胎 4 个月左右，由于脊柱生长速度较脊髓快，使脊髓短于脊柱，导致脊髓节段与椎骨的序数不完全对应，脊髓节段的位置高于相应的椎骨（表14-1）。

表 14-1　脊髓节段与椎骨的对应关系

脊髓节段对应椎骨	脊髓节段对应椎骨
$C_{1\sim4}$ 同序数椎骨	$T_{9\sim12}$ 比同序数椎骨高 3 个椎体
$C_5 \sim T_4$ 比同序数椎骨高 1 个椎体	$L_{1\sim5}$ 第 10~12 胸椎体
$T_{5\sim8}$ 比同序数椎骨高 2 个椎体	$S_1 \sim C_0$ 第 1 腰椎体

（3）脊髓的内部结构

脊髓左右两侧基本对称，灰质的中央有贯穿脊髓全长的纵行小管，称中央管，中央管周围是略呈"H"的灰质，再向周围是白质。

1）灰质

位于脊髓中央，在脊髓横断面上，灰质围绕中央管呈蝶形或"H"形。向前突出的部分叫前角（柱），主要由运动神经元构成，其轴突自前外侧沟穿出形成脊神经前根；后部狭长，称后角（柱），内含联络神经元，接脊神经节细胞传入的感觉冲动；脊髓胸1到腰3节段的前、后角之间有侧角（柱），内含交感神经元，是交感神经的低级中枢；骶髓的第2~4节段，无侧角，但在相当于侧角的部位，有副交感神经元称骶副交感核，是副交感神经的低级中枢之一。

2）白质

位于灰质周围，每侧白质借脊髓表面的沟裂分为前索、后索和左右外侧索。各索主要由密集的神经纤维束组成。

①上行（感觉）纤维束

薄束和楔束：位于后索，薄束位于楔束的内侧，传导同侧躯干和四肢意识性本体感觉（肌、腱、关节的位置觉、运动觉和振动觉）和精细触觉（如辨别两点间的距离和物体纹理粗细等）的冲动。其中薄束传导来自下半身的冲动，楔束传导来自上半身（头面部除外）的冲动，故楔束只见于脊髓第4胸节以上。

脊髓丘脑束：位于脊髓的外侧索前半部和前索内，传导对侧躯干、四肢的痛觉、温度觉、粗触觉和压觉的冲动。

②下行（运动）纤维束

皮质脊髓束：位于前索及外侧索后部内，包括皮质脊髓前束和皮质脊髓侧束，将大脑皮质的神经冲动传至脊髓前角运动神经元，管理躯干和四肢骨骼肌的随意运动。

红核脊髓束：位于皮质脊髓束的腹侧，与协调肌群间的运动有关。

（4）脊髓的功能

1）传导功能

脊髓通过上行纤维束，把躯干、四肢的各种感觉冲动传至脑；通过下行纤维束，把脑发出的各种运动冲动由前角、侧角传给效应器。

2）反射功能

脊髓是许多躯干、四肢反射的低级中枢，能完成腱反射、排便反射、排尿反射等。

2. 脑

脑位于颅腔内，在成人其平均重量约1400g。可分为四部分：端脑、间脑、小脑和脑干。

（1）脑干

脑干是中枢神经系统中位于脊髓和间脑之间的一个较小部分，自下而上由延髓、脑桥和中脑三部分组成。延髓和脑桥前靠颅后窝的斜坡，背面与小脑相连，它们之间的室腔为第四脑室。此室向下与延髓和脊髓的中央管相续，向上连通中脑的中脑水管。

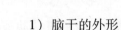

1）脑干的外形

①腹侧面

延髓腹侧面有与脊髓相同的前正中裂，裂的上部两侧有一对纵行隆起，称为锥体，内有皮质脊髓束通过。其下部形成锥体交叉。在延髓的腹侧面有舌下神经、舌咽神经、迷走神经和副神经的根附着。

脑桥下缘借延髓脑桥沟与延髓分界。沟中有三对脑神经根，由内侧向外侧依次是展神经、面神经和前庭蜗神经。脑桥上缘与中脑的大脑脚相接。脑桥腹侧面宽阔膨隆称脑桥基底部，正中的纵行浅沟称基底沟，有基底动脉通过。基底部的外侧逐渐变窄，与背侧的小脑相连称小脑中脚，上面连有三叉神经根。

中脑腹侧面有两个粗大的柱状结构称大脑脚，大脑脚之间的凹陷称脚间窝，动眼神经根由此出脑。

②背侧面

延髓下部后正中沟两侧由内向外有两个纵行隆起，即薄束结节和楔束结节，两者的深面分别有薄束核和楔束核，接受薄束和楔束传来的感觉冲动。延髓背面上部与脑桥共同形成一菱形凹陷，称菱形窝，构成第四脑室底。

中脑的背面有上、下两对隆起，上方的一对称上丘，是视觉反射中枢；下方的一对称下丘，是听觉反射中枢。下丘的下方连有滑车神经根。中脑内的中央管称中脑水管。

2）脑干的内部结构

脑干由灰质、白质和网状结构构成。

①灰质

脑干的灰质配布和脊髓不同，它不形成连续的灰质柱，而是被纵横走行的纤维所贯穿，分散成许多团块状的神经核。神经核分为两类：一类与脑神经有关，称为脑神经核。脑神经核的名称多与其相连的脑神经名称一致。另一类与脑神经无关，称非脑神经核，多为中继核，如延髓的薄束核、楔束核和中脑内的红核、黑质等。

②白质

由大量的纤维束所构成，多位于腹侧部和外侧部。

上行纤维束：①内侧丘系，传导对侧躯干及四肢的意识性本体觉和精细触觉的冲动；②脊髓丘系，传导对侧躯干和四肢的痛、温、触、压觉的冲动；③三叉丘系，传导头面部的痛、温、触、压觉的冲动。

下行纤维束：①皮质脊髓束，管理躯干及四肢骨骼肌的随意运动，起自大脑皮质，下行到脊髓；②皮质核束，管理头面部骨骼肌及咽喉肌的随意运动，起自大脑皮质，止于脑干内的脑神经躯体运动核。

脑干网状结构：位于脑干中央部，与大脑、脊髓均有广泛联系。

3）脑干的功能

①传导功能：大脑皮质与小脑、脊髓相互联系的上、下行纤维束必须经过脑干。

②反射功能：脑干内有多个反射的低级中枢，如延髓内有呼吸中枢和心血管活动中枢，两者合称"生命中枢"。另外，脑桥内有角膜反射中枢，中脑内有瞳孔对光反射中枢等。

③网状结构的功能：维持大脑皮质觉醒、调控睡眠、调节骨骼肌张力以及内脏活动等功能。

（2）小脑

1）小脑的位置和外形

小脑位于颅后窝内，在脑桥和延髓的后上方，其中间较狭窄称小脑蚓，两侧膨大称小脑半球。小脑半球下面近枕骨大孔处有一对椭圆形隆起称小脑扁桃体。

2）小脑的内部结构

小脑灰质和白质的配布与脊髓不同，分布在小脑表面的灰质称小脑皮质。位于小脑深面的白质，称小脑髓质。埋藏在髓质内的灰质团块，称小脑核，最大的是齿状核。

3）小脑的功能

小脑是调节躯体运动的重要中枢，其主要功能是维持躯体平衡、调节肌张力、协调骨骼肌的随意运动。

4）第四脑室

小脑与延髓、脑桥之间的室腔称第四脑室，它的底是菱形窝，顶朝向小脑，下通脊髓中央管，上借中脑水管通第三脑室，经一个正中孔和两个外侧孔与蛛网膜下隙相通。

（3）间脑

间脑位于中脑和端脑之间。除腹侧面的一部分露于表面以外，其他部分都被大脑半球所掩盖。间脑主要由背侧丘脑和下丘脑组成，其内腔称第三脑室。

1）背侧丘脑

又称丘脑，是间脑背侧的一对卵圆形灰质团块，为间脑最大的部分。背侧丘脑被"Y"形的白质（内髓板）分成前核群、内侧核群和外侧核群三部分。外侧核群的腹侧部后份称腹后核，可分为腹后内侧核和腹后外侧核，是全身深、浅感觉的重要中继核。

背侧丘脑后端外下方有一对隆起，内侧的称内侧膝状体，与听觉冲动传导有关；外侧的称外侧膝状体，与视觉冲动传导有关。在人类，丘脑为皮质下感觉中枢，能感受到粗糙的感觉和愉快不愉快的情绪。

2）下丘脑

位于丘脑的前下方。下丘脑底面由前向后可见视交叉，灰结节和乳头体。灰结节向下移行为漏斗，其末端连有垂体。下丘脑内的主要核团有视上核和室旁核，两者都具有内分泌功能。下丘脑既是皮质下调节内脏活动的高级中枢，又是神经内分泌的调控中心。对机体体温、摄食、生殖、水盐平衡和内分泌活动等进行广泛调节。

3）第三脑室

为间脑的内腔，是位于两侧丘脑和下丘脑之间的矢状面狭窄腔隙。向前上方借室间孔与端脑内的左、右侧脑室相连，向后下方借中脑水管与第四脑室相通。

（4）端脑

端脑是脑的高级部分，被大脑纵裂分为左、右大脑半球，纵裂的底部有连接左、右两侧大脑半球的横行纤维束称胼胝体。大脑半球和小脑之间为大脑横裂。

1）大脑半球的外形和分叶

大脑半球表面有许多深浅不同的大脑沟，沟与沟之间的隆起称大脑回。每侧大脑半球有三个面，即内侧面、上外侧面和下面，并借三条叶间沟分为五个叶。

①大脑半球的叶间沟和分叶

三条深而恒定的叶间沟：外侧沟，在半球的上外侧面，自下斜行向后上方；中央沟，起于半球上缘中点的稍后方，沿上外侧面斜向前下方；顶枕沟，位于半球内侧面后部，并转至上外侧面。

大脑半球的五个叶：额叶，为外侧沟之上，中央沟之前的部分；顶叶，为中央沟以后，顶枕沟以前的部分；颞叶，为外侧沟以下的部分；枕叶，位于顶枕沟后方；岛叶，位于外侧沟的深部。

②大脑半球重要的沟、回

上外侧面：额叶：中央沟前方有与之平行的中央前沟，两沟之间的大脑回称中央前回。自中央前沟的中部向前发出上、下两条沟，分别称为额上沟和额下沟。额上、下沟将额叶中央前回以前的部分，分为额上回、额中回、额下回。顶叶：在中央沟后方，也有一条与其平行的中央后沟，两沟之间的大脑回称中央后回。中央后沟以后，有与半球上缘平行的顶内沟，将顶叶的其余部分分为顶上小叶和顶下小叶。顶下小叶包绕外侧沟后端的大脑回称缘上回，围绕颞上沟末端的大脑回称角回。颞叶：在外侧沟的下方，有一条大致与其平行的颞上沟和颞下沟。外侧沟与颞上沟之间为颞上回。颞上回后部的脑回伸入到外侧沟内称颞横回。颞上沟与颞下沟之间为颞中回，颞下沟下方为颞下回。

内侧面：在间脑上方有联络左右大脑半球的弓形胼胝体。位于胼胝体前端和上方的大脑回称扣带回。扣带回中部的上方，由中央前、后回延伸至大脑半球内侧面的部分称中央旁小叶。在胼胝体后下方呈弓形的沟称距状沟。

下面：额叶下面有纵行的嗅束，其前端膨大称嗅球。嗅球和嗅束参与嗅觉冲动的传导。距状沟的前下方，自枕叶向前伸向颞叶的沟，称侧副沟。侧副沟前部上方的大脑回称海马旁回，其前端向后弯曲的部分称为钩。

海马旁回、钩和扣带回等脑回，因位置在大脑半球和间脑交界处的边缘，故合称边缘叶。边缘叶与有关皮质和皮质下结构（下丘脑、杏仁体等），在结构和功能上密切联系，共同组成边缘系统，司内脏调节、学习、记忆、情绪反映和性活动等。

2）端脑的内部结构

大脑半球表层的灰质称大脑皮质，其深部的白质称髓质。髓质中包埋的灰质团块，称基底核。半球内的室腔称侧脑室。

①大脑皮质的机能定位

大脑皮质是人体活动的最高中枢，由大量神经元、神经胶质细胞组成。在长期的劳动过程中，其不同部位，逐渐形成能够完成某些反射活动的相对集中区，称大脑皮质的机能定位。

躯体运动区：位于中央前回和中央旁小叶的前部，管理对侧半身的骨骼肌运动，且运动区的大小与形体大小无关，而与功能的重要性和复杂程度呈正相关。身体各部在此区内的投影如一个倒置的人形（头面部不倒置）。运动区某一局部损伤，会引起对侧半身相应部位的骨骼肌运动障碍。

躯体感觉区：位于中央后回和中央旁小叶后部，接受对侧半身传入的感觉纤维。身体各部在此区的投影如一个倒置的人形（头面部不倒置），且感觉区的大小、无形体大小无关，而与感觉的灵敏度呈正相关。感觉区某一部位受损，会引起对侧半身相应部位的感觉障碍。

视区：位于枕叶内侧面距状沟两侧的皮质。

听区：位于颞横回。每侧听区接受双侧听觉冲动的传入。

语言中枢：语言区是人类所特有的皮质区，偏于左半球，其功能是理解他人的语言、文字，并能用口语和文字来表达自己的思维活动。这是人类与动物的本质区别所在。运动性语言中枢（说话中枢），位于额下回后部，能把字、词组成有意义的句子表达自己的思维活动，此区损伤，称为运动性失语症；书写中枢，在额中回后部，紧靠手的运动区，能完成写字、绘图等精细动作，此区损伤，称为失写症；听觉性语言中枢，在颞上回后部，能调整人的语言和听取、理解别人的语言，此区损伤，称为感觉性失语症；视觉性语言中枢（阅读中枢），位于角回，能看到并理解文字符号的意义，此区损伤，称为失读症。

②基底核

位置靠近脑底，是包埋于大脑半球髓质内灰质团块的总称，包括豆状核、尾状核、杏仁体等。

尾状核：弯曲如弓，分头、体、尾三部，末端与杏仁体相连。

豆状核：被两个白质板分为3部，外侧部最大称壳，其他两部称苍白球。豆状核和尾状核合称纹状体，尾状核和壳合称新纹状体，苍白球称旧纹状体。纹状体的主要功能是调节肌紧张和协调肌群的活动。近年研究发现豆状核还参与学习和记忆活动。

③大脑白质（髓质）

位于皮质的深面，由大量的神经纤维组成。其中最重要的是：

内囊：位于背侧丘脑、尾状核与豆状核之间的白质纤维板称内囊。大部分投射纤维经过此处。在大脑水平切面上，内囊呈向外开放的"＞＜"形，可分为三部：通常把豆状核与尾状核头部之间的部分称内囊前肢；豆状核与背侧丘脑之间的部分称内囊后肢，内有皮质脊髓束、丘脑皮质束和视辐射等通过；前、后肢的结合部称内囊膝，有皮质核束通过。因此，内囊是大脑皮质和皮质下各中枢联系的"交通要道"。

胼胝体：属连合纤维，位于大脑纵裂底部，连接两侧大脑半球。

④侧脑室

位于大脑半球内，左、右各一，由位于顶叶内的中央部、伸入额叶的前角、伸入枕叶的后角和伸入颞叶的下角构成，借室间孔与第三脑室相交通。

（四）脑和脊髓的被膜、血管及脑脊液循环

1. 脑和脊髓的被膜

脑和脊髓的表面包有三层被膜，由外向内依次为：硬膜、蛛网膜和软膜。

（1）硬膜

1）硬脊膜

硬脊膜为厚而坚韧的管状膜，包裹脊髓，上端附着于枕骨大孔边缘，与硬脑膜相延续：下部在第 2 骶椎水平逐渐变细，包裹马尾，末端附于尾骨。硬脊膜与椎管内骨膜之间的狭窄腔隙称硬膜外隙。内除有脊神经根通过外，还有疏松结缔组织、脂肪、静脉丛等，隙内略呈负压。

2）硬脑膜

坚韧而有光泽，由两层合成，外层为衬于颅骨内面的骨膜，内层折叠，深入脑各部之间形成板状结构，起固定和承托作用。

硬脑膜与颅盖骨连接疏松，易于分离，而与颅底骨结合紧密。硬脑膜形成的结构主要有：

①大脑镰：形如镰刀，呈矢状位伸入大脑纵裂内。

②小脑幕：呈半月形伸入大脑和小脑之间，前缘游离称小脑幕切迹，其前方有中脑通过。

③硬脑膜窦：硬脑膜在某些部位两层分开，形成含静脉血的腔隙，称硬脑膜窦。主要有上矢状窦、下矢状窦、直窦、窦汇、横窦、乙状窦和海绵窦等。海绵窦位于蝶骨体的两侧，动眼神经、滑车神经、眼神经和上颌神经紧贴窦的外侧壁通过，窦内有颈内动脉和展神经穿过。

（2）蛛网膜

薄而透明，无血管和神经。蛛网膜与软膜之间有蛛网膜下隙，隙内充满脑脊液。蛛网膜下隙在某些部位扩大，称蛛网膜下池，如小脑延髓池和终池。终池内有马尾而无脊髓，临床上常在此处穿刺抽取脑脊液。

蛛网膜在上矢状窦的两侧形成许多线毛状突起，突入窦内，称蛛网膜粒。脑脊液通过蛛网膜粒渗入上矢状窦内，回流入静脉。

（3）软膜

薄而透明，富含血管，紧贴脑和脊髓表面并深入其沟、裂中，按位置分别称为软脊膜和软脑膜。在脑室的一定部位，软脑膜、毛细血管和室管膜上皮共同突入脑室内构成脉络丛，是产生脑脊液的主要结构。

2. 脑和脊髓的血管

（1）脑的血管

1）脑的动脉

主要来自颈内动脉和椎动脉。前者供应大脑半球的前 2/3 和部分间脑，后者供应脑干、小脑、间脑后部和大脑半球的后 1/3。脑的动脉的分支有两类：皮质支和中央支，前者分布于大脑皮质和髓质浅层，后者供应髓质的深部、基底核、内囊和间脑等。

①颈内动脉：起自颈总动脉，经颈动脉管入颅，向前穿海绵窦至视交叉外侧，分出大脑前动脉、大脑中动脉和眼动脉。

②椎动脉：起自锁骨下动脉，经枕骨大孔入颅后，在脑桥延髓交界处左、右椎动脉合并成一条基底动脉。后者沿脑桥基底沟上行，至脑桥上缘分为左、右大脑后动脉，借后交通动

脉与颈内动脉吻合。

③大脑动脉环（Willis 环）：由前交通动脉、两侧大脑前动脉、颈内动脉、后交通动脉和大脑后动脉吻合而成，围绕在视交叉、灰结节和乳头体周围，是一种代偿的潜在装置。当此环的某一处发育不良或阻断时，可在一定程度上通过大脑动脉环使血液重新分配和代偿，以维持脑的血液供应。

2）脑的静脉

脑的静脉壁薄无瓣膜，不与动脉伴行，可分浅、深两组，浅静脉汇入邻的硬脑膜窦，深静脉汇入大脑大静脉，注入直窦。

（2）脊髓的血管

1）动脉

有两个来源，即椎动脉和节段性动脉。椎动脉发出的脊髓前、后动脉，沿脊髓的前、后表面下降，与来自肋间后动脉和腰动脉等节段性动脉的分支相连，并在脊髓表面吻合成网，由血管网发出分支营养脊髓。

2）静脉

与动脉伴行，大多数静脉注入硬膜外隙的椎静脉丛。

3. 脑脊液及其循环

1）脑脊液

主要由脑室脉络丛产生，充满于脑室和蛛网膜下隙，无色透明，成人总量约150mL，它处于不断产生、循环和回流的平衡状态。脑脊液对脑和脊髓具有营养、缓冲震动、调节颅内压等作用。

2）脑脊液循环途径

左、右侧脑室→室间孔→第三脑室→中脑水管→第四脑室→正中孔和左、右外侧孔→蛛网膜下隙→蛛网膜粒→上矢状窦。

（五）神经系统的传导通路

1. 感觉传导通路

1）本体感觉和精细触觉传导通路

本体觉是指肌、腱和关节的位置觉、运动觉、振动觉，又称深感觉。该传导通路还传导皮肤的精细触觉。此通路由 3 级神经元组成，第 1 级神经元的胞体位于脊神经节内，其周围突分布于肌、腱、关节及皮肤的感受器，中枢突进入脊髓同侧后索。其中来自第 5 胸节以下的纤维组成薄束，来自第 4 胸节以上的纤维组成楔束。两束上升至延髓分别终于薄束核和楔束核（第 2 级神经元）。在此更换神经元后，发出纤维左右交叉，形成丘系交叉，交叉后的纤维在两侧上升称内侧丘系，经脑桥、中脑至背侧丘脑的腹后外侧核（第 3 级神经元），在此更换神经元后发出投射纤维，经内囊后肢投射到大脑皮质中央后回的上 2/3 和中央旁小叶的后部。

2）躯干和四肢的痛、温、触（粗）觉传导通路

痛、温觉和触觉又称浅感觉。此通路第 1 级神经元位于脊神经节，其周围突分布于躯干

和四肢皮肤的痛、温和触觉感受器，中枢突随后根入脊髓止于灰质后角（第 2 级神元）。在此更换神经元后发出纤维，先向对侧斜升 1~2 个脊髓节段，至对侧外侧索的前部和前索上升形成脊髓丘脑束，经脑干终于背侧丘脑腹后外侧核（第 3 级神经元）。腹后外侧核发出的投射纤维经内囊后肢投射到中央后回的上 2/3 部和中央旁小叶的后部。

3）头面部的痛、温和触（粗）觉传导通路

第 1 级神经元的胞体位于三叉神经节内，其周围突构成三叉神经的感觉纤维，分布于头面部的痛、温和触觉感受器，中枢突经三叉神经根入脑桥后终于三叉神经感觉核群（第 2 级神经元）。在此更换神经元后发出的纤维交叉至对侧，形成三叉丘系，伴内侧丘系上升，终于背侧丘脑的腹后内侧核（第 3 级神经元）。腹后内侧核发出的投射纤维经内囊后肢投射到中央后回的下 1/3。

4）视觉传导通路和瞳孔对光反射通路

①视觉传导通路

视网膜的视锥细胞和视杆细胞在光刺激下，产生神经冲动。冲动经双极细胞传给节细胞，节细胞轴突穿出眼球壁聚集成视神经，两侧视神经在蝶鞍前上方，形成视交叉，向后延为视束。每侧视束由来自同侧视网膜颞侧半的纤维和对侧视网膜鼻侧半的纤维共同组成。视束的大部分纤维向后绕大脑脚，终于外侧膝状体。外侧膝状体发出的纤维，组成视辐射，经内囊后肢的后部，投射到枕叶距状沟的两侧，产生视觉。

②瞳孔对光反射通路

当一侧眼受光照时，引起两侧眼球瞳孔缩小的反应，称瞳孔对光反射。直接受光照一侧的眼所产生的缩瞳反应称直接对光反射，未接受光照一侧的眼所产生的缩瞳反应，称间接对光反射。视束的小部分纤维终于上丘的上方，交换神经元后，终于双侧动眼神经副核。后者发出的纤维，支配瞳孔括约肌和睫状肌。

2. 运动传导通路

1）锥体系

锥体系由上、下两级神经元组成。上运动神经元的胞体位于大脑皮质的运动区，由此发出的神经纤维组成下行纤维束，在下行的过程中通过延髓锥体，故名为锥体束，其中下行至脊髓的纤维称皮质脊髓束，下行至脑干的纤维称皮质核束。锥体系下运动神经元的胞体位于脑干的脑神经躯体运动核和脊髓灰质前角，所发出的轴突分别随脑神经和脊神经分布于全身骨骼肌。锥体系管理骨骼肌的随意运动。

①皮质脊髓束

起自中央前回中、上部和中央旁小叶前部，下行经内囊后肢的前部、中脑的大脑脚、脑桥腹侧部，至延髓形成锥体。在锥体的下端大部分纤维左、右交叉，形成锥体交叉。交叉后的纤维沿脊髓外侧索下降，称皮质脊髓侧束，纤维沿途止于脊髓前角外侧核，发出的脊神经，分布于躯干、四肢骨骼肌。在延髓未交叉的纤维，沿同侧的前索下降称皮质脊髓前束，该束中的大部分纤维仍逐节经白质前连合至对侧前角内侧核，小部分纤维不交叉逐节终止于同侧前角内侧核，支配躯干肌的运动，因此躯干肌受双侧皮质脊髓束支配。

当一侧皮质脊髓束（上运动神经元）损伤时可引起对侧上、下肢瘫痪，但躯干肌（如呼吸肌）一般不瘫痪；脊髓前角运动神经元（下运动神经元）损伤时，则可引起同侧的上、下肢肌瘫痪。见表 14-2 所示。

表 14-2　上、下运动神经元损害后的临床表现是不相同的

	上运动神经元损害	下运动神经元损害
瘫痪特点	痉挛性瘫（硬瘫）	迟缓性瘫（软瘫）
肌张力	增高	降低
腱反射	亢进	消失
病理反射	有（＋）	无（－）
早期肌萎缩	不明显	明显

②皮质核束

主要由中央前回下部大脑皮质内的锥体细胞（上运动神经元）的轴突集合而成，经内囊膝部下降至脑干，大部分纤维终止于双侧脑神经躯体运动核，但面神经核的下部（支配睑裂以下面肌的核群）和舌下神经核，只接受对侧皮质核束的纤维。脑神经躯体运动核（下运动神经元），发出的纤维组成脑神经的躯体运动纤维，支配眼外肌、咀嚼肌、面肌、舌肌和咽喉肌等。

2）锥体外系

锥体外系是指锥体系以外的影响和控制骨骼肌运动的一切传导路径。锥体外系的纤维起自大脑皮质，在下行过程中与纹状体、小脑、红核、黑质及网状结构等发生广泛联系，并经多次更换神经元后，最后到达脊髓前角或脑神经运动核。锥体外系的主要功能是调节肌张力，协调肌群的运动，以协助锥体系完成精细的随意运动。

（六）周围神经系统

1. 脊神经

（1）脊神经的构成和分部

脊神经共 31 对，借前根和后根与脊髓相连。前根属运动性，后根属感觉性，二者在椎间孔处汇合成脊神经。脊神经后根在椎间孔附近有一椭圆形膨大，称脊神经节。31 对脊神经包括颈神经 8 对（$C_1 \sim C_8$）、胸神经 12 对（$T_1 \sim T_{12}$）、腰神经 5 对（$L_1 \sim L_5$）、骶神经 5 对（$S_1 \sim S_5$）和尾神经 1 对（C_0）。

脊神经属混合性神经，含 4 种纤维成分：躯体感觉纤维、躯体运动纤维、内脏感觉纤维和内脏运动纤维。脊神经从椎间孔穿出后，立即分为前支、后支、脊膜支和交通支。后支细小，主要分布于躯干背侧的深层肌和皮肤。

脊神经的前支粗大，除第 2～11 胸神经的前支外，其余脊神经的前支分别交织成神经丛，包括颈丛、臂丛、腰丛和骶丛，分布于头颈、躯干前外侧、上肢和下肢。

（2）颈丛

1）组成和位置

颈丛由第 1~4 颈神经的前支构成，位于胸锁乳突肌上部的深面。

2）颈丛的主要分支与分布

①皮支：由胸锁乳突肌后缘中点附近穿出至浅筋膜，呈放射状分布于颈前外侧部、肩部、头后外侧及耳郭等处的皮肤，如颈横神经、锁骨上神经、耳大神经、枕小神经等。颈丛的皮支在胸锁乳突肌后缘中点处集中浅出达皮下，故临床作颈部表浅手术时，常在此作阻滞麻醉。

②肌支：主要是膈神经，属混合性神经，发出后穿锁骨下动、静脉间下行经胸廓上口入胸腔，越过肺根的前方，沿心包外侧面下行达膈。其运动纤维支配膈肌，感觉纤维分布于心包、纵隔胸膜、膈胸膜及膈下中央部腹膜；右膈神经感觉支还分布于肝和胆囊。膈神经受刺激时可产生呃逆，损伤时出现同侧半的膈肌瘫痪，腹式呼吸减弱或者消失，严重者可有窒息感。

（3）臂丛

1）组成和位置

臂丛由第 5~8 颈神经前支和第 1 胸神经前支的大部分纤维组成，经锁骨下动脉和锁骨的后方进入腋窝。在锁骨中点上方，臂丛位置较浅，分支较集中，此处为臂丛进行阻滞麻醉的常用部位。

2）主要分支与分布

①肌皮神经：沿肱二头肌下行，肌支支配喙肱肌、肱二头肌、肱肌等，皮支分布于前臂外侧皮肤。

②正中神经：沿肱二头肌内侧下降至肘窝，经前臂肌之间下行，经腕入手掌。正中神经肌支支配前臂桡侧大部分前群肌、手鱼际肌等；皮支分布于掌心、鱼际、桡侧三个半指的掌面及其中节和远节指骨背面的皮肤。正中神经损伤后，鱼际肌萎缩，手掌平坦，称"猿手"。

③尺神经：在肱二头肌内侧随肱动脉下行，在臂中部转向后下，经肱骨内上髁后方的尺神经沟进入前臂，沿尺动脉的内侧下降达腕部。肌支支配前臂尺侧小部分前群肌和手小鱼际全部骨间肌拇收肌等；皮支分布于手掌尺侧一个半指及相应手掌皮肤，在手背分布于尺侧两个半指及相应的手背皮肤。尺神经损伤后，小鱼际肌萎缩，掌指关节过伸，第 4，第 5 指间关节屈曲，出现"爪形手"。

④桡神经：沿桡神经沟下行，绕桡骨中段背侧旋向外下，经前臂背侧深、浅肌群之间下行。肌支支配臂、前臂的伸肌和肱桡肌；皮支分布于臂和前臂背面、手背桡侧两个半指及其相应的手背皮肤。桡神经损伤后，前臂伸肌瘫痪，出现"垂腕征"，感觉障碍以"虎口区"最为明显。

⑤腋神经：绕肱骨外科颈的后方至三角肌深面。肌支支配三角肌。腋神经损伤后，三角肌瘫痪，出现"方形肩"。

（4）胸神经前支

胸神经前支共 12 对，除第 1 对的大部分参加臂丛，第 12 对的少部分参加腰丛外，其余不形成神经丛。第1~11对胸神经前支位于各自相应的肋间隙称为肋间神经，第12对胸神经前支位于第12肋下方，故名肋下神经。肋间神经伴随肋间后血管，在肋间内、外肌之间，沿肋沟行走。肌支分布于肋间肌和腹前外侧肌群，皮支分布于胸、腹壁皮肤及相应的壁胸膜和壁腹膜。

胸神经前支在胸、腹壁皮肤的分布呈明显的节段性。第2胸神经前支分布于胸骨角平面，第4、6、8、10对胸神经前支，分别分布于乳头、剑突、肋弓和脐平面，第12胸神经前支分布于耻骨联合上缘与脐连线中点平面。临床上常依此检查感觉障碍的平面来判断脊髓损伤的节段。

（5）腰丛

1）组成和位置

腰丛位于腰大肌深面，由第12胸神经前支的一部分及第1至第3腰神经前支和第4腰神经前支的一部分组成。

2）分支与分布

①髂腹下神经和髂腹股沟神经：主要分布于腹股沟区的肌和皮肤，髂腹股沟神经还分布于男性阴囊（或女性大阴唇）的皮肤。

上述两条神经沿途分布于腹壁诸肌和腹股沟区的皮肤，在腹股沟疝手术中应注意保护此两条神经。

②闭孔神经：穿闭孔出盆腔，分布于股内侧肌群、股内侧面皮肤及髋关节。

③股神经：是腰丛最大的分支，经腹股沟韧带深面，于股动脉外侧进入股三角。肌支支配大腿肌前群，皮支除分布于股前部皮肤外有一长支称隐神经，向下与大隐静脉伴行至足内侧缘，分布于小腿内侧面及足前内侧缘的皮肤。在大隐静脉处做静脉注射，如药物外漏可刺激隐神经。

（6）骶丛

1）组成和位置

由第4腰神经前支的一部分和第5腰神经前支合成的腰骶干及全部骶神经和尾神经的前支组成。骶丛位于盆腔内、骶骨和梨状肌的前面。

2）分支与分布

①臀上神经：经梨状肌上孔向后出骨盆，支配臀中肌、臀小肌。

②臀下神经：经梨状肌下孔向后出骨盆，支配臀大肌和髋关节。

③阴部神经：经梨状肌下孔出骨盆，绕坐骨棘经坐骨小孔入坐骨肛门窝，分布于会阴部、外生殖器及肛门的肌肉和皮肤。

④坐骨神经：为全身最粗大、最长的神经，经梨状肌下孔出骨盆，在臀大肌深面下行，经坐骨结节与股骨大转子之间下行至大腿后面，在股二头肌深面下降至腘窝上方分为胫神经和腓总神经。坐骨神经本干分布于髋关节和股后群肌。

胫神经：为坐骨神经本干的直接延续，在小腿比目鱼肌深面伴胫后动脉下降，经内踝后方入足底，分为足底内侧神经和足底外侧神经。胫神经肌支支配小腿肌后群及足底肌，皮支分布于小腿后面和足底皮肤。胫神经损伤，小腿后群肌无力，因小腿前、外侧肌群的牵拉，足呈背屈外翻状态，呈"钩状足"畸形。

腓总神经：沿腘窝外侧缘下降，绕腓骨颈外侧向前下，分为腓浅神经和腓深神经。腓浅神经在腓骨长、短肌之间下行，分支支配小腿外侧肌群。皮支布于小腿外侧、足背及第 2～5 趾背的皮肤。腓深神经穿经小腿肌前群至足背，分支布于小腿肌前群、足背肌、小腿前面及第 1、2 趾相对缘的皮肤。当腓骨头骨折时很可能损伤腓总神经，造成所支配的肌瘫痪而出现"马蹄内翻足"。

2. 脑神经

脑神经与脑相连，共 12 对，常用罗马数字表示其序号：Ⅰ嗅神经，Ⅱ视神经，Ⅲ动眼神经，Ⅳ滑车神经，Ⅴ三叉神经，Ⅵ展神经，Ⅶ面神经，Ⅷ前庭蜗神经，Ⅸ舌咽神经，Ⅹ迷走神经，Ⅺ副神经，Ⅻ舌下神经。按其所含纤维的成分，可分为感觉性神经（Ⅰ、Ⅱ、Ⅷ 3 对）、运动性神经（Ⅲ、Ⅳ、Ⅵ、Ⅺ、Ⅻ 5 对）和混合性神经（Ⅴ、Ⅶ、Ⅸ、Ⅹ 4 对）三类。此外，在第Ⅲ、Ⅶ、Ⅸ、Ⅹ对脑神经中含有副交感纤维。

脑神经歌诀：一嗅二视三动眼，四滑五叉六外展，七面八听九舌咽，迷走加副舌下全。

（1）嗅神经

嗅神经为感觉神经，由上鼻甲以上和鼻中隔上部黏膜内的嗅细胞中枢突聚集成 20 多条嗅丝，穿筛孔入颅前窝，进入嗅球传导嗅觉。颅前窝骨折累及筛板时，可撕脱嗅丝和脑膜，造成嗅觉障碍，同时脑脊液也可流入鼻腔。鼻炎时，炎症延至鼻上部黏膜，也可造成一时性嗅觉迟钝。

（2）视神经

视神经为感觉神经，传导视觉冲动。由视网膜节细胞的轴突，在视神经盘处聚集后穿过巩膜筛板而构成视神经。穿经视神经管入颅中窝，向后内走行于垂体前方连于视交叉，再经视束连于间脑。

（3）动眼神经

动眼神经为运动性神经，含有躯体运动和内脏运动两种纤维。自中脑腹侧脚间窝出脑，穿行于海绵窦外侧壁上部继续前行，经眶上裂入眶。躯体运动纤维分布于除上斜肌和外直肌以外的眼外肌；内脏运动纤维在睫状神经节换神经元后，节后纤维进入眼球，分布于睫状肌和瞳孔括约肌，参与调节反射和瞳孔对光反射。动眼神经损伤后，可致提上睑肌、上直肌、内直肌、下直肌、下斜肌瘫痪；出现上睑下垂、瞳孔斜向外下方及瞳孔扩大，对光反射消失等症状。

（4）滑车神经

滑车神经为运动性脑神经，自中脑背侧下丘下方出脑，是脑神经中最细者。自脑发出后，也穿经海绵窦外侧壁向前，经眶上裂入眶，支配上斜肌。

（5）三叉神经

属混合性神经，含躯体感觉和躯体运动两种纤维。可分为眼神经、上颌神经和下颌神经三大分支。

①眼神经：为感觉神经，向前沿海绵窦外侧壁，经眶上裂入眶，分支分布于泪腺、结膜、鼻黏膜以及鼻背的皮肤。其中一支经眶上孔（切迹）出眶，分布于额部的皮肤，称眶

上神经。"压眶反射"即压迫此神经。

②上颌神经：为感觉神经，经圆孔出颅。上颌神经主要分布于硬脑膜、上颌窦、眼裂与口裂之间的皮肤、上颌牙、牙龈以及鼻腔和口腔顶的黏膜。

③下颌神经：为混合神经，经卵圆孔出颅腔后分为数支。其运动纤维支配咀嚼肌；感觉纤维分布于下颌牙及牙龈，舌前2/3及口腔底的黏膜，耳颞区和口裂以下的皮肤。

（6）展神经

展神经属躯体运动神经，自脑桥延髓沟中线两侧出脑，前行穿经海绵窦，经眶上裂入眶，分布于外直肌。展神经损伤可引起外直肌瘫痪，产生内斜视。

（7）面神经

属混合性神经，与脑桥相连。经内耳门入颞骨内的面神经管，从茎乳孔出颅，穿过腮腺到达面部。面神经含三种纤维成分：内脏运动纤维支配泪腺、下颌下腺和舌下腺等腺体的分泌活动；内脏感觉纤维，分布于舌前2/3的味蕾，传导味觉冲动。躯体运动纤维于腮腺实质交织成丛，由丛发出5个分支，即颞支、颧支、颊支、下颌缘支和颈支，支配面部表情肌和颈阔肌。

（8）前庭蜗神经

前庭蜗神经（位听神经）是感觉性脑神经。含有传导平衡觉和传导听觉的躯体感觉纤维，包括前庭神经和蜗神经两部分。

①前庭神经：前庭神经传导平衡觉。其感觉神经元胞体在内耳道底聚集成前庭神经节，周围突穿内耳道底分布于内耳球囊斑、椭圆囊斑和壶腹嵴中，中枢突组成前庭神经，经内耳门入颅，经脑桥延髓沟外侧部入脑干。

②蜗神经：蜗神经传导听觉。其感觉神经元胞体在蜗神经节，其周围突分布于内耳螺旋器，中枢突集成蜗神经，经内耳门入颅，于脑桥小脑角处，经脑桥延髓沟外侧部入脑，终于附近的蜗神经腹侧、背侧核。

前庭蜗神经损伤后表现为伤侧耳聋和平衡功能障碍；同时伴有眩晕和呕吐等症状。

（9）舌咽神经

为混合性神经。内脏运动纤维支配腮腺的分泌；内脏感觉纤维分布于舌后1/3的黏膜和味蕾以及咽、中耳等处的黏膜，此外，内脏感觉纤维还形成1～2条颈动脉窦支，分布于颈动脉窦和颈动脉小球；躯体运动纤维，支配咽部肌；躯体感觉纤维，分布于耳后皮肤。

（10）迷走神经

属混合性神经，是人体内行程最长分布范围最广的脑神经。含有四种纤维成分：内脏运动纤维和内脏感觉纤维，主要分布到颈、胸和腹部的脏器，管理脏器的运动和感觉；躯体感觉纤维，分布于耳郭、外耳道的皮肤和硬脑膜；躯体运动纤维，支配软腭和咽喉肌。

迷走神经连于延髓，自颈静脉孔出颅腔至颈部，伴颈部大血管下行达颈根部，由此向下达食管周围，左、右迷走神经的分支分别形成食管前、后丛，向下分别形成迷走神经前、后干。前、后干穿膈的食管裂孔入腹腔，分支分布于肝、脾、胰、肾和胃，以及结肠左曲以前的肠管。

迷走神经在颈、胸部的主要分支有：

①喉上神经：沿颈内动脉内侧下行，在舌骨平面分为内、外支。内支分布于声门裂以上的喉黏膜以及会厌、舌根等，外支支配环甲肌。甲状腺手术中若损伤该神经，可致喉黏膜感觉丧失，出现呛咳。

②喉返神经：右喉返神经绕右锁骨下动脉、左喉返神经绕主动脉弓，返回至颈部。在颈部，两侧的喉返神经均上行于气管与食管之间的沟内，分数支分布于除环甲肌以外所有的喉肌及声门裂以下黏膜。损伤喉返神经可致声带麻痹，出现声音嘶哑或者失音。

（11）副神经

运动性脑神经，自迷走神经下方出脑，经颈静脉孔出颅，行向后下方支配胸锁乳突肌和斜方肌。

副神经损伤时，由于胸锁乳突肌瘫痪使头不能向患侧侧屈，也不能使面部转向对侧。由于斜方肌瘫痪，患侧肩胛骨下垂。

因为舌咽、迷走、副神经同时经颈静脉孔出颅，所以颈静脉孔处的病变（多为肿瘤）常累及上述三对脑神经，出现所谓"颈静脉孔综合征"。

（12）舌下神经

舌下神经属运动神经，自延髓的前外侧沟出脑，经舌下神经管出颅腔，支配舌肌。

一侧舌下神经完全损伤时，患侧半舌肌瘫痪，伸舌时，由于患侧半颏舌肌瘫痪不能伸舌，而健侧半颏舌肌收缩使健侧半舌强力伸出，致使舌尖偏向患侧；若舌肌瘫痪时间过长，可造成舌肌萎缩。

3. 内脏神经

内脏神经主要分布于内脏、心血管和腺体，分为内脏运动神经和内脏感觉神经。内脏运动神经又包括了交感神经和副交感神经二种，管理心肌、平滑肌和腺体的活动，多数器官同时接受交感神经和副交感神经两种成分的共同支配。与躯体运动神经不同的是，内脏运动神经不直接受意志控制，又称自主神经或植物神经。

（1）内脏运动神经

内脏运动神经自低级中枢发出后，必须在内脏运动神经节内交换神经元。低级中枢的神经元称节前神经元，其纤维称节前纤维；内脏运动神经节的神经元称节后神经元，其纤维称节后纤维。内脏运动神经的节后纤维通常先在效应器周围形成神经丛，后由神经丛分支到器官。

1）交感神经

交感神经的低级中枢位于脊髓胸1～腰3节段的侧角，由此发出节前纤维；交感神经的周围部由交感干、交感神经节及其发出的节后纤维、交感神经丛组成。

①交感神经节：分椎旁节和椎前节两大类。椎旁节位于脊柱两旁，约21～26对，同侧椎旁节借节间支相连成串珠状的结构叫交感干。椎前节位于椎体前方的动脉根部，包括成对的腹腔神经节、主动脉肾神经节及单个的肠系膜上神经节、肠系膜下神经节等。椎旁节与相应的脊神经之间借交通支相连，其中白交通支是脊髓侧角发出的具有髓鞘的节前纤维，经脊神经前根、脊神经进入交感干神经节；灰交通支是由椎旁节发出的无髓鞘的节后纤维返至脊神经。

②交感神经的分布概况：交感神经的节后纤维在人体的分布，按颈、胸、腰和盆部概述如下。

颈部交感神经节发出的节后纤维经灰交通支返回颈神经，分布至头颈、上肢的血管、汗腺和立毛肌等；附于邻近的动脉形成丛；发出咽支进入咽壁，还发出心上、中、下神经进入胸腔，加入心丛。

胸部交感神经节发出的节后纤维经灰交通支返回胸神经，分布于胸腹壁的血管、汗腺和立毛肌；上5对胸交感干神经节发出许多分支分布于食管、肺及心等；6～12胸交感干神经节发出许多分支分布至肝、脾、肾等实质性器官和结肠左曲以上的消化管。

腰部交感神经节发出的节后纤维经灰交通支返回腰神经，节后纤维分布至结肠左曲以下的消化管及盆腔脏器和下肢。

盆部交感神经节发出的节后纤维经灰交通支返回骶、尾神经，分布于下肢及会阴部的血管、汗腺和立毛肌；一些小支加入盆丛，分布于盆腔器官。

2）副交感神经

副交感神经的低级中枢包括脑干的副交感神经核和脊髓的骶副交感核，由此发出的节前纤维到周围的副交感神经节更换神经元，后发出节后纤维到达所支配器官。副交感神经节多位于脏器附近或脏器壁内，叫器官旁节或壁内节。由脑干副交感神经核发出的副交感神经纤维随Ⅲ、Ⅶ、Ⅸ、Ⅹ对脑神经分布；由脊髓的骶副交感核发出的节前纤维随骶神经走行，组成盆内脏神经加入盆丛，分布到盆腔脏器附近或壁内的副交感神经节，节后纤维支配结肠左曲以下的消化管及盆腔脏器。

3）交感神经与副交感神经的主要区别

交感神经和副交感神经同属内脏运动神经，且常对同一器官进行双重神经支配，但两者在来源、形态结构、分布范围和功能等方面又各有其特点（表14-3）。

表14-3　交感神经与副交感神经的主要区别

名称	低级中枢	周围神经节	节前、后纤维	分布范围
交感神经	脊髓灰质胸1至腰3节段侧角	椎旁节、椎前节	节前纤维短、节后纤维长	分布范围广，全身血管及内脏平滑肌、心肌、腺体、立毛肌和瞳孔开大肌等
副交感神经	脑干内的副交感神经核和脊髓骶2～4节段的骶副交感核	器官旁节、器官内节	节前纤维长、节后纤维短	仅分布于内脏的平滑肌、心肌、腺体、瞳孔括约肌和睫状肌等

（2）内脏感觉神经

内脏感觉神经分布于内脏及心血管，通过分布于内脏和心血管壁等处的内感受器接受来自内脏的各种刺激，并将内脏感觉冲动传至中枢。内脏神经传入的感觉冲动部分参与完成内脏反射，如排尿、排便反射等，另一部分经脑干传至大脑皮质，产生内脏感觉。

内脏感觉不同于躯体感觉，其特点是：①内脏器官一般性活动不引起感觉，只有强烈活动时才能引起感觉（如内脏平滑肌强烈收缩可引起疼痛，胃的收缩可引起饥饿感），也就是痛阈较高。②对冷热、膨胀和牵拉刺激敏感，对切割刺激则不敏感；③内脏感觉冲动的传入途径比较分散，因此定位模糊，难以精确定位。掌握内脏感觉的特点，对观察病情变化有意义。

（3）牵涉性痛

当某些内脏器官发生病变时，在身体体表的一定部位也出现痛觉或感觉过敏，这种现象称为牵涉性痛。例如，心绞痛时常在胸前区及左臂内侧感到疼痛；胆囊炎症时，右肩部疼痛；阑尾炎的患者，最初常感到上腹部或脐周疼痛等。牵涉痛产生的机制目前尚不清楚，可能与中枢神经系统对内脏疼痛的定位能力较低有关。临床根据牵涉痛可观察病情，协助诊断疾病。

三、自测试题

（一）中枢神经系统习题

A1 型题

1. 脊髓的位置 （ ）

A. 几乎与椎管同长　　　　　　　　　　B. 上端于枕骨大孔续延髓

C. 成人下端至第一骶椎下缘　　　　　　D. 新生儿下端平第 3 骶椎

E. 脊髓末端膨大称腰髓膨大

2. 脊髓 （ ）

A. 成人从枕骨大孔延伸到第 2 腰椎下缘

B. 在胸段大部分有侧角

C. 有 31 个节段

D. 背侧有一条深的后正中裂

E. 在新生儿下端平齐第 1 腰椎下缘

3. 成人脊髓下端平齐 （ ）

A. 第 1 骶椎水平　　　　B. 第 2 腰椎下缘水平　　　　C. 第 3 腰椎与第 4 腰椎之间

D. 第 1 腰椎下缘水平　　　E. 第 1 骶椎下缘水平

4. 有关脊髓的外形说法，错误的是 （ ）

A. 脊髓第四颈节段至第一胸节段为颈膨大

B. 脊髓第二腰节至第三骶脊髓节为腰髓膨大

C. 脊髓的末端称脊髓圆锥

D. 脊髓后正中沟有后根附着

E. 脊髓的前正中裂比后正中沟深

5. 成人脊髓的终丝（　　）

A. 全长被硬脊膜包裹　　　　　B. 附着于骶骨的背面　　　　　C. 内有神经细胞

D. 在第 2 骶椎水平以下被硬脊膜包裹，向下止于尾骨背面

E. 在第 2 腰椎处出硬脊膜，止于第 2 骶骨背面下缘

6. 何处损伤可伤及脊髓骶段（　　）

A. 第 1 腰椎　　　　　　　　　B. 第 2 腰椎　　　　　　　　　C. 第 5 腰椎

D. 第 1、2 骶椎　　　　　　　　E. 第 3 腰椎

7. 第 7 颈脊髓节平对（　　）

A. 第 4 颈椎体　　　　　　　　B. 第 5 颈椎体　　　　　　　　C. 第 6 颈椎体

D. 第 7 颈椎体　　　　　　　　E. 第 1 胸椎体

8. 马尾主要由（　　）

A. 胸、腰脊神经根形成　　　　B. 胸、骶脊神经根组成　　　　C. 胸、尾脊神经根组成

D. 胸、腰、骶、尾脊神经根组成

E. 腰、骶、尾脊神经根组成

9. 腰椎穿刺抽取脑脊液应在哪个棘突间隙（　　）

A. 第二胸椎与第一腰椎棘突间隙

B. 第一腰椎与第二腰椎棘突间隙

C. 第三腰椎与第四腰椎棘突间隙

D. 第五腰椎与第一骶椎棘突间隙

E. 骶管裂孔处

10. 胶状质属于脊髓灰质何层内的结构（　　）

A. 板层 I　　　　　　　　　　　B. 板层 II　　　　　　　　　　C. 板层 III

D. 板层 IV　　　　　　　　　　　E. 板层 V

11. 后角固有核是何板层的细胞群（　　）

A. 板层 I 和板层 II　　　　　　B. 板层 VIII　　　　　　　　　C. 板层 III 和板层 IV

D. 板层 V 和板层 VI　　　　　　E. 板层 VII

12. 右侧颈 5～胸 2 后角受损时产生（　　）

A. 病变水平以下的对侧肢体所有感觉缺失或减退

B. 病变水平以下同侧肢体所有感觉缺失或减退

C. 右上肢所有感觉减退或缺失

D. 右上肢痛、温觉减退或缺失而触觉和深感觉保留

E. 左上肢痛、温觉减退或缺失而触觉和深感觉保留

13. 脊髓内交感神经节前神经元胞体所在部位是（　　）

A. 后角固有核　　　　　　　　B. 中间外侧核　　　　　　　　C. 骶中间外侧核

D. 胸核　　　　　　　　　　　　E. 中间内侧核

14. 脊髓的交感神经低级中枢位于（　　）

A. 胸核　　　　　　　　　　　　B. 中间外侧核　　　　　　　　C. 骶中间外侧柱

D. 中间内侧核　　　　　　　　E. 网状结构

15. 关于脊髓中间外侧核的描述，错误的是（　　）

A. 它形成灰质的侧角　　　　　B. 存在于脊髓的胸段和上腰段

C. 它是由交感神经节前神经元胞体组成

D. 发出的纤维经前根、灰交通支入交感干

E. 细胞属中、小型，比前角运动神经元小

16. 脊髓的副交感神经低级中枢位于（　　）

A. 全部骶节中　　　　　　B. 骶 1～3 节中　　　　　　C. 胸部和腰部脊髓侧角

D. 腰 2～4 节中　　　　　　E. 骶 2～4 节中

17. 骶副交感核（　　）

A. $L_1～S_1$ 节段，板层Ⅶ外侧部　　　　B. $S_1～S_3$ 节段，板层Ⅶ内侧部

C. $S_2～S_4$ 节段，板层Ⅶ外侧部　　　　D. $S_3～C_0$ 节段，板层Ⅶ内侧部

E. $T_{12}～S_5$ 节段，板层Ⅶ外侧部

18. 脊髓骶节（　　）

A. 有薄束和楔束　　　　　　B. 有楔束无薄束　　　　　　C. 没有皮质脊髓侧束

D. 有交感神经节前神经元　　E. 有副交感神经节前神经元

19. 薄束（　　）

A. 是后根内侧部的粗纤维，在同侧后索内的延续

B. 由同侧第四胸节以上的脊神经节细胞的轴索构成

C. 传导来自同侧上半身的本体感觉

D. 传导来自对侧下半身的本体感觉

E. 传导对侧下半身的精细感觉

20. 楔束（　　）

A. 脊髓全长的后索均有　　　B. 传导下肢的深部感觉和精细触觉

C. 楔束纤维上行至同侧楔束核内交换神经元

D. 一侧脊髓损伤将出现对侧深部感觉障碍

E. 于上沐隋洲

21. 关于楔束哪项说法错误（　　）

A. 楔束贯穿整个脊髓全长　　B. 在延髓内交换神经元　　　C. 在脊髓后索内上升

D. 在第 4 胸节以上位于薄束的外侧

E. 传递上肢的深部感觉和精细触觉

22. 脊髓后索受损时（　　）

A. 闭眼能确定关节的位置　　B. 闭眼能维持身体直立不摇晃

C. 闭眼不能确定各关节的位置

D. 闭眼能指鼻准确

E. 受损的对侧有痛觉障碍

23. 一侧颈段脊髓后索损伤可造成（　　）

A. 肢体深感觉丧失　　　　　B. 对侧肢体深感觉丧失　　　　C. 侧肢体触觉丧失

D. 侧肢体疼觉、温度觉丧失　E. 对侧肢体疼觉、温度觉丧失

24. 脊髓第2胸节右侧后索损伤后出现（　　）

A. 半身乳头平面以下深部感觉和精细触觉丧失

B. 乳头平面以下痛、温度觉和粗略触觉丧失

C. 半身胸骨角平面以下深部感觉和精细触觉丧失

D. 半身胸骨角平面以下痛、温度觉和粗略触觉丧失

E. 上述情况均不对

25. 脊髓小脑后束（　　）

A. 终止于丘脑腹后核　　　　B. 传导深部感觉和痛、温、触觉冲动

C. 位于脊髓全长　　　　　　D. 传导非意识性的深部感觉冲动

E. 在脊髓位于脊髓丘脑侧束的内侧

26. 有关脊髓小脑后束的叙述，错误的是（　　）

A. 位于外侧索周边的后部　　　　　　　　　B. 主要起自同侧的背侧核

C. 经小脑下脚终于小脑皮质　　　　　　　　D. 起自对侧后角固有核

E. 仅见于 L_2 以上的脊髓节

27. 脊髓丘脑侧束（　　）

A. 位于前索内　　　　　　　B. 传递精细触觉　　　　　　C. 位于外侧索后半部

D. 位于后索前半部　　　　　E. 传递痛温觉信息

28. 脊髓丘脑侧束（　　）

A. 起始细胞在脊神经节内　　B. 主要由不交叉的纤维组成　C. 终止于丘脑膜后外侧核

D. 位于脊髓小脑前束的外侧　E. 发纤维至小脑

29. 节段型分布的痛温觉障碍，无深感觉和触觉障碍，病变部位在（　　）

A. 后根　　　　　　　　　　B. 后角　　　　　　　　　　C. 脊神经节

D. 脊髓丘脑侧束　　　　　　E. 脊髓丘脑前束

30. 脊髓断面内经白质前连合交叉到对侧的有（　　）

A. 皮质脊髓侧束　　　　　　B. 脊髓丘脑束　　　　　　　C. 薄束

D. 楔束　　　　　　　　　　E. 红核脊髓束

31. 白质前连合交叉至对侧形成的纤维束是（　　）

A. 皮质脊髓侧束　　　　　　B. 皮质脊髓前束　　　　　　C. 红核脊髓束

D. 脊髓丘脑束　　　　　　　E. 薄、楔束

32. 颈$_5$～胸$_2$ 的脊髓白质前连合受损时出观（　　）

A. 双上肢所有感觉缺失或减退

B. 双上肢痛温觉缺失或减退而深感觉和触觉保留

C. 病变平面以下躯体所有感觉缺失或减退

D. 病变平面以下躯体痛、温觉减退，而深感觉和触觉保留

E. 一侧上肢所有感觉缺失

33. 浅感觉纤维在脊髓丘脑束中的排列是（　　）

A. 按骶、腰、胸、颈次序，由前向后

B. 按骶、腰、胸、颈次序，由后向前

C. 按颈、胸、腰、骶次序，由内向外

D. 按骶、腰、胸、颈次序，由内向外

E. 以上均不对

34. 皮质脊髓侧束（　　）

A. 在脊髓侧索前部下行　　　　B. 起源于大脑中央后回　　　　C. 属于锥体外系

D. 终于同侧灰质板层，Ⅳ~Ⅸ内的神经细胞

E. 大多数纤维经白质前连合交叉至对侧前角细胞

35. 皮质脊髓侧束（　　）

A. 所含的纤维全部直接与前角运动细胞发生突触联系

B. 部分纤维通过中间神经元与前角运动细胞联系

C. 主要由不交叉纤维组成

D. 一般只下达脊髓的胸段

E. 无上述情况

36. 皮质脊髓侧束（　　）

A. 为同侧大脑皮质运动区来的纤维　　　　　　　　B. 位于脑桥被盖部

C. 位于脊髓的侧索内　　　　　　　　　　　　　　D. 仅见于脊髓的颈、胸段

E. 此束损伤时出现下运动神经元瘫痪症状

37. 脊髓侧索，可导致切断部位以下（　　）

A. 同侧随意运动丧失

B. 同侧随意运动及深、浅部感觉丧失

C. 同侧键反射消失，触觉和压觉丧失

D. 同侧随意运动丧失及对侧痛、温度觉障碍

E. 同侧痛、温度觉全部丧失

38. 脊髓侧束内大纤维排列顺序由内向外依次为（　　）

A. 颈胸腰骶　　　　　　　　B. 胸颈腰骶　　　　　　　　C. 胸腰骶颈

D. 骶颈胸腰　　　　　　　　E. 骶腰胸颈

39. 下列哪项纤维不是脊髓前索内的纤维束（　　）

A. 前庭脊髓束　　　　　　　B. 顶盖脊髓束　　　　　　　C. 内侧纵束

D. 红核脊髓束　　　　　　　E. 皮质脊髓侧束

40. 有关脊髓的描述，错误的是（　　）

A. 脊髓具有传导兴奋的功能，是低级反射中枢

B. 脊髓后索的纤维束传导同侧的深部感觉冲动

C. 侧索中仅包括感觉纤维束

D. 成人腰髓平对第 10~12 胸椎

E. 椎管内的马尾围绕终丝

41. 有关脊髓的描述，错误的是（　　）

A. 脊髓颈段和上胸段的后索可分成薄束和楔束

B. 颈和腰骶膨大内灰质柱最粗大

C. 骶段内灰质比白质的含量大

D. 颈段的特点是体积较大和白质较多

E. 全部胸、腰段都有侧角

42. 脊髓半横断后，在断面以下出现（　　）

A. 同侧粗触觉丧失　　　　B. 同侧深部感觉丧失　　　　C. 同侧痛、温度觉丧失

D. 对侧肢体随意运动丧失　　E. 无上述情况

43. 脊髓前角损伤可造成（　　）

A. 侧肌张力降低，键反射消失或减弱

B. 侧肌张力增强，键反射消失或减弱

C. 侧肌张力增强，键反射亢进

D. 侧肌张力降低，键反射亢进

E. 上述情况均不对

44. 脑桥和小脑（　　）

A. 前脑发育演化而成　　　B. 中脑演化而成　　　　C. 由末脑演化而成

D. 由后脑演化而成　　　　E. 以上都不是

45. 舌下神经三角（　　）

A. 于界沟外侧　　　　　B. 于面神经丘上方　　　　C. 位于髓纹上方

D. 位于前庭区内　　　　E. 位于迷走神经三角内上方

46. 延髓前正中裂两旁的隆起是（　　）

A. 面神经丘　　　　　B. 薄束结节　　　　C. 楔束结节

D. 锥体　　　　　　　E. 无上述情况

47. 延髓前正中裂两侧的隆起是（　　）

A. 锥体　　　　　　　B. 橄榄　　　　　　C. 薄束结节

D. 楔束结节　　　　　E. 听结节

48. 在延髓前外侧沟出脑的神经是（　　）

A. Ⅵ、Ⅶ、Ⅷ脑神经　　　B. Ⅵ脑神经　　　　C. Ⅻ脑神经

D. Ⅸ、Ⅹ、Ⅺ脑神经　　　E. Ⅶ、Ⅷ脑神经

49. 不与延髓相连的脑神经有（　　）

A. 副神经　　　　　　B. 迷走神经　　　　C. 舌下神经

D. 舌咽神经　　　　　E. 三叉神经

50. 从延髓脑桥沟出入脑的神经，自内向外分别为（　　）

A. 展神经、面神经　　　　B. 展神经、面神经、前庭蜗神经

C. 展神经、面神经、前庭神经

D. 面神经、前庭蜗神经

E. 前庭蜗神经、面神经、展神经

51. 在延髓脑桥沟附着的脑神经，从外侧向内侧有（　　）

A. 迷走神经、舌咽神经、前庭蜗神经

B. 舌咽神经、前庭蜗神经、面神经

C. 展神经、面神经、前庭蜗神经

D. 面神经、展神经、三叉神经

E. 前庭蜗神经、面神经、展神经

52. 从橄榄后沟出入脑的神经从上向下是（　　）

A. 舌咽神经、迷走神经　　　B. 迷走神经、副神经　　　C. 副神经、舌下神经

D. 舌咽神经、迷走神经、副神经

E. 迷走神经、副神经、舌下神经

53. 从锥体与橄榄之间的沟出入脑的神经是（　　）

A. 舌咽神经　　　　　　　B. 迷走神经　　　　　　　C. 副神经

D. 舌下神经　　　　　　　E. 展神经

54. 三叉神经根位于（　　）

A. 脑桥小脑三角处　　　　B. 延髓脑桥沟处　　　　　C. 脚间窝处

D. 脑桥基底部与小脑中脚交界处　　　　　　　　　E. 以上都不是

55. 面神经丘深部为（　　）

A. 面神经核　　　　　　　B. 展神经核　　　　　　　C. 舌下神经核

D. 迷走神经背核　　　　　E. 孤束核

56. 左侧偏瘫、右侧外展神经麻痹和右面神经周围性麻痹时，病变部位在（　　）

A. 右内囊　　　　　　　　B. 右中脑　　　　　　　　C. 右脑桥

D. 右延髓　　　　　　　　E. 左延髓

57. 出脚间窝的脑神经是（　　）

A. 滑车神经　　　　　　　B. 动眼神经　　　　　　　C. 展神经

D. 面神经　　　　　　　　E. 三叉神经

58. 动眼神经副核发纤维支配（　　）

A. 舌下腺，颌下腺　　　　B. 腮腺　　　　　　　　　C. 泪腺

D. 胸腹腔脏器　　　　　　E. 睫状肌，瞳孔括约肌

59. 发自脑干背侧的脑神经是（　　）

A. 舌下神经　　　　　　　B. 前庭窝神经　　　　　　C. 面神经

D. 滑车神经　　　　　　　E. 舌咽神经

60. 第四脑室正中孔位于（　　）

A. 上髓帆　　　　　　　　B. 下髓帆　　　　　　　　C. 第四脑室脉络组织上

D. 第四脑室脉络组织丛　　E. 第四脑室外侧隐窝尖端

61. 第四脑室（　）

A. 位于延髓、脑桥和中脑之间

B. 经室间孔与侧脑室直接相通

C. 底由后髓帆和第四脑室脉络组织组成

D. 经正中孔和外侧孔通入小脑延髓池

E. 无上述情况

62. 一般躯体运动核不包括（　）

A. 动眼神经核　　　　　　B. 滑车神经核　　　　　C. 面神经核

D. 展神经核　　　　　　　E. 舌下神经核

63. 舌下神经纤维（　）

A. 行于内侧丘系与下橄榄核之间

B. 行于小脑下脚与三叉神经脊束核之间

C. 行于下橄榄核与脊髓丘脑侧束之间

D. 交叉至对侧出延髓

E. 自橄榄后沟发出

64. 不属特殊内脏运动核是（　）

A. 三叉神经运动核　　　　B. 滑车神经核　　　　　C. 面神经核

D. 副神经核　　　　　　　E. 疑核

65. 属于一般内脏运动核是（　）

A. 孤束核　　　　　　　　B. 迷走神经背核　　　　C. 黑质

D. 面神经核　　　　　　　E. 副神经

66. 位于脑干内的一般内脏运动核为（　）

A. 动眼神经核、迷走神经背核、疑核

B. 上泌涎核、下泌涎核、迷走神经背核

C. 孤束核、迷走神经背核、疑核

D. 孤束核、迷走神经背核、动眼神经核

E. 面神经核、迷走神经背核、动眼神经核

67. 支配心脏的副交感节前纤维的胞体位于（　）

A. 动眼神经副核　　　　　B. 迷走神经背核　　　　C. 孤束核

D. 下泌涎核　　　　　　　E. 以上都不是

68. 脑桥内与迷走神经背核属于同一功能的核团是（　）

A. 上泌涎核　　　　　　　B. 下泌涎核　　　　　　C. 展神经核

D. 面神经核　　　　　　　E. 三叉神经脑桥核

69. 脑桥内的脑神经核（　）

A. 脑桥核　　　　　　　　B. 面神经核　　　　　　C. 上橄榄核

D. 迷走神经背核　　　　　E. 下泌涎核

70. 与面神经有关的核团是（　　）

A. 三叉神经脑桥核　　　　B. 下泌涎核　　　　C. 疑核

D. 孤束核　　　　　　　　E. 无上述核团

71. 面神经内含有起自（　　）

A. 红核的纤维　　　　　　B. 下泌涎核的纤维　　　　C. 下橄榄核的纤维

D. 上泌涎核的纤维　　　　E. 上橄榄核的纤维

72. 疑核是（　　）

A. 一般内脏运动核　　　　B. 特殊内脏感觉核　　　　C. 躯体运动核

D. 特殊内脏运动核　　　　E. 一般躯体感觉核

73. 疑核发出的纤维加入（　　）

A. 舌咽神经　　　　　　　B. 舌下神经和副神经　　　　C. 前庭蜗神经

D. 面神经和迷走神经　　　E. 无上述神经

74. 下泌涎核发出纤维加入（　　）

A. 面神经　　　　　　　　B. 三叉神经　　　　C. 迷走神经

D. 舌下神经　　　　　　　E. 无上述神经

75. 上泌涎核发出纤维参与组成（　　）

A. 舌咽神经　　　　　　　B. 面神经　　　　C. 迷走神经

D. 动眼神经　　　　　　　E. 副神经

76. 孤束核接受的神经纤维来自（　　）

A. Ⅴ、Ⅵ和Ⅹ对脑神经　　　B. Ⅶ、Ⅹ和Ⅺ对脑神经　　　C. Ⅶ、Ⅸ和Ⅹ对脑神经

D. Ⅸ、Ⅹ和Ⅺ对脑神经　　　E. Ⅴ、Ⅸ和Ⅹ对脑神经

77. 位于脑桥内的核团是（　　）

A. 面神经核　　　　　　　B. 孤束核　　　　C. 动眼神经核

D. 下泌涎核　　　　　　　E. 疑核

78. 延髓内有（　　）

A. 三叉神经运动核　　　　B. 上泌涎核　　　　C. 薄束核

D. 展神经核　　　　　　　E. 面神经核

79. 在延髓横越中线的神经纤维是（　　）

A. 橄榄小脑纤维　　　　　B. 前庭脊髓束　　　　C. 红核脊髓束

D. 脊髓丘脑束　　　　　　E. 无上述纤维束

80. 脑桥核（　　）

A. 位于脑桥被盖部　　　　B. 位于脑桥基底部

C. 接受来自锥体束的纤维传递来的信息

D. 发出纤维参与形成小脑上脚

E. 接受来自小脑皮质的运动信息

81. 下列哪些核与小脑联系（　　）

A. 下橄榄核　　　　　　　B. 胸核　　　　C. 脑桥核

D. 前庭神经核　　　　　　　　E. 以上都是

82. 位于中脑顶盖的结构是（　　）

A. 红核　　　　　　　　B. 黑质　　　　　　　　C. 动眼神经核

D. 内侧膝状体　　　　　　E. 上丘

83. 顶盖前区（　　）

A. 位于中脑和间脑交界处，导水管周围灰质的背外侧

B. 接受外侧丘系的纤维

C. 接受来自内侧丘系的纤维

D. 发纤维支配同侧的动眼副核

E. 发纤维支配双侧眼球外直肌

84. 参与瞳孔对光反射的结构是（　　）

A. 红核　　　　　　　　B. 黑质　　　　　　　　C. 顶盖前区

D. 下丘　　　　　　　　E. 上丘

85. 顶盖前区参与完成（　　）

A. 痛觉反射　　　　　　B. 听觉反射　　　　　　C. 角膜反射

D. 触觉反射　　　　　　E. 瞳孔对光反射

86. 脑干内的非脑神经核是（　　）

A. 动眼神经核　　　　　B. 动眼神经副核　　　　C. 红核

D. 展神经核　　　　　　E. 三叉神经运动核

87. 中脑内有（　　）

A. 红核　　　　　　　　B. 面神经核　　　　　　C. 三叉神经脊束核

D. 孤束核　　　　　　　E. 展神经核

88. 内侧丘系（　　）

A. 纤维来自同侧的薄束核和楔束核　　　　　B. 终于背侧丘脑内侧核群

C. 锥体束的腹侧　　　　　　　　　　　　　D. 在中脑位于红核的内侧

E. 是传递来自对侧躯干和四肢意识性本体感觉和精细触觉

89. 外侧丘系（　　）

A. 经延髓、脑桥和中脑外侧上行　　　　　　B. 终于上丘

C. 终于外侧膝状体　　　　　　　　　　　　D. 终于下丘中央核

E. 上述都不对

90. 有关外侧丘系，错误的描述是（　　）

A. 起始于蜗背侧核和蜗腹侧核

B. 传导听觉冲动

C. 有上橄榄核的纤维参加

D. 全部由对侧的蜗神经核发出的轴突形成

E. 经过下丘中央核

91. 邻接延髓正中线的结构是（ ）

A. 孤束   B. 内侧纵束   C. 前庭脊髓束

D. 迷走神经背核   E. 无上述结构

92. 三叉丘系（ ）

A. 是同侧三叉神经脊束核和部分三叉神经脑桥核发出的纤维

B. 是对侧三叉神经脊束核和部分三叉神经脑桥核发出的纤维

C. 是三叉神经脊束纤维的直接延续

D. 大部分纤维传导同侧头面部的痛温触觉信息

E. 该系在内侧丘系的腹侧上升

93. 位于脑桥基底部的结构是（ ）

A. 脊髓丘脑侧束   B. 内侧丘系   C. 红核脊髓束

D. 顶盖脊髓束   E. 皮质脊髓束

94. 网状结构的内侧核群不包括（ ）

A. 腹侧网状核   B. 巨细胞网状核   C. 小细胞网状核

D. 脑桥尾侧网状核   E. 脑桥嘴侧网状核

95. 有关网状结构的描述，错误的是（ ）

A. 网状结构存在于整个脑干内

B. 网状结构内有很多核团

C. 脊髓也有网状结构

D. 与上行和下行传导束无联系

E. 网状结构是中枢感觉系内的个重要整合结构

96. 在延髓何段横切面能看到薄束核和楔束核（ ）

A. 平锥体交叉阶段横切面   B. 橄榄上部横切面   C. 橄榄中部横切面

D. 内侧丘系交叉阶段横切面   E. 延髓与脊髓延续处横切面

97. 锥体交叉（ ）

A. 是感觉传导束的主要交叉   B. 位于脑桥腹侧   C. 位于中脑脚底

D. 是皮质脊髓束的交叉纤维   E. 是痛觉传导束的交叉

98. 内侧丘系交叉（ ）

A. 位于延髓的最下端   B. 交叉的纤维约占80%

C. 交叉纤维来自三叉神经脊束核

D. 交叉后的纤维上行终于同侧背侧丘脑

E. 传递深部感觉和粗触觉冲动

99. 锥体交叉和内侧丘系交叉（ ）

A. 位于延髓内，内侧丘系交叉位置较高

B. 位于延髓内，锥体交叉位置较高

C. 在延髓内位于同一平面

D. 分别位于脑桥和延髓内

E. 无上述情况

100. 关于内侧丘系在脑干各部内的位置描述，错误的是 （ ）

A. 在延髓位于中线和下橄榄核间，锥体背侧

B. 发出该束神经纤维的细胞体位于同侧薄束核和楔束核内

C. 内侧丘系在脑桥经过斜方体

D. 内侧丘系的纤维在中脑上丘位于红核背外侧

E. 内侧丘系向上终于丘脑腹后外侧核

101. 属于脑干的网状结构的核团有 （ ）

A. 楔束核   B. 楔形核   C. 楔束副核

D. 臂旁核   E. 中缝核

102. 第 I 躯体运动区位于 （ ）

A. 中央前回和中央旁小叶前部

B. 额中回后部

C. 额下回后部

D. 中央后回和中央旁小叶后部

E. 中央前回和中央后回

103. 人体的运动功能位置在前中央回的排列是 （ ）

A. 头面在上部，下肢在下部   B. 躯体在上部，头面在下部

C. 下肢在上部，头面在下部   D. 头面在上部，上肢在下部   E. 上述排列均不对

104. 视觉区位于 （ ）

A. 额中回后部   B. 额下回后部   C. 扣带回后部

D. 海马回后部   E. 距状沟上、下的枕叶皮质

105. 运动性失语，其病变部位在 （ ）

A. 左侧大脑半球   B. 右侧大脑半球

C. 主侧（优势）半球额下回后部   D. 角回

E. 第一、二颞回后部

106. 视觉性语言中枢位于 （ ）

A. 优势半球的中央前回   B. 优势半球的额中回后部   C. 优势半球的顶叶角回

D. 优势半球的顶叶缘上回   E. 优势半球的 BlDca 回

107. 关于大脑皮质机能定位区的描述，不正确的是 （ ）

A. 视区在枕叶的（B：Ddmann）17 区

B. 听区在颞横回（B：Ddmann）41、42 区

C. 手的躯体运动区在中央前回下部

D. 脚的躯体运动区在中央旁小叶前部

E. 运动性语言中枢在额下回后部

108. 关于基底核的描述，正确的是 （ ）

A. 又称新纹状体   B. 包括尾状核、豆状核和杏仁体

C. 是大脑髓质中的灰质块　　D. 包括纹状体，屏状核　　E. 参与组成边缘系统

109. 内囊位于（　　）

A. 豆状核与丘脑之间　　　　　　　　　　　B. 豆状核与尾状核之间

C. 丘脑、尾状核和豆状核之间　　　　　　　D. 豆状核与屏状核之间

E. 豆状核、尾状核与屏状核之间

110. 不通过内囊后肢的纤维束是（　　）

A. 额桥束　　　　　　　　B. 听辐射　　　　　　　　C. 丘脑皮质束

D. 皮质脊髓束　　　　　　E. 视辐射

111. 左侧内囊膝部损伤可出现（　　）

A. 右侧肢体瘫痪　　　　　B. 左侧肢体瘫痪　　　　　C. 伸舌偏向右侧

D. 口角偏向右侧　　　　　E. 右侧额纹消失

112. 脊髓的被膜由外向内依次为（　　）

A. 硬脊膜、蛛网膜、软脊膜　　B. 硬脊膜、软脊膜、蛛网膜

C. 软脊膜、蛛网膜、硬脊膜　　D. 软脊膜、硬脊膜、蛛网膜

E. 蛛网膜、硬脊膜、软脊膜

113. 蛛网膜下隙（　　）

A. 在蛛网膜与软膜之间　　B. 在蛛网膜与硬膜之间

C. 脑蛛网膜下隙与脊髓蛛网膜下隙不通

D. 第 1 腰椎体以下无此腔隙

E. 腔内为负压

114. 脊髓蛛网膜（　　）

A. 位于软脊膜的内面　　B. 位于硬脑膜的外面　　C. 其外面有脑脊液流动

D. 与硬脊膜之间有终池　　E. 与软脊膜之间的间隙称蛛网膜下隙

115. 硬脑膜形成的结构不包括（　　）

A. 大脑镰　　　　　　　　B. 小脑幕　　　　　　　　C. 海绵窦

D. 筛窦　　　　　　　　　E. 鞍隔

116. 构成大脑动脉环的结构，不包括（　　）

A. 大脑前动脉　　　　　　B. 大脑中动脉　　　　　　C. 大脑后动脉

D. 前交通动脉　　　　　　E. 后交通动脉

117. 分布于大脑顶枕沟以前的半球内侧面的动脉是（　　）

A. 大脑中动脉　　　　　　B. 大脑前动脉　　　　　　C. 大脑后动脉

D. 前交通动脉　　　　　　E. 基底动脉

118. 有关脑脊液的叙述，哪项错误（　　）

A. 脑脊液由脉络丛产生

B. 侧脑室的脑脊液经室间孔入第三脑室

C. 由第三脑室经正中孔入第四脑室

D. 由第四脑室经正中孔和两个外侧孔入蛛网膜下隙

E. 经蛛网膜粒渗入硬脑膜窦

119. 躯干、四肢本体感觉传导通路第 2 级神经元的胞体位于 （　）

A. 脊神经节　　　　　　　　B. 三叉神经脊束核　　　　　C. 薄束核和楔束核

D. 脊髓灰质后角　　　　　　E. 丘脑腹后外侧核

120. 头面部痛觉、温度觉传导通路第 1 级神经元的胞体位于 （　）

A. 三叉神经脊束核　　　　　B. 三叉神经中脑核　　　　　C. 三叉神经脑桥核

D. 薄束核和楔束核　　　　　E. 三叉神经节

121. 一侧视束损伤导致 （　）

A. 患侧眼偏盲　　　　　　　B. 患侧眼全盲　　　　　　　C. 双眼对侧偏盲

D. 对侧眼全盲　　　　　　　E. 双眼患侧偏盲

122. 不属于瞳孔对光反射的结构是 （　）

A. 视神经　　　　　　　　　B. 瞳孔括约肌　　　　　　　C. 视束

D. 视交叉　　　　　　　　　E. 眼外肌

123. 上运动神经元位于 （　）

A. 中央前回　　　　　　　　B. 背侧丘脑　　　　　　　　C. 内囊

D. 脊髓前角　　　　　　　　E. 三叉神经节

124. 属于下运动神经元的是 （　）

A. 大脑皮质传出神经元　　　B. 脊髓后角神经元　　　　　C. 三叉神经节细胞

D. 脑神经运动核　　　　　　E. 脊神经节细胞

125. 一侧皮质脊髓束在锥体交叉前损伤（如内囊损伤）主要引起 （　）

A. 同侧上肢、对侧下肢瘫痪　B. 对侧下肢、同侧上肢瘫痪　C. 同侧上、下肢瘫痪

D. 对侧上、下肢瘫痪　　　　E. 同侧躯干肢瘫痪

126. 受皮质核束单侧支配的脑神经运动核是 （　）

A. 动眼神经核　　　　　　　B. 滑车神经核　　　　　　　C. 疑核

D. 舌下神经核　　　　　　　E. 展神经核

127. 关于核上瘫表现的描述，错误的是 （　）

A. 对侧眼裂以下面肌瘫痪　　B. 对侧舌肌瘫痪　　　　　　C. 伸舌时舌尖偏向对侧

D. 不能做吹口哨等动作　　　E. 吞咽障碍

128. 关于下运动神经元损伤的描述，错误的是 （　）

A. 腰椎间盘突出　　　　　　B. 尺神经损伤　　　　　　　C. 神经根型颈椎病

D. 内囊出血　　　　　　　　E. 面神经炎

129. 关于大脑中动脉中央支的描述，错误的是 （　）

A. 分布于大脑皮质　　　　　B. 又称豆纹动脉

C. 供应大脑的基底核、内囊　D. 几乎以垂直方向进入脑实质

E. 高血压动脉硬化时容易破裂

130. 分隔大脑和小脑的结构是 （　）

A. 大脑镰　　　　　　　　　B. 小脑幕　　　　　　　　　C. 海绵窦

D. 筛窦
E. 上矢状窦

131. 分隔两侧大脑半球的结构是（　　）

A. 大脑镰
B. 小脑幕
C. 海绵窦

D. 下矢状窦
E. 上矢状窦

A2 型题

男，14 岁，因与同学打架，被一木棍击中头部后出现短暂地晕倒，合并头部外伤出血，入院时意识清醒，语言表达清醒，入院后 1 小时，患者头痛、呕吐，出现躁动不安，血压升高，并出现较长时间的昏迷和语言不清。左瞳孔缩小，对光反射迟钝。CT 检查示：硬脑膜外血肿。

132. 颅顶骨损伤出血易形成硬膜外血肿的主要原因是（　　）

A. 颅顶骨血供丰富
B. 硬脑膜无收缩能力

C. 硬脑膜与颅顶骨连结疏松
D. 硬脑膜与颅骨间有硬膜下隙

E. 脑脊液外漏

A3 型题

（133、134 题共用题干）

患者，男，50 岁。因无痛性血尿，做膀胱镜检查。在膀胱三角处见乳头状肿瘤，经病理鉴定为膀胱癌。随之，在硬膜外麻醉下行膀胱切除术。

133. 行硬膜外麻醉操作时，应将麻醉药物注入（　　）

A. 中央管内
B. 硬膜外隙
C. 小脑延髓池

D. 蛛网膜下隙
E. 硬脑膜静脉窦

134. 行硬膜外麻醉的进针由浅入深依次经过哪些结构（　　）

A. 皮肤、浅筋膜、后纵韧带、棘间韧带、黄韧带

B. 皮肤、浅筋膜、黄韧带、后纵韧带、棘间韧带

C. 皮肤、浅筋膜、棘间韧带、棘上韧带、后纵韧带

D. 皮肤、浅筋膜、棘上韧带、棘间韧带、黄韧带

E. 皮肤、浅筋膜、黄韧带、棘间韧带、后纵韧带

B 型题

（135、136 题共用备选答案）

A. 上矢状窦
B. 下矢状窦
C. 窦汇

D. 横窦
E. 乙状窦

135. 直接延续为颈内静脉的是（　　）

136. 脑脊液主要渗入（　　）

（137、138 题共用备选答案）

A. 硬膜外隙
B. 蛛网膜下隙
C. 终池

D. 小脑延髓池　　　　　　　E. 硬膜外隙

137. 马尾位于（　　）

138. 位于蛛网膜与软脊膜之间的是（　　）

（二）周围神经系统习题

A1 型题

1. 脊神经节细胞属于（　　）

A. 双极神经元　　　　　B. 假单极神经元　　　　C. 多极神经元

D. 联络神经元　　　　　E. 中间神经元

2. 关于脊神经正确的描述是（　　）

A. 除胸神经前支外，其余各脊神经前支分别交织成丛

B. 后支只含躯体感觉纤维

C. 不管理脊髓被膜

D. 各前支均借灰、白交通支与交感干相连

E. 前、后根是混合性

3. 仅含运动纤维成分的是（　　）

A. 脊神经的后根　　　　B. 脊神经的前根　　　　C. 脊神经的前支

D. 脊神经的后支　　　　E. 脊神经脊膜支

4. 脊神经支配（　　）

A. 咽缩肌　　　　　　　B. 肛门内括约肌　　　　C. 尿道膜部括约肌

D. 幽门括约肌　　　　　E. 眼轮匝肌

5. 颈丛（　　）

A. 由全部颈神经前支组成　　B. 位于胸锁乳突肌表面　　C. 只有皮支，无肌支

D. 发出混合性的膈神经　　　E. 发出肌支支配颈部诸肌

6. 关于膈神经的描述，错误的是（　　）

A. 经锁骨下静脉后方进入纵隔　　B. 主要由第4颈神经前支组成

C. 垂直行走于中斜角肌前方　　　D. 位于椎前筋深面

E. 是混合性神经

7. 关于膈神经的描述，错误的是（　　）

A. 起自颈丛　　　　　　　B. 垂直行走于前斜角肌前方　C. 经胸廓上口进入纵隔

D. 在胸腔与心包隔动脉伴行　E. 是运动神经

8. 组成臂丛的脊神经前支是（　　）

A. 颈$_{4,8}$、胸$_1$　　　　　　B. 颈$_{5,7}$、胸$_1$　　　　　C. 颈$_{3,8}$、胸$_1$

D. 颈$_{5,8}$、胸$_1$　　　　　　E. 颈$_{4,7}$、胸$_1$

9. 关于臂丛的描述，错误的是（　　）

A. 锁骨中点后方是臂丛阻滞麻醉部位之一

B. 胸长、胸背神经属其分支

C. 由颈$_{5\sim8}$和胸$_1$脊神经前支组成

D. 主要支配上肢的活动

E. 肌皮神经起自臂丛内侧束

10. 胸长神经支配（　　）

A. 三角肌　　　　　　　　　B. 背阔肌　　　　　　　　　C. 斜方肌

D. 前锯肌　　　　　　　　　E. 胸大肌

11. 有关胸内、外侧神经（胸前神经），错误的说法是（　　）

A. 分别来自臂丛内侧束和外侧束　　　　　　B. 支配胸大肌、胸小肌

C. 外侧支穿锁胸筋膜　　　　　　　　　　　D. 属臂丛锁骨上部的分支

E. 没有皮支

12. 胸背神经支配（　　）

A. 背阔肌　　　　　　　　　B. 前锯肌　　　　　　　　　C. 菱形肌

D. 大圆肌　　　　　　　　　E. 肩胛下肌

13. 关于胸背神经，错误的说法是（　　）

A. 受损后肩关节伸、收、内旋力减弱

B. 发自臂丛后束

C. 支配背阔肌

D. 皮支穿三边孔至背阔肌表面皮肤

E. 有同名动脉伴行

14. 臂丛上干（　　）

A. 发出肩胛下神经　　　　　B. 发出肌皮神经　　　　　　C. 发出肩胛上神经

D. 发出腋神经　　　　　　　E. 发出正中神经

15. 臂丛内、外侧束形成的神经不支配（　　）

A. 胸大肌　　　　　　　　　B. 指深屈肌　　　　　　　　C. 蚓状肌

D. 肱桡肌　　　　　　　　　E. 拇对掌肌

16. 肱骨中段骨折易损伤（　　）

A. 桡神经　　　　　　　　　B. 正中神经　　　　　　　　C. 尺神经

D. 腋神经　　　　　　　　　E. 肌皮神经

17. 在行程中贴近肱骨的神经是（　　）

A. 正中神经、尺神经和桡神经

B. 腋神经、桡神经和尺神经

C. 腋神经、桡神经和正中神经

D. 桡神经、桡神经和皮神经

E. 正中神经、尺神经和皮神经

18. 支配臂前群肌的神经是（　　）

A. 尺神经　　　　　　　　　B. 正中神经　　　　　　　　C. 桡神经

D. 腋神经　　　　　　　　E. 肌皮神经

19. 支配肱二头肌的神经是（　　）

A. 正中神经　　　　　　B. 腋神经　　　　　　C. 肌皮神经

D. 桡神经　　　　　　　E. 尺神经

20. 支配喙肱肌的神经是（　　）

A. 正中神经　　　　　　B. 尺神经　　　　　　C. 桡神经

D. 腋神经　　　　　　　E. 肌皮神经

21. 支配肱三头肌的神经是（　　）

A. 肌皮神经　　　　　　B. 腋神经　　　　　　C. 肩胛下神经

D. 肩胛上神经　　　　　E. 桡神经

22. 桡神经（　　）

A. 以内、外侧头发自臂丛内、外侧束

B. 与旋肱后动脉伴行穿四边孔

C. 与肱深动脉伴行

D. 在肱骨肌管内由外上斜向内下

E. 支配臂伸肌和旋前圆肌

23. 关于尺神经的叙述，错误的是（　　）

A. 分布于前臂大部分屈肌　　B. 损伤后拇指不能内收　　C. 发自臂丛内侧束

D. 损伤后屈腕力量减弱　　　E. 行程中经过尺神经沟

24. 支配第 3 ~ 4 蚓状肌的神经是（　　）

A. 桡神经深支　　　　　B. 肌皮神经　　　　　C. 桡神经浅支

D. 正中神经　　　　　　E. 尺神经

25. 关于正中神经的说法，错误的是（　　）

A. 发自臂丛后束　　　　B. 支配拇收肌以外的鱼际肌

C. 神经干损伤后拇指不能屈曲

D. 损伤后可出现"猿手"

E. 损伤后可出现屈腕力量减弱

26. 通过腕管的神经是（　　）

A. 尺神经　　　　　　　B. 尺神经深支　　　　C. 指掌侧总神经

D. 正中神经　　　　　　E. 以上都不对

27. 支配拇收肌的神经是（　　）

A. 正中神经返支　　　　B. 桡神经浅支　　　　C. 肌皮神经

D. 尺神经深支　　　　　E. 尺神经浅支

28. 肱骨中段骨折后出现腕下垂可能损伤的神经为（　　）

A. 正中神经　　　　　　B. 腋神经　　　　　　C. 桡神经

D. 尺神经　　　　　　　E. 肌皮神经

29. 穿四边孔的神经是（　　）

A. 旋肩胛神经 　　　　　B. 桡神经 　　　　　C. 腋神经

D. 肌皮神经 　　　　　E. 胸背神经

30. 肱骨外科颈骨折，最易损伤的神经是（　　）

A. 桡神经 　　　　　B. 正中神经 　　　　　C. 尺神经

D. 腋神经 　　　　　E. 肌皮神经

31. 支配手肌外侧群的神经是（　　）

A. 尺神经 　　　　　B. 桡神经 　　　　　C. 正中神经

D. 骨间后神经 　　　　　E. 正中神经和尺神经

32. 手掌刀伤后拇指不能内收可能损伤的神经是（　　）

A. 正中神经返支 　　　　　B. 尺神经浅支 　　　　　C. 尺神经深支

D. 桡神经深支 　　　　　E. 桡神经浅支

33. 患者右手不能用伸直的食指和中指夹住一张卡片受损伤的神经是（　　）

A. 桡神经浅支 　　　　　B. 正中神经浅支 　　　　　C. 尺神经浅支

D. 尺神经深支 　　　　　E. 桡神经深支

34. 患者手掌内侧 1/3 皮肤感觉障碍，但拇指能对掌和内收，受损伤的神经是（　　）

A. 正中神经 　　　　　B. 尺神经深支 　　　　　C. 尺神经浅支

D. 桡神经 　　　　　E. 尺神经手背支

35. 支配骨间掌侧、背侧肌的神经是（　　）

A. 腋神经 　　　　　B. 正中神经 　　　　　C. 肌皮神经

D. 桡神经 　　　　　E. 尺神经

36. 手掌侧皮肤感觉的神经支配为（　　）

A. 尺神经和肌皮神经 　　　　　B. 正中神经和桡神经 　　　　　C. 尺神经和桡神经

D. 正中神经和肌皮神经 　　　　　E. 正中神经和尺神经

37. 指背皮肤的神经支配为（　　）

A. 桡侧一个半指受桡神经支配

B. 尺侧三个半手指受尺神经支配

C. 桡侧二个半指受桡神经支配

D. 尺侧二个半指受尺神经支配

E. 示指、中指中远节和环指桡侧半中、远节受正中神经支配

38. 以下哪条神经受损、拇指的运动和感觉功能不受影响（　　）

A. 正中神经 　　　　　B. 桡神经手掌支 　　　　　C. 尺神经深支

D. 桡神经浅支 　　　　　E. 尺神经手背支

39. 肋间神经（　　）

A. 共计 12 对 　　　　　B. 只含支配肋间肌的运动纤维

C. 只含躯体感觉纤维 　　　　　D. 是脊神经前根 　　　　　E. 行于肋间血管下方

40. 分布于脐平面的胸神经为（　）

A. T$_4$ B. T$_6$ C. T$_8$

D. T$_{10}$ E. T$_{12}$

41. 闭孔神经（　）

A. 分布到大腿外侧皮肤   B、经过股三角   C. 支配股直肌

D. 支配大收肌   E. 支配股二头肌

42. 支配大腿内收肌群的神经为（　）

A. 坐骨神经   B. 闭孔神经   C. 股神经

D. 阴部神经   E. 隐神经

43. 提睾反射涉及（　）

A. 股神经   B. 生殖股神经   C. 坐骨神经

D. 髂腹下神经   E. 髂腹股沟神经

44. 坐骨神经支配（　）

A. 股四头肌   B. 缝匠肌   C. 股二头肌

D. 臀大肌   E. 臀中肌

45. 通过坐骨小孔的神经是（　）

A. 闭孔神经   B. 臀上神经   C. 臀下神经

D. 阴部神经   E. 坐骨神经

46. 胫神经损伤可能出现（　）

A. 足外翻力减弱   B. "钩状足"畸形   C. "马蹄"内翻足畸形

D. 足底感觉正常   E. 足背感觉麻木

47. 腓深神经（　）

A. 伴随胫后动脉下行   B. 支配腓骨短肌   C. 分布于足背大部分皮肤

D. 支配腓骨长肌   E. 支配小腿前群肌

48. 患者足下垂和足背皮肤感觉缺失，损伤可能涉及（　）

A. 胫神经和腓浅神经   B. 腓总神经   C. 腰骶干

D. 骶1～2的前支   E. 用上深神经

49. 通过三边孔的结构是（　）

A. 肌皮神经   B. 肩胛上神经   C. 胸背神经

D. 腋神经   E. 旋肩胛动脉

50. 不含有副交感纤维成分的脑神经是（　）

A. 动眼神经   B. 展神经   C. 面神经

D. 舌咽神经   E. 迷走神经

51. 不与脑干相连的脑神经（　）

A. 嗅神经   B. 三叉神经   C. 动眼神经

D. 滑车神经   E. 副神经

52. 嗅神经（　　）

A. 嗅丝是嗅球发出的周围突

B. 通过筛板的嗅二级神经纤维

C. 嗅丝分布于嗅区、上鼻甲以上和鼻中隔上部黏膜上皮表面

D. 嗅神经胞体位于嗅球体

E. 由鼻腔嗅区嗅黏膜内双极嗅细胞的中枢突形成

53. 视器的神经支配的描写，错误的是（　　）

A. 眼球的视觉由视神经传递

B. 眼球的活动由动眼神经、滑车神经和展神经支配

C. 交感神经和副交感神经控制瞳孔的大小

D. 泪腺的分泌有泪腺神经支配

E. 眼球壁的感觉由眼神经管理

54. 组成视交叉中央部的神经纤维是（　　）

A. 右眼鼻侧半视网膜与右眼颞侧半视网膜发出的纤维

B. 左眼颞侧半视网膜与鼻侧半视网膜发出的纤维

C. 右眼颞侧半视网膜与左眼鼻侧半视网膜发出的纤维

D. 左右眼颞侧半视网膜发出的纤维

E. 左右眼鼻侧半视网膜发出的纤维

55. 由脚间窝穿出的脑神经是（　　）

A. 嗅神经　　　　　　　　B. 视神经　　　　　　　　C. 动眼神经

D. 滑车神经　　　　　　　E. 展神经

56. 动眼神经损伤可使患者出现（　　）

A. 眼内斜视　　　　　　　B. 眼内斜视和瞳孔缩小　　C. 眼外斜视

D. 眼外斜视和瞳孔散大　　E. 眼内斜视和瞳孔散大

57. 眼睑下垂可能损伤了（　　）

A. 滑车神经　　　　　　　B. 展神经　　　　　　　　C. 面神经

D. 动眼神经　　　　　　　E. 三叉神经

58. 支配上睑提肌的神经是（　　）

A. 面神经　　　　　　　　B. 滑车神经　　　　　　　C. 三叉神经

D. 动眼神经　　　　　　　E. 展神经

59. 眼外斜视是因为损伤了（　　）

A. 眼神经　　　　　　　　B. 动眼神经　　　　　　　C. 面神经

D. 展神经　　　　　　　　E. 滑车神经

60. 滑车神经支配（　　）

A. 上直肌　　　　　　　　B. 提上睑肌　　　　　　　C. 上斜肌

D. 下斜肌　　　　　　　　E. 内直肌

61. 滑车神经可使眼球转向（　　）

A. 外下方　　　　　　　B. 内下方　　　　　　　C. 内上方

D. 外上方　　　　　　　E. 上方

62. 三叉神经（　　）

A. 含有特殊内脏传出纤维和一般躯体传入纤维

B. 含有特殊内脏运动纤维和特殊内脏感觉纤维

C. 不管理咀嚼肌运动

D. 传导舌后1/3的黏膜感觉

E. 传导舌后1/3的味觉

63. 支配泪腺的感觉神经是（　　）

A. 面神经　　　　　　　B. 舌咽神经　　　　　　C. 副神经

D. 三叉神经　　　　　　E. 迷走神经

64. 管理眼球角膜的神经是（　　）

A. 展神经　　　　　　　B. 视神经　　　　　　　C. 眼神经

D. 滑车神经　　　　　　E. 动眼神经

65. 传导头面部痛、温觉冲动的神经是（　　）

A. 第Ⅴ对脑神经　　　　B. 第Ⅶ对脑神经　　　　C. 第Ⅵ对脑神经

D. 第Ⅳ对脑神经　　　　E. 第Ⅷ对脑神经

66. 穿过眶上裂的结构为（　　）

A. 视神经　　　　　　　B. 眼动脉　　　　　　　C. 滑车神经

D. 上颌神经　　　　　　E. 下颌神经

67. 下颌神经出颅腔的部位（　　）

A. 茎乳孔　　　　　　　B. 破裂孔　　　　　　　C. 眶下裂

D. 卵圆孔　　　　　　　E. 圆孔

68. 支配上提下颌骨诸肌的神经是（　　）

A. 上颌神经　　　　　　B. 上颌神经和下颌神经　C. 下颌神经

D. 面神经　　　　　　　E. 面神经和三叉神经

69. 穿过卵圆孔的结构是（　　）

A. 面神经的鼓索　　　　B. 岩大神经　　　　　　C. 上颌神经

D. 滑车神经　　　　　　E. 下颌神经

70. 上颌神经通过的孔是（　　）

A. 破裂孔　　　　　　　B. 棘圆孔　　　　　　　C. 卵圆孔

D. 圆孔　　　　　　　　E. 茎乳孔

71. 支配颊肌运动的神经是（　　）

A. 颊神经　　　　　　　B. 面神经　　　　　　　C. 下颌舌骨肌神经

D. 下颌神经　　　　　　E. 舌咽神经

72. 下颌神经的颊神经支配（ ）

A. 颊部皮肤　　　　　　　B. 颊黏膜　　　　　　　　C. 咀嚼肌

D. 牙龈的外侧面　　　　　E. 颊肌

73. 支配咀嚼肌的神经是（ ）

A. 眼神经　　　　　　　　B. 下颌神经　　　　　　　C. 面神经

D. 上颌神经　　　　　　　E. 舌下神经

74. 管理舌的感觉的脑神经有（ ）

A. 舌下神经　　　　　　　B. 三叉神经和视神经　　　C. 滑车神经和舌下神经

D. 三叉神经、舌咽神经和面神经

E. 三叉神经、展神经和迷走神经

75. 舌的神经支配是（ ）

A. 舌的味觉由舌神经和舌咽神经共同管理

B. 三叉神经的舌神经管理舌前 2/3 的一般感觉

C. 舌肌的运动由舌神经控制

D. 舌咽神经的舌支管理舌前 2/3 的味觉，

E. 舌的一般感觉由面神经和舌咽神经共同管理

76. 传导头面部触觉冲动的神经是（ ）

A. 第 V 对脑神经　　　　　B. 第 VI 对脑神经　　　　C. 第 VII 对脑神经

D. 第 VIII 对脑神经　　　　E. 第 IX 对脑神经

77. 患者角膜反射消失，可能损伤了（ ）

A. 视神经或三叉神经　　　B. 视神经或动眼神经　　　C. 动眼神经或面神经

D. 面神经或三叉神经　　　E. 动眼神经或三叉神经

78. 左外展神经损伤出现（ ）

A. 左瞳孔偏向内侧　　　　B. 左瞳孔偏向外侧　　　　C. 右瞳孔偏向内侧

D. 右瞳孔偏向外侧　　　　E. 右瞳孔移向上方

79. 具有一般内脏运动纤维的脑神经是（ ）

A. 三叉神经　　　　　　　B. 副神经　　　　　　　　C. 面神经

D. 舌下神经　　　　　　　E. 位听神经

80. 对鼓索的描述，错误的是（ ）

A. 出鼓室后入舌神经　　　　　　　B. 经颈乳孔后入鼓室

C. 味觉纤维分布于舌前 2/3 味蕾　　D. 其内脏运动纤维在下颌下神经节换元

E. 鼓索含两种纤维成分

81. 鼓索含有（ ）

A. 特殊内脏运动纤维　　　　　　　B. 一般内脏运动纤维

C. 特殊内脏感觉纤维　　　　　　　D. 特殊内脏感觉纤维和特殊内脏运动纤维

E. 特殊内脏感觉纤维和一般内脏运动纤维

82. 下列何神经损伤可引起角膜反射消失（　　）

A. 视神经 　　　　　　B. 面神经 　　　　　　C. 下颌神经

D. 上颌神经 　　　　　E. 动眼神经

83. 支配泪腺分泌的神经是（　　）

A. 面神经 　　　　　　B. 三叉神经 　　　　　C. 舌咽神经

D. 迷走神经 　　　　　E. 副神经

84. 有关迷走神经的描述，错误的是（　　）

A. 是脑神经中行程最长，分布最广的神经

B. 下行中经过肺根的前方

C. 左侧迷走神经向下移行为迷走前干

D. 迷走神经的主要成分有内脏运动纤维

E. 右侧迷走神经向下移行为迷走后干

85. 喉上神经支配（　　）

A. 突舌骨肌 　　　　　B. 环后肌 　　　　　　C. 环甲肌

D. 甲构肌 　　　　　　E. 环构侧肌

86. 前庭神经（　　）

A. 传导本体感觉 　　　　　　　　　　　　　　B. 传导一般躯体感觉

C. 起自内耳门处前庭神经节双极神经元 　　　D. 在橄榄体中部大脑

E. 与蜗神经同行在脑桥延髓沟外侧端入脑

87. 损伤副神经可致（　　）

A. 仅胸锁乳突肌瘫痪 　　　B. 伤侧肩下垂，面转向伤侧

C. 伤侧肩下垂，面转向健侧 　D. 健侧肩下垂，面转向伤侧

E. 健侧肩下垂，面转向健侧

88. 支配舌肌运动的神经是（　　）

A. 舌神经 　　　　　　B. 舌咽神经 　　　　　C. 下颌神经

D. 舌下神经 　　　　　E. 鼓索

89. 一侧舌下神经损伤时表现为（　　）

A. 不能伸舌 　　　　　B. 伸舌时舌尖偏向患侧 　　C. 伸舌时舌尖偏向健侧

D. 伸舌时舌尖上卷 　　E. 伸舌时舌尖居中

90. 左侧舌下神经周围性瘫痪表现为（　　）

A. 伸舌偏右，伴右侧舌肌萎缩

B. 伸舌偏左，伴左侧舌现萎缩

C. 伸舌偏左，无舌肌萎缩，有肌纤维震颤

D. 伸舌偏右，无舌肌萎缩，有肌纤维震颤

E. 伸舌偏左，伴左侧舌感觉减迟

91. 管理舌内肌和舌外肌运动的神经是（　　）

A. 舌神经 　　　　　　B. 舌咽神经 　　　　　C. 舌下神经

D. 舌下神经和舌咽神经　　　E. 舌神经和舌下神经

92. 舌下神经（　　）

A. 支配颏舌肌　　　　　　　B. 支配二腹肌　　　　　　　C. 发自疑核

D. 从延髓前外侧沟出脑　　　E. 管理舌的运动和感觉

93. 舌下神经（　　）

A. 经卵圆孔出颅　　　　　　B. 位于舌神经上方　　　　　C. 为舌的感觉和运动神经

D. 根扮由延髓脑桥沟出脑　　E. 一侧损伤伸舌偏向患侧

94. 与舌的支配无关的神经是（　　）

A. 下颌神经　　　　　　　　B. 面神经　　　　　　　　　C. 舌咽神经

D. 迷走神经　　　　　　　　E. 舌下神经

95. 舌的神经支配（　　）

A. 舌肌由舌神经支配

B. 舌前2/3的一般感觉由面神经管理

C. 舌前2/3的味觉由上颌神经管理

D. 舌后1/3黏膜感觉由迷走神经管理

E. 舌后1/3的味觉由舌咽神经管理

96. 舌的味觉纤维走行于（　　）

A. 面神经和舌咽神经　　　　B. 舌咽神经和迷走神经　　　C. 舌咽神经和舌下神经

D. 舌神经和舌下神经　　　　E. 舌下神经和舌咽神经

97. 左喉返神经损伤可致（　　）

A. 左侧环甲肌瘫痪　　　　　B. 喉前庭感觉消失　　　　　C. 甲状腺感觉障碍

D. 吞咽时喉不能上提　　　　E. 可能出现声门关闭不全

98. 分布于外耳道皮肤的神经是（　　）

A. 面神经　　　　　　　　　B. 迷走神经　　　　　　　　C. 舌下神经

D. 前庭蜗神经　　　　　　　E. 舌咽神经

99. 关于内脏神经的说法，错误的是（　　）

A. 主要分布于内脏、心血管和腺体

B. 中枢在脑和脊髓内

C. 含有感觉和运动两种纤维

D. 内脏感觉神经元的胞体在脑和脊髓神经节内

E. 分为交感神经和副交感神经两部分

100. 有关内脏运动神经的说法，错误的是（　　）

A. 低级中枢均位于脊髓内

B. 也称植物性神经

C. 调节内脏、心血管的运动和腺体的分泌

D. 从低级中枢至所支配器官，除个别外，均需经过2个神经元

E. 分交感神经和副交感神经两部分

101. 交感神经的低级中枢位于（ ）

A. 胸$_{1,12}$脊髓节　　　　B. 胸$_1$、腰$_2$脊髓节　　　　C. 骶$_{2,4}$脊髓节

D. 胸$_1$、腰$_4$脊髓节　　　　E. 胸$_1$、骶$_3$脊髓节

102. 交感神经的低级中枢位于（ ）

A. 胸$_{1,12}$脊髓节段　　　　B. 胸$_1$或颈$_8$、腰$_2$或腰$_3$脊髓节段

C. 骶$_{2,4}$脊髓节段　　　　D. 胸$_1$、腰$_4$脊髓节段

E. 胸$_1$、骶$_3$脊髓节段中枢神经系统

103. 交感神经节前神经元胞体所在的部位是（ ）

A. 胸核

B. 脊髓胸$_1$至腰$_3$节段的中间内侧核

C. 脊髓胸$_1$至腰$_3$节段的中间内侧核和中间外侧核

D. 脊髓骶$_{2~4}$节段的中间外侧核

E. 脊髓胸$_1$至腰$_3$节段的中间外侧核

104. 交感神经（ ）

A. 不支配肾上腺

B. 低级中枢位于脊髓胸$_1$至腰$_3$节段的中间外侧核

C. 节后纤维仅分布于躯干、四肢的血管、汗腺和竖毛肌

D. 节前纤维经灰交通支终于椎旁节

E. 以上都不对

105. 腹腔神经节属于（ ）

A. 交感神经节　　　　B. 感觉神经节　　　　C. 副交感神经节

D. 椎旁节　　　　E. 运动神经元

106. 关于交通支的说法，错误的是（ ）

A. 分灰、白交通支　　　　B. 白交通支内含节前纤维　　　　C. 灰交通支内含节后纤维

D. 胸、腰神经均含有白交通支　　　　E. 每对脊神经均有灰交通支

107. 白交通支内含有（ ）

A. 副交感神经的节前纤维　　　　　　　　B. 副交感神经的节后纤维

C. 交感神经和副交感神经的节后纤维　　　　D. 交感神经的节后纤维

E. 交感神经的节前纤维

108. 支配瞳孔开大肌的神经是（ ）

A. 动眼神经的躯体运动纤维　　　　B. 耳神经节的副交感节后纤维

C. 颈上神经节的交感节后纤维　　　　D. 睫状神经节的副交感节后纤维

E. 无上述情况

109. 支配瞳孔开大肌的纤维来自（ ）

A. 动眼神经　　　　B. 交感神经　　　　C. 眼神经

D. 副交感神经　　　　E. 视神经

110. 含有交感神经节后纤维的神经是 （　　）

A. 内脏大神经　　　　　　B. 内脏小神经　　　　　　C. 腰内脏神经

D. 心上、中、下神经　　　E. 盆内脏神经

111. 至颈交感神经节的节前纤维多数来自哪些脊髓节段 （　　）

A. 颈$_8$~胸$_6$　　　　　　B. 胸$_1$~胸$_{12}$　　　　　　C. 胸$_1$~腰$_3$

D. 胸$_{1~4}$或胸$_5$　　　　E. 胸$_1$~胸$_9$

112. 到眼球的交感神经节前纤维的主要换元部位是 （　　）

A. 颈下神经节　　　　　　B. 颈上神经节　　　　　　C. 颈胸神经节

D. 颈中神经节　　　　　　E. 第1、4胸交感神经节

113. 星状神经节属于 （　　）

A. 椎前节　　　　　　　　B. 椎旁节　　　　　　　　C. 器官旁节

D. 躯体感觉神经节　　　　E. 内脏感觉神经节

114. 颈神经 （　　）

A. 灰交通支多于白交通支　B. 白交通支多于灰交通支　C. 只有灰交通支

D. 只有白交通支　　　　　E. 灰、白交通支数目相等

115. 分布于头颈和上肢血管的交感神经节后纤维发自 （　　）

A. 椎前神经节　　　　　　B. 颈、胸交感干神经节　　C. 颈交感干神经节

D. 胸交感干神经节　　　　E. 以上都不对

116. 内脏大神经是来自 （　　）

A. 第1~5胸交感干神经节的节前纤维　　B. 第5~9胸交感干神经节的节前纤维

C. 第9、10胸交感干神经节的节前纤维　　D. 第10以下的胸交感干神经节的节前纤维

E. 以上所有胸交感节

117. 内脏大神经 （　　）

A. 由交感神经的节前纤维组成

B. 由交感神经节后纤维组成

C. 由交感神经和副交感神经的节后纤维共同组成

D. 由副交感神经节的节前纤维组成

E. 由副交感神经的节后纤维组成

118. 分布于胸腔脏器的交感神经节后纤维发自 （　　）

A. 颈交感干神经节　　　　　B. 胸交感干1~5交感干神经节

C. 颈、胸全部交感干神经节　D. 全部的胸交感干神经节　E. 以上均不是

119. 至躯干、四肢血管的交感神经节后纤维的胞体位于 （　　）

A. 胸、腰部的椎旁神经　　B. 全部交感神经节　　　　C. 全部椎旁神经节

D. 全部椎前神经节　　　　E. 胸、腰部的椎旁神经节和椎前神经节

120. 属于交感神经节的是 （　　）

A. 翼腭神经节　　　　　　B. 下颌下神经节　　　　　C. 耳神经节

D. 腹腔神经节　　　　　　E. 睫状神经节

121. 以下哪个神经节是交感神经节（   ）

A. 腹腔神经节　　　　　B. 睫状神经节　　　　　C. 斗神经节

D. 下颌下神经节　　　　E. 翼腭神经节

122. 交感神经兴奋时（   ）

A. 心跳加快，血压下降　　B. 支气管平滑肌收缩　　C. 胃肠蠕动加快

D. 冠状动脉收缩　　　　E. 瞳孔开大

123. 副交感神经的低级中枢位于（   ）

A. 间脑和骶$_{2\sim4}$脊髓节　　B. 脑干和胸$_1\sim$腰$_2$脊髓节　　C. 脑干和骶$_{2\sim4}$脊髓节

D. 胸$_1\sim$腰$_2$脊髓节　　　E. 脑干

124. 支配瞳孔括约肌神经的节后纤维发自（   ）

A. 动眼神经副核　　　　B. 翼腭神经节　　　　　C. 下颌下神经节

D. 斗神经节　　　　　　E. 睫状神经节

125. 瞳孔散大是损伤了（   ）

A. 视神经　　　　　　　B. 迷走神经　　　　　　C. 动眼神经

D. 三叉神经　　　　　　E. 交感神经

126. 支配泪腺的副交感纤维来源于（   ）

A. 迷走神经　　　　　　B. 面神经　　　　　　　C. 三叉神经

D. 舌咽神经　　　　　　E. 动眼神经

127. 支配下颌下腺的交感神经节前纤维的换元部位是（   ）

A. 斗神经节　　　　　　B. 睫状神经节　　　　　C. 下颌下神经节

D. 翼腭神经节　　　　　E. 颈上神经节

128. 迷走神经不支配（   ）

A. 环甲肌　　　　　　　B. 乙状结肠　　　　　　C. 咽中缩肌

D. 胃　　　　　　　　　E. 十二指肠

129. 副交感神经节不包括（   ）

A. 器官壁内神经节　　　B. 睫状神经节　　　　　C. 下颌下神经节

D. 三叉神经节　　　　　E. 即神经节

130. 属于副交感神经节的是（   ）

A. 螺旋神经节　　　　　B. 膝神经节　　　　　　C. 上神经节

D. 睫状神经节　　　　　E. 三叉神经节

四、自测试题答案

（一）中枢神经参考答案

1. **B**　　2. **C**　　3. **D**　　4. **D**　　5. **D**　　6. **A**　　7. **C**　　8. **E**　　9. **C**　　10. **B**

11. **C**　　12. **D**　　13. **B**　　14. **B**　　15. **D**　　16. **E**　　17. **C**　　18. **E**　　19. **A**　　20. **C**

21. A 22. C 23. A 24. C 25. D 26. D 27. E 28. C 29. D 30. B
31. D 32. B 33. C 34. D 35. B 36. C 37. D 38. A 39. D 40. C
41. E 42. B 43. A 44. D 45. E 46. D 47. A 48. C 49. E 50. B
51. E 52. D 53. D 54. D 55. B 56. C 57. B 58. E 59. D 60. C
61. D 62. C 63. A 64. B 65. D 66. B 67. B 68. A 69. B 70. D
71. D 72. D 73. A 74. E 75. B 76. C 77. A 78. C 79. A 80. B
81. E 82. E 83. A 84. C 85. E 86. C 87. A 88. E 89. D 90. D
91. B 92. B 93. E 94. C 95. D 96. D 97. D 98. D 99. A 100. B
101. E 102. A 103. C 104. E 105. C 106. C 107. C 108. C 109. C 110. A
111. C 112. A 113. A 114. E 115. D 116. B 117. B 118. C 119. C 120. E
121. C 122. E 123. A 124. D 125. D 126. D 127. E 128. D 129. A 130. B
131. A 132. C 133. B 134. D 135. E 136. A 137. C 138. B

（二）周围神经参考答案

1. B 2. A 3. B 4. C 5. D 6. C 7. E 8. D 9. E 10. D
11. D 12. A 13. E 14. C 15. D 16. A 17. B 18. E 19. C 20. E
21. E 22. C 23. A 24. E 25. A 26. D 27. A 28. C 29. C 30. D
31. E 32. C 33. D 34. C 35. E 36. E 37. E 38. E 39. E 40. D
41. D 42. B 43. B 44. C 45. D 46. B 47. E 48. B 49. E 50. B
51. A 52. C 53. D 54. E 55. C 56. D 57. D 58. D 59. B 60. C
61. A 62. A 63. D 64. C 65. A 66. C 67. D 68. D 69. E 70. D
71. B 72. B 73. B 74. D 75. B 76. A 77. D 78. A 79. C 80. B
81. E 82. B 83. A 84. B 85. C 86. E 87. C 88. D 89. B 90. B
91. C 92. A 93. E 94. D 95. E 96. A 97. E 98. B 99. E 100. A
101. E 102. B 103. E 104. B 105. A 106. D 107. E 108. D 109. A 110. E
111. D 112. B 113. B 114. C 115. B 116. B 117. A 118. C 119. C 120. D
121. A 122. E 123. C 124. E 125. C 126. B 127. C 128. B 129. D 130. D

第十五章　人体胚胎学总论

一、学习目标

（一）掌握

生殖细胞的发育过程与受精的定义、时间、部位、条件及意义；胚泡形成过程及其植入情况；二胚层胚盘与三胚层胚盘的形成；三胚层的分化。胎膜、蜕膜及胎盘的结构与功能。

（二）熟悉

人胚第四至八周的发育情况。

（三）了解

胚龄的测算方法；双胎及多胎的形成原因；畸形产生的可能因素。

二、学习要点

（一）人体胚胎的发生与分期

人体胚胎学是研究人体胚胎过程中发生、发展及其规律的科学，其研究内容包括生殖细胞的发生、受精，整个胚胎发育过程，胚胎与母体的关系，先天性畸形等。

人胚胎在母体子宫中的发育时间约266天，约38周（妇产科为40周），可分为三个时期：①胚前期：从受精到第2周末，二胚层胚盘形成；②胚期：从第3周至第8周末，胚胎初具人形；③胎期：从第9周至出生，各器官、系统继续发育，并出现不同程度的功能活动。

（二）人胚发生和早期发育

1. 两性生殖细胞的成熟（见生殖系组织学）
2. 获能

精子在女性生殖管道中解除顶体抑制，获得受精能力的过程称获能。

3. 受精

1）概念

精子与卵子结合成为受精卵的过程称受精，发生于输卵管的壶腹部。

2）受精过程

①顶体反应：当精子接触到卵细胞周围的放射冠时，其顶体发生一系列变化并释放顶体酶，这一过程被称为顶体反应。

②精卵融合及透明带反应：在顶体酶作用下，精子穿过放射冠、透明带，进入卵周隙，并以头部外侧与卵细胞膜相贴，两膜相互融合，精子核及胞质进入卵细胞。卵膜下方外层胞质中的皮质颗粒释放其内容物进入卵周隙，引起透明带中 ZP3 糖蛋白分子的变化，使透明带失去了接受其他精子穿越的功能，这一过程称透明带反应。这一反应防止了多精受精的发生。

③原核融合：进入卵质中的精子核膨大，形成雄原核，并进行染色体复制。卵子的核也膨大，形成了较小的雌原核，也进行染色体复制。两性原核向细胞中部靠拢并相互融会，核膜消失，染色体混合，形成了二倍体的受精卵。

3）受精的意义

①受精是两性生殖细胞相互融合和相互激活的过程，是新生命的开端。

②受精过程是双亲的遗传基因随机组合的过程，并使受精卵恢复二倍体核型，因而由受精卵发育来的新个体既保持了双亲的遗传特征，又有着比双亲更丰富多样的遗传特征和更强的生命力。

③受精决定新个体的遗传性别。

4. 卵裂

1）卵裂的概念

受精卵早期的细胞分裂称为卵裂，卵裂后的子细胞称卵裂球。

2）桑椹胚

受精第三天，卵裂球的数目达 12～16 个，外观像桑椹果，故称桑椹胚。卵裂在透明带内进行，因而细胞体积越来越小，并出现了细胞分化。

3）胚泡

当卵裂球的数目增至 100 个左右时，细胞间出现若干小的间隙，小间隙逐渐融合成一个大腔，腔内充满液体，整个胚形似囊泡，故称胚泡。胚泡中间的腔称胚泡腔，胚泡的壁由单层细胞构成，可吸收营养，故名滋养层。在胚泡腔的一端有一团大而不规则形的细胞团，称内细胞群。覆盖在内细胞群表面的滋养层称胚端滋养层。

5. 植入

1）概念

胚泡侵入子宫内膜的过程称植入，又称着床，始于受精后第 5 天末或第 6 天初，完成于第 11 天左右。

2）植入部位

常见的植入部位是子宫前壁或后壁的中上份。若胚泡植入在子宫以外的部位，称宫外孕，常见于输卵管。宫外孕的胚胎大都早期死亡并被吸收，少数胚胎发育到较大后破裂，引起大出血。如果胚泡在子宫颈内口附近植入并在此形成胎盘，称前置胎盘，分娩时胎盘可堵塞产道而导致难产，或胎盘早期剥离而引起大出血。

3）植入过程

受精后第 5 天，胚泡透明带消失，胚端滋养层黏附于子宫内膜表面，并分泌溶组织酶分解消化与其黏附的子宫内膜的功能层，最后胚泡全部进入子宫内膜，缺口由子宫内膜修复填充。在植入过程中，胚端滋养层的细胞迅速增生并分化为两层，外层细胞较厚，细胞之间的界限消失，细胞质融合在一起，称合体滋养层；内层细胞的细胞界限清楚，呈立方形，称细胞滋养层。

4）蜕膜

植入后的子宫内膜改称蜕膜，蜕膜中的基质细胞改称蜕膜细胞。根据蜕膜与胚泡的位置关系，通常将蜕膜分为三个部分：位居胚泡深面的部分称基蜕膜，覆盖在胚泡浅层的部分称包蜕膜，其余部位的蜕膜称壁蜕膜。

6. 二胚层胚盘及相关结构的形成（第 2 周）

1）二胚层胚盘

在植入进行的同时，即受精后第 7 天，内细胞群就已分化为两层细胞，上方的一层柱状细胞称上胚层，下方的一层立方细胞称下胚层，两层细胞之间有基膜相隔。由上、下两个胚层构成的椭圆形细胞盘称二胚层胚盘。

2）羊膜与羊膜囊

受精后第 8 天，在上胚层细胞之间出现了一个充满液体的小腔，小腔扩大，形成羊膜囊。腔内的液体称羊水。上胚层细胞被推向胚端的细胞滋养层，形成了贴在细胞滋养层内面的膜，这就是最早羊膜。羊膜腔由羊膜和上胚层围成。

3）卵黄囊

受精后第 9 天，下胚层周缘的细胞向腹侧增生，形成一个位于下胚层下方的囊，称卵黄囊。

4）胚外中胚层

受精后第 10～11 天，在胚泡腔内出现了疏松的网状组织，并充满整个胚泡腔，称胚外中胚层。受精后第 12 天～13 天，胚外中胚层内出现一些小的腔隙，后逐渐融合为一个大腔，称胚外体腔。随着胚外体腔的出现，胚外中胚层被分隔为内、外两层，外层铺衬在细胞滋养层的内表面和羊膜囊的外表面，称胚外中胚层的壁层；内层覆盖在初级卵黄囊的外表面，称胚外中胚层的脏层。受精后第 14 天左右，随着胚外体腔的扩大，二胚层胚盘及其背侧的羊膜囊和腹侧的卵黄囊由一束胚外中胚层组织悬吊在胚外体腔中，这束胚外中胚层组织称体蒂。

7. 三胚层胚盘及相关结构的形成（第 3 周）

1）原条

胚胎发育至第三周初，二胚层胚盘尾端中线处的上胚层细胞增生，在上、下胚层之间形成一条纵行的细胞索，称原条。原条的头端膨大成结节状，称原结。原结的背面凹陷，称原凹。在原条背面中线也出现一纵行浅沟，称原沟。

2）三胚层胚盘

一部分上胚层细胞进入下胚层并逐渐置换了下胚层细胞，此层新的细胞，称内胚层；另一部分上胚层细胞则在上、下两胚层之间形成第三层细胞，称胚内中胚层，即中胚层。在内胚层和中胚层出现之后，上胚层便改称外胚层，至此，三胚层胚盘形成。胚胎的头侧有口咽膜，尾侧有泄殖腔膜，此两处内胚层与外胚层直接相贴呈薄膜状，两胚层之间无中胚层组织。

3）脊索

原凹的细胞向二胚层胚盘头端迁移，形成脊索，脊索的出现诱导了后来的神经管的发生。脊索后来退化为成人椎间盘中的髓核。

8. 胚体外形的建立

由于胚体各部生长速度不一样，胚盘边缘向腹侧卷折，出现头褶、尾褶及左右侧褶，因此，盘状胚卷折成头大尾小的圆柱体。胚体突入羊膜腔，浸泡在羊水中，体蒂和卵黄囊在胚体腹侧合并，外包羊膜，形成脐带；外胚层包于胚体外表面；内胚层被卷折到胚体内，形成头、尾方向的纵管，即原始消化管，其头端由口咽膜封闭，尾端以泄殖腔膜与外界相隔，中段通过卵黄蒂与卵黄囊相连。随后，颜面、四肢发生，至第8周末，胚体初具人形。

9. 三胚层的分化

1）外胚层的分化

在脊索的诱导下，其背侧的外胚层增厚，形成了一个头端宽大、尾端狭小的细胞板层，称神经板。神经板的两侧缘高起，称神经褶，中央凹陷，称神经沟。神经沟开始闭合，逐渐形成了神经管。神经管是中枢神经系统的原基，以后分化为脑和脊髓。神经管背外侧的细胞，称神经嵴，是周围神经系统的原基，以后分化为脑神经节、脊神经节、植物神经节和外周神经等。表面外胚层将分化为皮肤的表皮及其衍生物等结构。

2）内胚层的分化

内胚层形成的原始消化管，以后将分化为消化管、消化腺、呼吸管道、肺以及中耳、甲状腺、甲状旁腺、胸腺、膀胱等器官的上皮。

3）中胚层的分化

在中轴线两侧中胚层，称轴旁中胚层。胚盘外侧的中胚层称侧中胚层。轴旁中胚层与侧中胚层之间的中胚层称间介中胚层。

①轴旁中胚层呈节段性增生，形成分节状的中胚层团块，称体节。体节从胚的头端先后出现，共出现42～44对，将分化为皮肤真皮、骨骼肌和中轴骨骼。

②间介中胚层分化为泌尿系统和生殖系统的大部分器官和结构。

③侧中胚层位于间介中胚层的外侧、胚盘的边缘，在此中胚层的组织中，先出现一些小的腔隙，后融合为一个大的腔隙，这就是胚内体腔。胚内体腔的出现将侧中胚层分隔成两层：层紧贴外胚层，称体壁中胚层，以后分化为体壁的肌肉、结缔组织及腹膜、胸膜、心包膜的壁层；另一层覆盖内胚层，称脏壁中胚层，以后分化为消化管壁上的肌肉、结缔组织和腹膜、胸膜、心包膜的脏层。胚内体腔分化为心包腔、胸膜腔及腹膜腔。心、血管和淋巴管

也来自中胚层。

10. 胎膜

胎膜包括绒毛膜、羊膜囊、卵黄囊、尿囊和脐带。

1）绒毛膜

胚泡植入子宫内膜后，滋养层迅速增生为两层，即内面的细胞滋养层和外面的合体滋养层，两层细胞在胚泡表面形成一些突起，称初级绒毛。胚外中胚层长入初级绒毛的中轴，使初级绒毛变成了次级绒毛。胚胎第 3 周末，绒毛膜的胚外中胚层内形成血管网，并与胚体内的血管相通，此时的绒毛改称三级绒毛。三级干绒毛末端的细胞滋养层细胞增生并穿过合体滋养层进入蜕膜中，在蜕膜组织的表面扩展，形成一层细胞滋养层壳，使绒毛膜与子宫蜕膜牢固结合。

绒毛浸浴在绒毛间隙内的母血中，胚胎通过绒毛从母血中吸收氧气和营养物质并排出代谢废物。绒毛膜还有内分泌功能和屏障作用。如果绒毛滋养层细胞过度增殖，间质变性水肿，血管消失，绒毛呈水泡状或葡萄状，胎儿死亡，整个胎块像串串葡萄，称葡萄胎。如果滋养层细胞过度增生并癌变，称绒毛膜上皮癌。

胚胎发育早期，绒毛膜表面均匀地分布着绒毛，随后，伸入包蜕膜中的绒毛因缺乏营养而逐渐萎缩退化，该处的绒毛膜变得光滑平坦，称平滑绒毛膜。伸入基蜕膜中的绒毛由于营养丰富而生长茂盛，并发生若干分支，该处的绒毛膜称丛密绒毛膜。随着胚胎发育，丛密绒毛膜与基蜕膜共同构成了胎盘，而平滑绒毛膜则和包蜕膜一起逐渐与壁蜕膜融合。

2）卵黄囊

卵黄囊壁上的胚外中胚层是最早发生造血干细胞和原始血管的部位，卵黄囊尾侧壁上的内胚层细胞是原始生殖细胞的发源地。正常情况下，卵黄蒂于胚胎第 5 ~ 6 周闭锁为实心的细胞索，卵黄囊也随之闭锁。如果卵黄蒂不闭锁，脐和肠道之间便可通过此管相通，这种先天畸形称脐粪瘘。如果卵黄蒂近端未退化，其与肠管相接处常遗留一个小憩室，即回肠壁上的麦克尔（Meckel）憩室。

3）羊膜囊

羊膜囊薄而透明，由单层羊膜上皮和薄层胚外中胚层构成。妊娠早期的羊水无色透明，主要由羊膜上皮分泌而来。妊娠中期和晚期，羊水变浑浊，内含越来越多的胎儿分泌物、排泄物和脱落的上皮。羊水不断新陈代谢、动态循环，其去路主要有三种：胎盘的胎儿面和脐带表面的吸收，胎儿体表的吸收和胎儿的吞咽。足月时羊水可达 1000 ~ 1500mL。如果羊水多于 2000mL，则为羊水过多；如果羊水少于 500mL，则为羊水过少。羊水过多或过少常伴有胎儿的某种先天畸形。羊水具有保护胎儿免受外界冲击和损害、防止与周围组织粘连的功能。分娩时，羊水可促进宫颈扩张、冲洗产道。

4）尿囊

尿囊是卵黄囊的尾侧壁伸向体蒂的一个盲囊。人胚的尿囊很不发达，仅存数周即退化。但尿囊壁上的胚外中胚层中出现了两对血管，即一对尿囊动脉和一对尿囊静脉。这两对血管逐渐演变成脐动脉和脐静脉。尿囊根部演化为膀胱顶的一部分。膀胱顶至脐内的一条细管称脐尿管，后闭锁成脐中韧带。如果胎儿出生后脐尿管仍未锁闭，膀胱中的尿液就会通过此管溢出脐外。这种畸形称脐尿瘘。

5）脐带

脐带是胎儿和母体进行物质交换的唯一通道，呈索条状，一端连于胎儿脐部，另一端连于胎盘。脐带外包羊膜，内有黏液性结缔组织、两条脐动脉、一条脐静脉。足月胎儿脐带长约 40～60cm，平均直径 1～2cm。如果脐带长于 80cm，为脐带过长，可缠绕胎儿颈部、四肢，引起胎儿发育异常或胎儿窒息。短于 35cm 为脐带过短，分娩时可影响胎儿娩出，并牵拉胎盘，引起胎盘早剥。脐带血中含有早期造血干细胞。临床上从脐血中提取造血干细胞治疗白血病。

11. 胎盘

1）外形

足月胎儿的胎盘呈圆盘状，中央略厚，边缘略薄，直径约 15～20cm，平均厚约 2.5cm。胎盘有两个面：胎儿面和母体面。胎儿面光滑，表面覆盖羊膜，脐带附着于中央或偏中央。透过羊膜可见脐血管的分支由脐带附着处向四周呈辐射状走行。母体面粗糙，由不规则的浅沟将其分隔成 15～30 个胎盘小叶。

2）构成与内部结构

胎盘由胎儿的丛密绒毛膜和母体的基蜕膜共同构成。丛密绒毛膜上有 60 个左右的绒毛干，各呈树状深入基蜕膜。绒毛主干借细胞滋养层壳固定于基蜕膜。绒毛干上发出许多分支，称游离绒毛。绒毛周围的间隙称绒毛间隙，间隙互相通连，其内流动着母体血液，又称血池。游离绒毛浸浴在血池的母血中。1～4 个绒毛干及其分支构成一个胎盘小叶，小叶之间有基蜕膜组织伸入，形成胎盘隔，将相邻小叶不完全分隔开，母体血液可从一个小叶流入另一个小叶。

3）胎盘的血液循环和胎盘膜

胎盘内有母体和子体两套血液循环通路。母体血循环通路起自子宫动脉的分支，经螺旋动脉、绒毛间隙的血池最终汇入子宫静脉；胎儿血循环通路起自脐动脐，经绒毛内毛细血管最终汇入脐静脉。母体血液循环和胎儿血液循环之间隔着血池、胎盘膜，互不相混。胎盘膜，也称胎盘屏障，由下列几层组成：绒毛毛细血管内皮及其基膜、滋养层上皮及其基膜、两层基膜间的少量结缔组织。妊娠后期，细胞滋养层退化，两侧基膜紧密相贴为一层，这时，胎盘膜只由合体滋养层、毛细血管内皮和两者之间的基膜构成，厚度不到 20mm，有利于胎儿血和母体血进行物质交换。

4）胎盘的生理功能

①物质交换：胎儿与母体之间，营养物质与代谢产物，氧气与二氧化碳等物质交换，须通过胎盘血池进行。

②屏障作用：胎盘膜具有屏障作用，既可阻止母血中的某些有害物质进入胎儿血。但有些病原微生物，尤其是病毒（如风疹病毒等）仍可通过胎盘膜而感染胎儿。

③内分泌功能：胎盘可合成并分泌多种激素，如雌激素、孕激素、绒毛膜促性腺激素、胎盘催乳素等，这些激素均由合体滋养层细胞合成和分泌，对妊娠的正常进行和胎儿的生长发育起着重要的作用。绒毛膜促性腺激素在妊娠后的第 2 周分泌，第 8 周达高峰，它能使月

经黄体发育为妊娠黄体，此激素常用作早期妊娠诊断的指标。

（三）畸形学概述

1. 先天畸形是由于胚胎发育紊乱所致的出生时即可见的形态结构异常。

2. 先天畸形的发生原因包括遗传因素、环境因素和两者的相互作用，多数的先天畸形是遗传因素和环境因素相互作用的结果。

（1）遗传因素：主要包括染色体数目的异常和染色体结构异常。

（2）环境因素：能引起先天畸形的环境因素统称为致畸因子，主要包括生物性致畸因子、物理性致畸因子、致畸性药物、致畸性化学物质等。

在胚前 2 周受到致畸因子作用后，胚通常死亡而很少发展为畸形。胚期第 3 ~ 8 周，胚体内细胞增殖分化活跃，易受致畸因子的干扰而发生畸形，所以此时期称致畸敏感期。

三、自测试题

A1 型题

1. 胚胎学的研究内容不包括（　　）

A. 受精 　　　　　　　　B. 植入 　　　　　　　　C. 卵裂

D. 胚形成 　　　　　　　E. 母体子宫内膜的周期性变化

2. 次级卵母细胞完成第 2 次成熟分裂的时间是（　　）

A. 排卵时 　　　　　　　B. 排卵前 　　　　　　　C. 排卵后

D. 排卵后 12 小时内 　　 E. 与精子相遇受精时

3. 胚泡植入过程中正值子宫内膜处于（　　）

A. 活动期 　　　　　　　B. 静止期 　　　　　　　C. 增生期

D. 分泌期 　　　　　　　E. 月经期

4. 受精的部位一般在（　　）

A. 子宫体部或底部 　　　B. 输卵管峡部 　　　　　C. 输卵管壶腹部

D. 输卵管漏斗部 　　　　E. 腹腔

5. 透明带溶解消失发生在（　　）

A. 受精时 　　　　　　　B. 卵裂时 　　　　　　　C. 桑葚胚时

D. 胚泡期 　　　　　　　E. 八细胞期

6. 受精卵的细胞分裂称（　　）

A. 卵裂 　　　　　　　　B. 第一次成熟分裂 　　　C. 无丝分裂

D. 第二次成熟分裂 　　　E. 有丝分裂

7. 精子获能发生于（　　）

A. 睾丸生精小管 　　　　B. 女性生殖管道 　　　　C. 附睾管

D. 输精管 　　　　　　　E. 射精管

8. 受精发生于（ ）

A. 排卵后 12～24 小时内，输卵管内口处

B. 排卵后 2 天内，输卵管壶腹部

C. 排卵后 12～24 小时内，输卵管壶腹部

D. 排卵后 12～24 小时内，输卵管伞部

E. 排卵后 12～24 小时内，输卵管内口处

9. 胚泡（ ）

A. 由近 16 个卵裂球构成　　　　　　　　　　B. 始终被透明带包绕

C. 由滋养层、内细胞群和胚泡腔组成　　　　　D. 由近 20 个卵裂球构成

E. 植入的部位通常在子宫颈

10. 植入后的子宫内膜称（ ）

A. 胎膜　　　　　　　　　B. 蜕膜　　　　　　　　　C. 基蜕膜

D. 基膜　　　　　　　　　E. 壁蜕膜

11. 植入完成于受精后的（ ）

A. 第 5 天末或第 6 天初　　　B. 第 7 天　　　　　　　C. 第 8 天左右

D. 第 11～12 天　　　　　　E. 第 9～10 天

12. 异位植入最常见的部位是（ ）

A. 卵巢　　　　　　　　　B. 腹腔　　　　　　　　　C. 输卵管

D. 子宫颈　　　　　　　　E. 肠系膜

13. 关于蜕膜反应的叙述，下列哪项是错误的（ ）

A. 处在分泌期的子宫内膜进一步增厚

B. 子宫内膜基质细胞增大，含大量糖原和脂滴

C. 腺体增大和弯曲，分泌旺盛

D. 小螺旋动脉增大，被成片的蜕膜细胞包绕

E. 蜕膜反应局限在胚胎周围

14. 三级绒毛干的绒毛中轴内含（ ）

A. 合体滋养层与细胞滋养层　　　　　B. 细胞滋养层与结缔组织

C. 合体滋养层、结缔组织与毛细血管　　D. 结缔组织、蜕膜细胞与毛细血管

E. 结缔组织与毛细血管

15. 二胚层胚盘来自（ ）

A. 底蜕膜　　　　　　　　B. 壁蜕膜　　　　　　　　C. 内细胞群

D. 滋养层　　　　　　　　E. 中胚层

16. 人胚初具人形的时间是（ ）

A. 第 4 周末　　　　　　　B. 第 6 周末　　　　　　　C. 第 8 周末

D. 第 10 周末　　　　　　E. 第 12 周末

17. 足月时羊水量超过多少毫升为羊水过多（ ）

A. 500 毫升　　　　　　　B. 1000 毫升　　　　　　C. 2000 毫升

D. 2500 毫升　　　　　　　E. 3000 毫升

18. 对羊水的叙述，下列哪项是错误的（　　）

A. 羊膜细胞分泌羊水　　　B. 胎儿尿液是羊水的一部分

C. 胎儿不能吞咽羊水，往往羊水过多

D. 羊水能防止胚体与羊膜之间的粘连

E. 含胎儿与母体的脱落细胞

19. 形成脊索的结构是（　　）

A. 原条　　　　　　　　　B. 原结　　　　　　　　C. 原凹

D. 原沟　　　　　　　　　E. 外胚层

20. 诱导神经管形成的结构是（　　）

A. 原条　　　　　　　　　B. 原凹　　　　　　　　C. 脊索

D. 体节　　　　　　　　　E. 原结

21. 后神经孔未闭合可形成（　　）

A. 无脑儿　　　　　　　　B. 无眼　　　　　　　　C. 无耳

D. 脊柱裂　　　　　　　　E. 无肛门

22. 滋养层是（　　）

A. 中胚层　　　　　　　　B. 胚泡的壁　　　　　　C. 外胚层

D. 内胚层　　　　　　　　E. 内细胞群

23. 胚内中胚层形成后，在脊索左右两侧，由内向外依次为（　　）

A. 间介中胚层、轴旁中胚层、侧中胚层

B. 轴旁中胚层、间介中胚层、侧中胚层

C. 轴旁中胚层、侧中胚层、间介中胚层

D. 侧中胚层、轴旁中胚层、间介中胚层

E. 侧中胚层、间介中胚层、轴旁中胚层

24. 下述哪一结构不是由受精卵发育而来（　　）

A. 胚盘　　　　　　　　　B. 脐带　　　　　　　　C. 羊膜

D. 蜕膜　　　　　　　　　E. 卵黄囊

25. 脑和脊髓来自（　　）

A. 中胚层　　　　　　　　B. 内胚层　　　　　　　C. 外胚层

D. 胚外中胚层　　　　　　E. 胚内中胚层

26. 交感神经节和脊神经节来自（　　）

A. 神经板　　　　　　　　B. 神经嵴　　　　　　　C. 神经管

D. 神经沟　　　　　　　　E. 神经褶

27. 皮肤的表皮、汗腺、皮脂腺、毛发来自（　　）

A. 中胚层　　　　　　　　B. 外胚层　　　　　　　C. 内胚层

D. 胚外中胚层　　　　　　E. 间介中胚层

28. 泌尿生殖系统的大多数器官来自（　）

A. 轴旁中胚层   B. 侧中胚层   C. 内胚屋

D. 间介中胚层   E. 胚内中胚层

29. 胎膜不包括（　）

A. 卵黄囊   B. 尿囊   C. 绒毛膜

D. 胎盘和衣胞   E. 羊膜

30. 卵黄蒂不闭锁形成的畸形是（　）

A. 脐粪瘘   B. 脐尿瘘   C. 先天性脐疝

D. 腹壁裂   E. 先天性巨结肠

31. 胎盘膜的构成中没有（　）

A. 毛细血管内皮   B. 滋养层上皮   C. 少量结缔组织

D. 胎盘隔   E. 毛细血管基膜

32. 胎盘不分泌（　）

A. 绒毛膜促性腺激素   B. 雌激素   C. 催乳激素

D. 生长激素   E. 孕激素

33. 胎盘的结构由哪两部分组成（　）

A. 胎儿平滑绒毛膜和母体基蜕膜   B. 胎儿丛密绒毛膜和母体基蜕膜

C. 胎儿丛密绒毛膜和母体包蜕膜   D. 胎儿丛密绒毛膜和母体壁蜕膜

E. 胎儿平滑绒毛膜和母体包蜕膜

34. 临床上做早期妊娠诊断时，通常是测孕妇尿中的（　）

A. 雌激素   B. HCG   C. 孕激素

D. 绒毛膜促乳腺生长激素   E. 催乳素

35. 胎盘内的母体血液和子体血液之间隔有（　）

A. 母体和子体的血管壁   B. 胎盘膜   C. 丛密绒毛膜

D. 底蜕膜   E. 基蜕膜

36. 单卵双胎的两个胎儿的特点是（　）

A. 面貌相似、性别相同   B. 性别不同   C. 面貌同一般的兄妹

D. 面貌和性别不同   E. 面貌相似，性别不同

37. 脐带的一端连于胎儿的脐部，另一端连于（　）

A. 底蜕膜   B. 胎盘胎儿面   C. 包蜕膜

D. 胎盘母体面   E. 壁蜕膜

38. 对胎盘形态的叙述，下列哪项是错误的（　）

A. 圆盘状，中央厚，周边薄   B. 直径 15～20 厘米，厚 2～3 厘米

C. 胎儿面与母体面有明显的区别   D. 重约 1000 克

E. 边缘与羊膜及绒毛膜囊相连

39. 下列哪种物质不存在于胎盘绒毛间隙内（　）

A. 氧气   B. 二氧化碳   C. 母血

D. 胎血　　　　　　　　　　　E. 电解质

40. 关于胎盘血液循环的叙述，下列哪项是错误的（　　）

A. 有母血和胎血两套循环　　　B. 母血来自螺旋动脉　　　　C. 胎血来自脐动脉

D. 绒毛间隙的血液仅与绒毛合体滋养层接触

E. 绒毛间隙的血液回流至基蜕膜的静脉

41. 有关一卵双胎的叙述，下列哪项是错误的（　　）

A. 两个胎儿与胎膜及胎盘的关系相同　　　B. 两个胎儿组织器官相互移植而不被排斥

C. 性别相同　　　　　　　　　　　　　　D. 血型相同

E. 相貌相同

B 型题

A. 包蜕膜　　　　　　　　B. 壁蜕膜　　　　　　　　C. 基蜕膜

D. 丛密绒毛膜　　　　　　E. 平滑绒毛膜

42. 形成胎盘的胎儿部分是（　　）

43. 胎盘隔的构成是（　　）

44. 形成胎盘的母体部分是（　　）

45. 第 22 周后逐渐消失的结构是（　　）

46. 第 12 周，羊腔膜增大，以致与羊膜合并的是（　　）

A. 形成脐正中韧带　　　　B. 其残余物在胎盘的羊膜下　　C. 退化消失

D. 形成椎间盘的髓核　　　E. 不形成胚胎本体的任何结构

47. 原条的转归是（　　）

48. 卵黄囊的转归是（　　）

49. 尿囊的胚内部分的转归是（　　）

50. 绒毛膜的转归是（　　）

51. 脊索的转归是（　　）

52. 羊膜的转归是（　　）

四、自测试题答案

1. E　　2. E　　3. D　　4. A　　5. D　　6. A　　7. B　　8. C　　9. C　　10. B

11. D　　12. C　　13. E　　14. E　　15. C　　16. C　　17. C　　18. C　　19. B　　20. C

21. D　　22. B　　23. B　　24. D　　25. C　　26. B　　27. B　　28. D　　29. D　　30. A

31. D　　32. D　　33. B　　34. B　　35. B　　36. A　　37. B　　38. E　　39. D　　40. D

41. A　　42. D　　43. C　　44. C　　45. A　　46. E　　47. C　　48. B　　49. A　　50. E

51. D　　52. E

附录一　综合练习自测试卷（一）与答案

一、A1 型选择题（1×60）

1. 关于人体的分部，错误的说法是（　　）

A. 头部   B. 颈部   C. 躯干

D. 腹、腰背部   E. 四肢

2. 上皮组织的特点之一是（　　）

A. 细胞种类多   B. 细胞间质多   C. 有血管

D. 有极性   E. 没有感觉神经末梢

3. 下列哪个器官是单层柱状上皮（　　）

A. 血管   B. 膀胱   C. 皮肤

D. 小肠   E. 食管

4. 复层柱状上皮分布于（　　）

A. 肾小管和甲状腺滤泡上皮   B. 肺泡和肾小囊壁层   C. 眼睑结膜和男性尿道

D. 胃、肠和子宫等腔面   E. 消化道和呼吸道

5. 下述哪项不是微绒毛的特点（　　）

A. 仅在电镜下才能分辨   B. 含有许多纵行的微丝

C. 可扩大上皮细胞的表面积   D. 含有各种细胞器

E. 密集排列的微绒毛形成光镜下的纹状缘

6. 有关结缔组织的特点，描述错误的是（　　）

A. 细胞排列疏松，数量少，种类多

B. 细胞外基质少

C. 基质的成分主要是蛋白多糖、纤维粘连蛋白和水

D. 结缔组织一般有血管、淋巴管

E. 细胞没有极性，散在于细胞外基质中

7. 关于软骨囊的描述，错误的是（　　）

A. 是新生的软骨基质   B. 染色深，具有异染性   C. 位于软骨陷窝的周边

D. 内含较多的胶原纤维   E. 含硫酸软骨素较多

8. 破骨细胞溶骨时能分泌（　　）

A. ATP 酶和水解酶   B. 碱性磷酸酶   C. 水解酶和有机酸

D. 酸性磷酸酶   E. 基质小泡

9. 嗜酸性粒细胞的嗜酸性颗粒中不含有下列哪种物质（　　）

A. 碱性磷酸酶　　　　　　　B. 芳基硫酸酯酶　　　　　　C. 多种溶酶体酶

D. 阳离子蛋白　　　　　　　E. 组胺酶

10. 包在整块肌肉表面的致密结缔组织称（　　）

A. 肌膜　　　　　　　　　　B. 肌外膜　　　　　　　　　C. 肌束膜

D. 肌浆网　　　　　　　　　E. 肌内膜

11. 滑行学说认为骨骼肌纤维收缩时，肌节的变化是（　　）

A. A 带和 H 带缩短　　　　　B. I 带和 H 带缩短　　　　　C. A 带缩短

D. I 带和 A 带缩短　　　　　E. A 带、I 带和 H 带均缩短

12. 心肌纤维连接处的结构称（　　）

A. 横小管　　　　　　　　　B. 肌节　　　　　　　　　　C. 肌浆网

D. 二联体　　　　　　　　　E. 闰盘

13. 平滑肌纤维中的中间丝起（　　）

A. 收缩作用　　　　　　　　B. 连接作用　　　　　　　　C. 滑动作用

D. 保护作用　　　　　　　　E. 骨架作用

14. 神经组织的组成包括（　　）

A. 神经元和细胞间质　　　　B. 神经细胞和神经胶质　　　C. 神经元和神经纤维

D. 神经元和感受器、效应器　E. 细胞间质和细胞胶质

15. 尼氏体在电镜下的结构是（　　）

A. 粗面内质网和游离核糖体　　　　B. 滑面内质网和游离核糖体

C. 粗面内质网和高尔基复合体　　　D. 线粒体和游离核糖体

E. 高尔基复合体和游离核糖体

16. 神经递质的受体存在于（　　）

A. 突触前膜　　　　　　　　B. 突触间隙　　　　　　　　C. 突触后膜

D. 突触小泡　　　　　　　　E. 突触

17. 对于星形胶质细胞的描述不正确的是（　　）

A. 分泌神经营养因子和多种生长因子

B. 最小的神经胶质细胞

C. 对神经元的分化、功能的维持，以及创伤后神经元的可塑性变化，有重要的影响

D. 胞体呈星形，核圆或卵圆形、较大、染色较浅

E. 在脑和脊髓损伤时，星形胶质细胞可增生，形成胶质瘢痕

18. 骨的形态分类不包括（　　）

A. 圆骨　　　　　　　　　　B. 长骨　　　　　　　　　　C. 扁骨

D. 短骨　　　　　　　　　　E. 不规则骨

19. 不在肱骨上端的结构是（　　）

A. 大结节　　　　　　　　　B. 小结节　　　　　　　　　C. 外科颈

D. 解剖颈　　　　　　　　　E. 桡神经沟

20. 下列关于髋骨的说法错误的是（　　）

A. 由髂骨、耻骨、坐骨组成　　B. 髂骨位于髋骨的上部

C. 坐骨位于髋骨前下部　　　　D. 坐骨结节为重要的体表标志

E. 耻骨和坐骨共同围成闭孔

21. 下列关于肘关节的说法错误的是（　　）

A. 复合关节　　　　　　　　　B. 由肱骨下端与桡、尺骨上端构成

C. 关节囊前壁紧张　　　　　　D. 有桡骨环状韧带

E. 可做屈、伸运动

22. 腹股沟三角的内侧界是（　　）

A. 腹直肌的外侧缘　　　　B. 白线　　　　　　　C. 腹直肌的内侧缘

D. 腹壁下动脉　　　　　　E. 腹股沟韧带

23. 上消化道是指（　　）

A. 从口腔到食管　　　　　B. 从口腔到胃　　　　C. 从口腔到十二指肠

D. 从口腔到空肠　　　　　E. 从口腔到盲肠

24. 不参与构成咽淋巴环的结构是（　　）

A. 舌扁桃体　　　　　　　B. 咽扁桃体　　　　　C. 腭扁桃体

D. 咽鼓管扁桃体　　　　　E. 扁桃体窝

25. 十二指肠溃疡好发于（　　）

A. 十二指肠上部（球部）　B. 十二指肠升部　　　C. 十二指肠降部

D. 十二指肠水平部　　　　E. 十二指肠空肠曲

26. 人体最大的消化腺是（　　）

A. 腮腺　　　　　　　　　B. 舌下腺　　　　　　C. 肝

D. 下颌下腺　　　　　　　E. 胰

27. 胰管开口于（　　）

A. 十二指肠　　　　　　　B. 空肠　　　　　　　C. 回肠

D. 升结肠　　　　　　　　E. 横结肠

28. 有关呼吸系统的描述，正确的是（　　）

A. 包括呼吸道和肺　　　　B. 口、鼻、咽、喉属于上呼吸道

C. 喉和气管属于下呼吸道　D. 口和咽既属于上呼吸道，也属于消化道

E. 气管属上呼吸道

29. 开口于下鼻道的是（　　）

A. 上颌窦　　　　　　　　B. 鼻泪管　　　　　　C. 中筛窦

D. 后筛窦　　　　　　　　E. 额窦

30. 气管叉平对（　　）

A. 颈静脉切迹　　　　　　B. 胸骨柄　　　　　　C. 胸骨角

D. 剑突　　　　　　　　　E. 第五胸椎

31. 胸膜腔的说法，正确的是（　　）

A. 即胸腔　　　　　　　　B. 是指肋胸膜与膈胸膜之间的腔隙

C. 两肺均位于胸膜腔内　　D. 腔内为负压，有少量浆液

E. 向下经三个裂孔通腹腔

32. 患者，60岁，左上颌第1磨牙拔出时发生牙根折断，断根进入一个鼻旁窦中。此鼻旁窦应该为下列哪一项（　　）

A. 额窦　　　　　　　　B. 前筛窦　　　　　　　　C. 中筛窦

D. 蝶窦　　　　　　　　E. 上颌窦

33. 肾蒂主要结构的排列，从前向后依次是（　　）

A. 肾静脉、肾动脉、肾盂　B. 肾静脉、肾盂、肾动脉　C. 肾盂、肾静脉、肾动脉

D. 肾盂、肾动脉、肾静脉　E. 肾动脉、肾静脉、肾盂

34. 关于肾的构造描述，错误的是（　　）

A. 可分为浅层的皮质和深层的髓质两部分

B. 肾髓质有许多小的管道组成

C. 肾锥体基底朝向皮质，尖朝向肾窦

D. 肾乳头开口于肾盂

E. 肾皮质主要由肾小体和肾小管组成

35. 有关输尿管的描述，错误的是（　　）

A. 为细长的肌性管道，左右各一　　B. 在腹膜后方，沿腰大肌后面下行

C. 全长25～30cm　　　　　　　　D. 全长有三个生理性狭窄

E. 沿腰大肌的前面下降

36. 女性尿道的描述，错误的是（　　）

A. 长3～5厘米　　　　B. 较男性尿道短、直、宽　　C. 前壁与阴道相邻

D. 开口于阴道前庭　　　E. 仅有排尿功能

37. 精子产生的部位是（　　）

A. 精直小管　　　　　　B. 精曲小管　　　　　　C. 输精管的睾丸部

D. 睾丸输出小管　　　　E. 附睾管

38. 睾丸描述正确的是（　　）

A. 内侧邻接附睾　　　　　　　　B. 睾丸间质是产生精子的部位

C. 后缘有血管、神经和淋巴管出入　D. 外形似蚕豆

E. 精曲小管分泌雄激素

39. 女性生殖腺是（　　）

A. 前庭大腺　　　　　　B. 卵巢　　　　　　　　C. 输卵管

D. 子宫　　　　　　　　E. 乳房

40. 子宫峡位于（　　）

A. 子宫与输卵管之间　　B. 子宫体与子宫颈之间　　C. 子宫体与子宫底之间

D. 子宫颈与阴道之间　　E. 子宫腔内

41. 女性内生殖器输送管道包括（ ）

A. 输卵管、精索、子宫　　　B. 输精管、子宫、阴道　　　C. 输卵管、子宫、阴道

D. 输卵管、漏斗、子宫　　　E. 卵巢、输卵管、阴道

42. 心血管系统不包括（ ）

A. 心　　　　　　　　　　　B. 静脉　　　　　　　　　　C. 毛细血管

D. 淋巴管　　　　　　　　　E. 动脉

43. 关于室间隔的描述，错误的是（ ）

A. 位于左、右心室之间　　　B. 分为膜部和肌部　　　　　C. 由肌部构成

D. 膜部是室间隔缺损的好发部位　　　　　　　　　　　　　E. 其上部为膜部

44. 关于锁骨下动脉，错误的说法是（ ）

A. 锁骨中点上方锁骨上窝为该动脉的止血点

B. 在颈根部行经斜角肌间隙

C. 在颈根部斜越胸膜顶前方

D. 右侧锁骨下动脉起自头臂干

E. 所有分支均分布于上肢

45. 下列不能在体表触摸到的动脉是（ ）

A. 颈总动脉　　　　　　　　B. 足背动脉　　　　　　　　C. 股动脉

D. 腋动脉　　　　　　　　　E. 肱动脉

46. 收集腹腔不成对器官的淋巴液回流的淋巴干是（ ）

A. 右腰干　　　　　　　　　B. 肠干　　　　　　　　　　C. 右支气管纵隔干

D. 左腰干　　　　　　　　　E. 右颈干

47. 白内障是以下列何结构发生混浊所致（ ）

A. 角膜　　　　　　　　　　B. 晶状体　　　　　　　　　C. 玻璃体

D. 房水　　　　　　　　　　E. 虹膜

48. 沟通眼球前、后房的结构是（ ）

A. 虹膜角膜角　　　　　　　B. 巩膜静脉窦　　　　　　　C. 泪点

D. 瞳孔　　　　　　　　　　E. 眼静脉

49. 关于房水的描述，错误的是（ ）

A. 由睫状体产生　　　　　　　　　B. 由眼前房经瞳孔到眼后房

C. 经虹膜角膜角渗入巩膜静脉窦　　D. 可营养眼球和维持眼压

E. 具有折光作用

50. 房水描述正确的是（ ）

A. 由睫状体产生　　　　　　B. 只充满眼前房　　　　　　C. 经巩膜筛板入眼静脉

D. 房水量随瞳孔开大、缩小而改变　　　E. 眼球内房水过多不会影响视力

51. 后角固有核是何板层的细胞群（ ）

A. 板层Ⅰ和板层Ⅱ　　　　　B. 板层Ⅷ　　　　　　　　　C. 板层Ⅲ和板层Ⅳ

D. 板层Ⅴ和板层Ⅵ　　　　　E. 板层Ⅶ

52. 支配肱三头肌的神经是（　　）

 A. 肌皮神经　　　　　　　B. 腋神经　　　　　　　C. 肩胛下神经

 D. 肩胛上神经　　　　　　E. 桡神经

53. 滑车神经可使眼球转向（　　）

 A. 外下方　　　　　　　　B. 内下方　　　　　　　C. 内上方

 D. 外上方　　　　　　　　E. 上方

54. 交感神经的低级中枢位于（　　）

 A. 胸 1、12 脊髓节　　　　B. 胸 1、腰 2 脊髓节　　C. 骶 2、4 脊髓节

 D. 胸 1、腰 4 脊髓节　　　E. 胸 1、骶 3 脊髓节

55. 胚胎学的研究内容不包括（　　）

 A. 受精　　　　　　　　　B. 植入　　　　　　　　C. 卵裂

 D. 胚形成　　　　　　　　E. 母体子宫内膜的周期性变化

56. 植入完成于受精后的（　　）

 A. 第 5 天末或第 6 天初　　B. 第 7 天　　　　　　　C. 第 8 天左右

 D. 第 11 ~ 12 天　　　　　E. 第 9 ~ 10 天

57. 后神经孔未闭合可形成（　　）

 A. 无脑儿　　　　　　　　B. 无眼　　　　　　　　C. 无耳

 D. 脊柱裂　　　　　　　　E. 无肛门

58. 胎盘膜的构成中没有（　　）

 A. 毛细血管内皮　　　　　B. 滋养层上皮　　　　　C. 少量结缔组织

 D. 胎盘隔　　　　　　　　E. 毛细血管基膜

59. 重要的内分泌腺包括（　　）

 A. 腮腺、性腺、甲状腺、肾上腺、垂体、胰岛

 B. 甲状腺、甲状旁腺、肾上腺、垂体、松果体

 C. 下颌下腺、卵巢、肾上腺、松果体、垂体、前列腺

 D. 舌下腺、胸腺、泪腺、肾上腺、精囊、松果体

 E. 腮腺、胰、垂体、卵巢、肾上腺、睾丸

60. 有关腹膜的说法，错误的是（　　）

 A. 由浆膜构成，分壁腹膜和脏腹膜

 B. 脏、壁腹膜相互移行围成的腹膜腔

 C. 腹膜腔男女均与外界相通

 D. 腹膜上部吸收力强，下部较弱

 E. 覆盖于腹、盆腔壁内和脏器表面的一层浆膜

二、A2、A3 型选择题（1×20）

61. 患者，男，车祸后入院，鼻腔内有血性脑脊液流出，经 CT 检查诊断为颅底骨折，下列说法错误的是（　　）

A. 颅前窝骨折

B. 颅底由前到后分别为颅前窝、颅中窝、颅后窝

C. 骨折伤及硬脑膜和蛛网膜

D. 颅前窝位置最低

E. 颅底中央由蝶骨体构成

（62～64题共用题干）

患者，男，21岁，业余足球爱好者。主诉：5年前踢足球时初次受伤，当时以左脚为立足脚，右脚从右往左半转身凌空抽射，不慎踢空，当时右脚小腿瞬间剧烈拉伸，右脚膝关节伴有较严重的扭曲，该关节立即疼痛异常。当时骨科医生诊断内侧半月板损伤，交叉韧带亦有所损伤，后慢慢恢复。今天打羽毛球再次受伤。当时，做一向右起跳的动作，落地的时候右膝猛烈受挫，关节部位有严重的扭曲感并剧烈疼痛，不能正常走路，前来就诊。检查所见：右膝明显肿胀，压痛，关节屈伸困难并疼痛，特别是下蹲时，右膝关节不能完全屈曲；活动时关节内有响声和异物感，自感有轻度的交锁。右下肢不能单独站立运动。前抽屉试验阳性，屈膝时内旋幅度较左膝明显增加。

62. 半月板的形态特点正确的是（　　）

A. 外缘薄，内缘厚

B. 外侧半月板呈"C"形

C. 内侧半月板与胫侧副韧带相连

D. 半月板将股骨和胫骨的内、外侧髁完全分隔

E. 半月板由透明软骨构成

63. 膝关节的描述，错误的是（　　）

A. 是人体最大最复杂的关节

B. 半屈膝状态下关节韧带松弛，允许少许旋转活动

C. 关节面由股骨髁、胫骨髁和髌骨构成

D. 髌韧带附着于胫骨粗隆

E. 内侧半月板的损伤概率低于外侧半月板

64. 与膝关节运动有重要关系的肌不包括（　　）

A. 股四头肌　　　　　　　B. 股二头肌　　　　　　　C. 长收肌

D. 半膜肌　　　　　　　　E. 半腱肌

（65、66题共用题干）

患者，男，40岁，今天上午牙齿疼痛，自行口服止痛片仍坚持工作。下午上班后疼痛愈加剧烈，跳痛明显，难以忍受，前往医院急诊。查体发现左下颌第一前磨牙有明显摇痛和叩打痛，给予钻开引流，疼痛立减。经后续治疗后，成为无髓牙，并不影响功能。

65. 根据检查，病齿应是（　　）

A. $\overline{+}^4$　　　　　　　　　　B. $\overline{+}^5$　　　　　　　　　　C. $\overline{+}^2$

D. $\overline{+}_4$　　　　　　　　　　E. $\overline{+}_5$

66. 覆盖在牙冠表面的组织是（　）

A. 牙釉质　　　　　　　B. 牙骨质　　　　　　　C. 牙本质

D. 牙龈　　　　　　　　E. 牙周膜

（67、68 题共用题干）

患者，女，50 岁，因胆囊炎反复发病而施行胆囊切除术。外科医生准确地找到并结扎胆囊动脉，完成胆囊切除术。

67. 医生寻找胆囊动脉的部位是（　）

A. 胆囊管、肝总管和肝脏下面围成的三角

B. 肝左动脉、肝总管和肝脏下面围成的三角

C. 胆囊管、肝总动脉和肝脏下面围成的三角

D. 门静脉、胆囊管和十二指肠上部围成的三角

E. 胆总管、十二指肠和肝固有动脉围成的三角

68. 胆囊动脉发自（　）

A. 肝左动脉　　　　　　B. 肝右动脉　　　　　　C. 肝固有动脉

D. 肝总动脉　　　　　　E. 胃十二指肠动脉

（69、70 题共用题干）

一位 6 岁男孩在自家突然有咳嗽和呼吸困难等呼吸抑制症状。支气管镜检查见到支气管内发现异物。诊断为异物导致支气管堵塞。技师用镊子在支气管镜检下取出异物（花生米）。

69. 异物坠入下呼吸道时通常进入右肺，与右主支气管特点有关。关于右主支气管特点，正确的是（　）

A. 粗、短、斜　　　　　B. 粗、长、斜　　　　　C. 粗、短、直

D. 粗、长、直　　　　　E. 细、短、直

70. 支气管镜定位标志是（　）

A. 环状软骨　　　　　　B. 气管隆嵴　　　　　　C. 气管权

D. 膜壁　　　　　　　　E. 以上都不是

（71 ~ 73 题共用题干）

患者，女，28 岁，已婚，今晨起床后感觉乏力、头痛，下午出现畏寒、继而发热、腰部酸痛伴尿路刺激征。既往身体健康，近 2 周有过会阴部皮肤感染。体检：急性病容，体温 39.5℃，脉搏 110 次/分，血压 130/80mmHg，右肾区叩击痛阳性。辅助检查：血常规中白细胞增高；尿常规镜检可见大量白细胞，红细胞少许。初步诊断：急性肾盂肾炎、膀胱炎。

71. 泌尿系统由哪些器官组成（　）

A. 肾、输尿管、膀胱、尿道　　　　　B. 肾、输尿管、膀胱

C. 肾、输尿管、膀胱、尿道、阴道　　D. 肾、输尿管、尿道、阴道

E. 输尿管、膀胱、阴道、尿道

72. 女性尿道更容易引起逆行性感染，主要是因为女性尿道（　）

A. 较长、宽而直　　　　B. 紧贴阴道　　　　　　C. 抵抗力弱

D. 较长、窄而直　　　　　　E. 较短、宽而直

73. 膀胱炎的好发部位是（　　）

A. 膀胱尖　　　　　　　B. 膀胱体　　　　　　　C. 膀胱底

D. 膀胱三角　　　　　　E. 膀胱颈

（74、75 题共用题干）

患者，女，50 岁，农民。以左眼红痛伴同侧头痛，视物模糊一天为主诉。1 天前因情绪激动，突然出现左眼剧烈疼痛，同时伴同侧头痛。轻度发热，呕吐实力明显下降。眼科检查：VOS 0、1，VOD 1、2，左眼结膜混合充血，角膜水肿呈雾状混浊，KP（＋），角膜上皮可见小水疱，前房浅，瞳孔垂直椭圆形散大，D = 6mm，虹膜部分色素脱失。眼压为 65mmHg，其后窥视不清。有外眼及眼底正常。临床诊断：双眼急性闭角型青光眼，左眼急性发作。

74. 以下除哪项均为眼的屈光系统的组成（　　）

A. 角膜　　　　　　　　B. 房水　　　　　　　　C. 晶状体

D. 玻璃体　　　　　　　E. 视网膜

75. 前、后房相通的结构是（　　）

A. 角膜　　　　　　　　B. 虹膜　　　　　　　　C. 虹膜角膜角

D. 瞳孔　　　　　　　　E. 巩膜角膜角

76. 患者，男，14 岁，因与同学打架，被一木棍击中头部后出现短暂的晕倒，合并头部外伤出血，入院时意识清醒，语言表达清醒，入院后 1 小时，患者头痛、呕吐，出现躁动不安，血压升高，并出现较长时间的昏迷和语言不清。左瞳孔缩小，对光反射迟钝。CT 检查示：硬脑膜外血肿。颅顶骨损伤出血易形成硬膜外血肿的主要原因是（　　）

A. 颅顶骨血供丰富　　　　　　B. 硬脑膜无收缩能力

C. 硬脑膜与颅顶骨连结疏松　　D. 硬脑膜与颅骨间有硬膜下隙

E. 脑脊液外漏

77. 患者，男性，20 岁，因甲状腺功能亢进行甲状腺大部分切除术，术后第二天出现手足抽搐。最可能原因是（　　）

A. 喉上神经损伤　　　　　B. 甲状腺功能低下　　　　　C. 喉返神经损伤

D. 甲状旁腺功能低下　　　E. 喉头水肿导致喉梗阻

（78 ~ 80 题共用题干）

患者，女，30 岁。曾有反复发作的胃痛病史，现因持续性上腹部疼痛 4h 而急诊入院。查体发现腹肌紧张，右髂区有明显的压痛和反跳痛，经 X 线腹部摄片，见膈下有少量游离气体，诊断为急性胃穿孔。

78. 若胃后壁穿孔，胃内容物首先会进入何部位（　　）

A. 贲门　　　　　　　　B. 幽门　　　　　　　　C. 大网膜

D. 网膜囊　　　　　　　E. 直肠子宫陷凹

79. 该患者应取什么体位（　　）

A. 仰卧位　　　　　　　B. 俯卧位　　　　　　　C. 左侧卧位

D. 右侧卧位　　　　　　　E. 半卧位

80. 女性腹膜腔内的炎性液易积存于什么部位（　）

A. 麦氏点　　　　　　B. 直肠子宫陷凹　　　　C. 膀胱子宫陷凹

D. 直肠膀胱陷凹　　　　E. 幽门窦

三、B 型选择题（1×20）

A. 成纤维细胞　　　　B. 巨噬细胞　　　　C. 浆细胞

D. 肥大细胞　　　　　E. 脂肪细胞

81. 来自血液中单核细胞的是（　）

82. 来自血液中 B 淋巴细胞的是（　）

83. 来自血液中骨髓的造血祖细胞的是（　）

A. 脑膜中动脉　　　　B. 顶骨　　　　C. 颞骨

D. 蝶骨内　　　　　　E. 筛骨

84. 翼点的内侧面有（　）

85. 垂体窝位于（　）

86. 构成鼻中隔的是（　）

A. 十二指肠球（十二指肠壶腹）　　　　B. 十二指肠降部

C. 十二指肠悬肌　　　　D. 十二指肠空肠曲

E. 十二指肠纵襞

87. 十二指肠溃疡的好发部位（　）

88. 十二指肠大乳头位于（　）

89. 被十二指肠悬肌固定于腹后壁的是（　）

90. 确认空肠起始部的标志是（　）

A. 冠状窦　　　　B. 心大静脉　　　　C. 心中静脉

D. 心小静脉

91. 心的静脉血绝大部分回流入（　）

92. 与左冠状动脉前室间支伴行的是（　）

93. 与右冠状动脉后室间支伴行的是（　）

A. 包蜕膜　　　　B. 壁蜕膜　　　　C. 基蜕膜

D. 丛密绒毛膜　　　　E. 平滑绒毛膜

94. 形成胎盘的胎儿部分是（　）

95. 胎盘隔的构成是（　）

96. 形成胎盘的母体部分是（　）

97. 第22周后逐渐消失的结构是（　）

98. 第12周，羊腔膜增大，以致与羊膜合并的是（　）

A. 肝圆韧带　　　　B. 静脉韧带　　　　C. 胆囊

D. 下腔静脉　　　　E. 肝门静脉

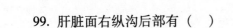

99. 肝脏面右纵沟后部有（　　）
100. 肝脏面右纵沟前部有（　　）

参考答案

1. D　　2. D　　3. D　　4. C　　5. D　　6. B　　7. C　　8. C　　9. A　　10. B
11. B　　12. E　　13. E　　14. B　　15. A　　16. C　　17. B　　18. A　　19. E　　20. C
21. C　　22. A　　23. C　　24. E　　25. A　　26. C　　27. A　　28. A　　29. B　　30. C
31. D　　32. E　　33. A　　34. D　　35. B　　36. C　　37. B　　38. C　　39. B　　40. B
41. C　　42. D　　43. C　　44. E　　45. D　　46. B　　47. B　　48. D　　49. B　　50. A
51. C　　52. E　　53. D　　54. E　　55. E　　56. D　　57. D　　58. D　　59. B　　60. C
61. D　　62. C　　63. E　　64. C　　65. D　　66. A　　67. A　　68. B　　69. C　　70. B
71. A　　72. E　　73. D　　74. E　　75. D　　76. C　　77. D　　78. D　　79. E　　80. B
81. B　　82. C　　83. D　　84. A　　85. D　　86. E　　87. A　　88. B　　89. D　　90. C
91. A　　92. B　　93. C　　94. D　　95. C　　96. C　　97. A　　98. E　　99. D　　100. C

附录二 综合练习自测试卷（二）与答案

一、A1 型选择题（1×60）

1. 有关解剖学姿势（标准姿势）的描述，错误的是（　　）
A. 身体直立　　　　　　B. 拇指向前　　　　　　C. 两眼平视
D. 手掌向前　　　　　　E. 双足并拢

2. 下列描述哪项不是上皮组织的特点（　　）
A. 由大量排列紧密的细胞和极少量的细胞外基质组成
B. 上皮细胞有极性
C. 上皮组织内富含毛细血管
D. 上皮组织内一般富有感觉神经末梢
E. 上皮组织具有保护、吸收、分泌和排泄等功能

3. 对单层柱状上皮的描述，哪项是错误的（　　）
A. 柱状上皮细胞核呈长圆形，常位于细胞近基底部
B. 从表面观察细胞呈六角形或多角形
C. 小肠腔面的柱状上皮游离面有纤毛，可定向摆动
D. 从垂直切面观察，细胞呈柱状
E. 细胞侧面近顶部处有紧密连接

4. 被覆变移上皮的是（　　）
A. 膀胱　　　　　　　　B. 小肠　　　　　　　　C. 子宫
D. 气管　　　　　　　　E. 胸膜

5. 光镜下所见的纹状缘和刷状缘，电镜下是（　　）
A. 纤毛　　　　　　　　B. 鞭毛　　　　　　　　C. 微管
D. 微绒毛　　　　　　　E. 微丝

6. 广义的结缔组织不包括下列哪种（　　）
A. 固有结缔组织　　　　B. 软骨组织　　　　　　C. 骨组织
D. 血液和淋巴　　　　　E. 肌原纤维

7. 软骨细胞的营养依靠（　　）
A. 毛细血管直接开口于软骨陷窝　　　　　　B. 基质中丰富的血管
C. 基质中有少量的淋巴管　　　　　　　　　D. 有软骨内小管
E. 通过基质渗透

8. 下列骨组织的细胞中属于单核吞噬细胞系统的是（　　）

A. 骨细胞　　　　　　　　B. 骨祖细胞　　　　　　　　C. 成骨细胞

D. 破骨细胞　　　　　　　E. 骨被覆细胞

9. 嗜酸性粒细胞的功能不包括（　　）

A. 吞噬抗原抗体复合物　　B. 杀灭寄生虫　　　　　　　C. 具有趋向性

D. 能释放多种溶酶体酶具有杀菌作用　　　　　　　　　E. 增强过敏反应

10. 下列关于骨骼肌纤维的描述，错误的是（　　）

A. 细胞呈细长圆柱形　　　B. 肌原纤维顺肌纤维的长轴平行排列

C. 有多个细胞核　　　　　D. 细胞核靠近肌膜　　　　　E. 无横纹

11. 每个肌节包括（　　）

A. 1/2A 带 + I 带 + 1/2A 带　B. 1/2A 带 + I 带 + 1/2I 带　C. 1/2I 带 + A 带 + 1/2I 带

D. 1/2I 带 + A 带 + 1/2A 带　E. 1/2I 带 + 1/2A 带

12. 心肌闰盘含有（　　）

A. 中间连接、桥粒、紧密连接

B. 紧密连接、桥粒、缝隙连接

C. 连接复合体、紧密连接

D. 连接复合体、半桥粒

E. 中间连接、桥粒、缝隙连接

13. 平滑肌分布在（　　）

A. 中空性器官的管壁内　　B. 心脏　　　　　　　　　　C. 骨

D. 关节　　　　　　　　　E. 大血管根部

14. 有关神经元的描述，正确的是（　　）

A. 神经原纤维没有运输作用

B. 尼氏体是神经元的代谢营养中心

C. 轴突只有 1 个，有传接受刺激的功能

D. 树突只有 1 个，有传导神经冲动的功能

E. 树突有多个分支，有接受刺激的功能

15. 神经冲动的传导是在神经组织的哪种结构上进行的（　　）

A. 轴膜　　　　　　　　　B. 轴浆　　　　　　　　　　C. 神经丝

D. 髓鞘　　　　　　　　　E. 微管

16. 神经元与神经元之间，或神经元与效应细胞之间传递信息的部位称（　　）

A. 突触　　　　　　　　　B. 化学性突触　　　　　　　C. 电突触

D. 突触前膜　　　　　　　E. 突触后膜

17. 在中枢神经系统中，具有吞噬功能的神经胶质细胞是（　　）

A. 小胶质细胞　　　　　　B. 少突胶质细胞　　　　　　C. 室管膜细胞

D. 星形胶质细胞　　　　　E. 施万细胞

18. 下列属于长骨的是（　　）

A. 指骨　　　　　　　　B. 椎骨　　　　　　　　C. 月骨

D. 锁骨　　　　　　　　E. 三角骨

19. 属于股骨下端的结构是（　　）

A. 股骨头　　　　　　　B. 粗线　　　　　　　　C. 臀肌粗隆

D. 腘面　　　　　　　　E. 股骨颈

20. 肱骨体后面中份的斜行沟是（　　）

A. 外科颈　　　　　　　B. 解剖颈　　　　　　　C. 桡神经沟

D. 尺神经沟　　　　　　E. 结节间沟

21. 不构成骨盆界线的结构是（　　）

A. 骶骨岬　　　　　　　B. 弓状线　　　　　　　C. 耻骨梳

D. 坐骨结节　　　　　　E. 耻骨联合上缘

22. 支配表情肌运动的神经是（　　）

A. 三叉神经　　　　　　B. 面神经　　　　　　　C. 颈神经后支

D. 肩胛上神经　　　　　E. 副神经

23. 属于上消化道的器官是（　　）

A. 十二指肠　　　　　　B. 空肠　　　　　　　　C. 回肠

D. 结肠　　　　　　　　E. 盲肠

24. 咽炎可通过何结构诱发中耳炎（　　）

A. 咽鼓管圆枕　　　　　B. 咽鼓管扁桃体　　　　C. 咽鼓管

D. 咽隐窝　　　　　　　E. 梨状隐窝

25. 十二指肠大乳头位于十二指肠的（　　）

A. 上部　　　　　　　　B. 降部　　　　　　　　C. 水平部

D. 升部　　　　　　　　E. 十二指肠空肠曲

26. 下颌下腺和颌下腺共同的开口是（　　）

A. 舌下阜　　　　　　　B. 舌系带　　　　　　　C. 舌下襞

D. 舌扁桃体　　　　　　E. 舌根

27. 肝胰壶腹开口于（　　）

A. 十二指肠上部　　　　B. 十二指肠降部　　　　C. 十二指肠水平部

D. 十二指肠升部　　　　E. 十二指肠球部

28. 上呼吸道包括（　　）

A. 鼻腔、口腔　　　　　B. 鼻、咽　　　　　　　C. 鼻、咽、喉

D. 鼻、咽、喉、气管　　E. 鼻、咽、喉、气管、支气管

29. 鼻旁窦积液最不容易引流的是（　　）

A. 上颌窦　　　　　　　B. 蝶窦　　　　　　　　C. 筛窦前中群

D. 额窦　　　　　　　　E. 筛窦后群

30. 关于左主支气管的描述，正确的是（ ）

A. 比右支气管粗而短　　B. 长 4~5cm　　C. 位于食管胸段之后

D. 垂直入左肺　　E. 异物易进入

31. 关于两侧胸膜腔的描述，正确的是（ ）

A. 内含少量浆液　　B. 两侧相通　　C. 内有肺

D. 下界在腋中线平第 9 肋　　E. 与腹膜腔相通

32. 患儿，女，2 岁。吃花生时因哭闹而将花生误入喉腔，请问花生最有可能坠入（ ）

A. 左主支气管　　B. 喉室　　C. 右主支气管

D. 右肺中叶支气管　　E. 左肺下叶支气管

33. 肾窦内的结构，不包括（ ）

A. 输尿管　　B. 肾盂　　C. 肾小盏

D. 肾动脉分支　　E. 肾大盏

34. 关于肾被膜的描述，错误的是（ ）

A. 纤维膜包裹肾实质表面，易于剥离

B. 肾筋膜位于脂肪囊外，分前后两层

C. 脂肪囊包被于纤维囊外面

D. 肾筋膜前后两层相互融合

E. 脂肪囊临床上又称肾床

35. 临床膀胱镜检寻找输尿管口的标志是（ ）

A. 膀胱三角　　B. 膀胱颈　　C. 膀胱体

D. 输尿管间襞　　E. 膀胱尖

36. 女性易发生逆行性尿路感染，主要原因是（ ）

A. 前上方与阴蒂相邻　　B. 膀胱容积大　　C. 尿道宽，短而直

D. 尿道开口于阴道前庭　　E. 较男性尿道短而弯曲

37. 精子储存在何处（ ）

A. 睾丸　　B. 前列腺　　C. 附睾

D. 精囊　　E. 尿道球腺

38. 临床上所指的前尿道是（ ）

A. 前列腺部　　B. 膜部　　C. 海绵体部

D. 前列腺部和膜部　　E. 海绵体部和膜部

39. 女性的附属腺是（ ）

A. 前庭大腺　　B. 前庭球　　C. 乳房

D. 子宫　　E. 卵巢

40. 对子宫形态的描述，正确的是（ ）

A. 子宫分头、体、尾三部分

B. 子宫与阴道相通，不与输卵管相通

C. 子宫颈全部被阴道包绕

D. 正常姿势为前倾前屈位

E. 非妊娠期子宫峡正常 11cm 长

41. 患者，女，孕 40 周，突发下体见红，及时送医院就诊，行 B 超检查发现胎儿脐带绕颈。需行剖宫产，如行剖宫产在子宫的哪个位置最佳（　　）

A. 子宫底　　　　　　　　　B. 子宫体　　　　　　　　　C. 子宫颈

D. 子宫峡　　　　　　　　　E. 子宫腔

42. 关于动脉的叙述，正确的是（　　）

A. 导血离心的血管　　　　　B. 导血回心的血管　　　　　C. 自左心房发出

D. 按管径的大小，可分为大、小两级　　　　　　　　　E. 自右心房发出

43. 窦房结位于（　　）

A. 下腔静脉与右心房交界处心肌层深面

B. 房间隔下部

C. 上腔静脉与右心房交界处心肌层深面

D. 上腔静脉与右心房交界处心外膜深面

E. 卵圆窝深面

44. 不属于锁骨下动脉分支的是（　　）

A. 甲状颈干　　　　　　　　B. 胸廓内动脉　　　　　　　C. 椎动脉

D. 肋颈干　　　　　　　　　E. 甲状腺上动脉

45. 关于体循环静脉特点的描述，错误的是（　　）

A. 数量多，管径粗　　　　　B. 有浅、深静脉之分

C. 管壁薄，弹性小，压力低　D. 静脉之间有丰富的吻合　　E. 均有静脉瓣

46. 乳房外侧部的乳腺癌最先转移到（　　）

A. 腋尖淋巴结　　　　　　　B. 胸肌淋巴结　　　　　　　C. 膈上淋巴结

D. 纵隔前淋巴结　　　　　　E. 胸骨旁淋巴结

47. 产生房水的器官是（　　）

A. 角膜　　　　　　　　　　B. 晶状体　　　　　　　　　C. 玻璃体

D. 虹膜　　　　　　　　　　E. 睫状体

48. 巩膜静脉窦位于（　　）

A. 脉络膜内　　　　　　　　B. 巩膜内　　　　　　　　　C. 虹膜根部

D. 巩膜与角膜连接处的深部　　　　　　　　　　　　　　E. 巩膜与睫状体连接处

49. 关于眼球的描述，错误的是（　　）

A. 睫状肌舒张，晶状体变厚，曲度变大　　　　　　B. 眼房内充满房水

C. 房水渗入巩膜静脉窦　　　　　　　　　　　　　　D. 前房经瞳孔与后房相通

E. 玻璃体为无色透明的胶状物

50. 关于晶状体的错误说法是（　　）

A. 为双凸透镜状　　　　　　B. 无色透明　　　　　　　　C. 有弹性

D. 不含血管，仅有神经　　　E. 外包一层透明而有弹性的薄膜

51. 右侧颈 5～胸 2 后角受损时产生 （ ）

A. 病变水平以下的对侧肢体所有感觉缺失或减退

B. 病变水平以下同侧肢体所有感觉缺失或减退

C. 右上肢所有感觉减退或缺失

D. 右上肢痛、温觉减退或缺失而触觉和深感觉保留

E. 左上肢痛、温觉减退或缺失而触觉和深感觉保留

52. 桡神经 （ ）

A. 以内、外侧头发自臂丛内、外侧束   B. 与旋肱后动脉伴行穿四边孔

C. 与肱深动脉伴行   D. 在肱骨肌管内由外上斜向内下

E. 支配臂伸肌和旋前圆肌

53. 三叉神经 （ ）

A. 含有特殊内脏传出纤维和一般躯体传入纤维

B. 含有特殊内脏运动纤维和特殊内脏感觉纤维

C. 不管理咀嚼肌运动

D. 传导舌后 1/3 的黏膜感觉

E. 传导舌后 1/3 的味觉

54. 交感神经的低级中枢位于 （ ）

A. 胸$_{1,12}$脊髓节段   B. 胸$_1$或颈$_8$、腰$_2$或腰$_3$脊髓节段

C. 骶$_{2,4}$脊髓节段   D. 胸$_1$、腰$_4$脊髓节段

E. 胸$_1$、骶$_3$脊髓节段中枢神经系统

55. 次级卵母细胞完成第 2 次成熟分裂的时间是 （ ）

A. 排卵时   B. 排卵前   C. 排卵后

D. 排卵后 12 小时内   E. 与精子相遇受精时

56. 异位植入最常见的部位是 （ ）

A. 卵巢   B. 腹腔   C. 输卵管

D. 子宫颈   E. 肠系膜

57. 滋养层是 （ ）

A. 中胚层   B. 胚泡的壁   C. 外胚层

D. 内胚层   E. 内细胞群

58. 胎盘不分泌 （ ）

A. 绒毛膜促性腺激素   B. 雌激素   C. 催乳激素

D. 生长激素   E. 孕激素

59. 关于垂体的描述，错误的是 （ ）

A. 位于蝶骨体上面的垂体窝内   B. 前上方与视交叉相邻

C. 分为腺垂体和神经垂体两部分   D. 借漏斗连于底丘脑

E. 女性略大于男性

60. 属于腹膜内位器官的是（　　）

A. 子宫　　　　　　　　B. 肾上腺　　　　　　　C. 卵巢

D. 肝　　　　　　　　　E. 膀胱

二、A2、A3 型选择题（1×20）

61. 患者，男，54 岁，结核性胸膜炎，拟行胸腔穿刺抽液，需在体表摸认的结构是（　　）

A. 胸骨角　　　　　　　B. 肩胛上角　　　　　　C. 肩胛下角

D. 肩峰　　　　　　　　E. 以上都不是

（62、63 题共用题干）

患者，女，26 岁。妊娠 38 周，到某市医院产科就诊。检查发现骨产道（即真骨盆）狭窄，医生决定拟行剖宫术。

62. 参与骨盆构成的结构应除外（　　）

A. 左、右髋骨　　　　　B. 骶髂关节　　　　　　C. 骶骨和尾骨

D. 耻骨联合　　　　　　E. 第 5 腰椎

63. 大、小骨盆的分界标志是（　　）

A. 骶骨的岬　　　　　　B. 弓状线　　　　　　　C. 耻骨梳

D. 界线　　　　　　　　E. 耻骨联合上缘

（64～66 题共用题干）

患者，男，42 岁，因肛门周围流脓前来就医。查体见肛门周围 4 点钟、7 点钟方向可见两个小指尖大小的开口，口周有脓性结痂，探针探查可分别进入肛管，但两口之间并不相通。诊断为肛瘘并予以手术治疗。

64. 根据解剖学知识，肛瘘的内口多数位于（　　）

A. 肛柱　　　　　　　　B. 肛瓣　　　　　　　　C. 肛窦

D. 齿状线　　　　　　　E. 白线

65. 肛周手术要注意保护肛直肠环，以免术后大便失禁。构成肛直肠环的肌不包括（　　）

A. 肛门内括约肌　　　　B. 耻骨直肠肌　　　　　C. 肛门外括约肌深部

D. 肛门外括约肌浅部　　E. 尾骨肌

66. 齿状线上、下方的特点正确的是（　　）

A. 线上方痛觉敏感　　　B. 线下方的痔疮为混合痔　　C. 线下方由躯体神经支配

D. 线上方被覆盖单层扁平上皮　　　　　　　　　E. 线下方由肛门动脉营养

（67、68 题共用题干）

某成年女性高烧 3 天，烦躁。昏迷 2 小时。经血液化验和影像学检查，诊断为急性肺炎，需输液和抗生素治疗。

67. 静脉抽血部位（　　）

A. 颞浅静脉　　　　　　B. 大隐静脉　　　　　　C. 肱静脉

D. 肘正中静脉　　　　　E. 颈内静脉

68. 静脉输液部位（　　）

A. 手背静脉网　　　　　B. 肱静脉　　　　　　C. 股静脉

D. 锁骨下静脉　　　　　E. 桡静脉

（69、70 题共用题干）

患者，男，18 岁。车祸挤压右胸背部，急诊入院。X 线检查发现，右胸第 7 肋骨折，断端刺入胸腔，皮下有气体，右肺上叶明显塌陷，右肋膈隐窝变钝。诊断为血气胸，拟以粗针头插入胸膜腔抽液。

69. 患者站立位时积液首先聚集的部位是（　　）

A. 肋膈隐窝　　　　　　B. 肋纵隔隐窝　　　　C. 膈纵隔隐窝

D. 胸膜顶　　　　　　　E. 以上都不是

70. 正常肺下界的体表投影在腋中线处与第几肋相交（　　）

A. 第 6 肋　　　　　　　B. 第 7 肋　　　　　　C. 第 8 肋

D. 第 9 肋　　　　　　　E. 第 10 肋

（71～73 题共用题干）

肾贴于腹后壁，分为内、外侧缘，前、后面和上、下端，肾门处有血管神经等结构出入，周围有肾筋膜、脂肪囊和纤维囊包绕。

71. 肾门位于（　　）

A. 肾的外侧缘　　　　　B. 肾的内侧缘　　　　C. 肾的上端

D. 肾的下端　　　　　　E. 肾的前面

72. 肾蒂中的结构不包括（　　）

A. 肾动脉　　　　　　　B. 肾静脉　　　　　　C. 输尿管

D. 肾盂　　　　　　　　E. 神经

73. 肾筋膜在肾周呈开放状态的方向（　　）

A. 向上　　　　　　　　B. 向外侧　　　　　　C. 向后内侧

D. 向下　　　　　　　　E. 向下外侧

（74、75 题共用题干）

患者，女，29 岁，农民。左耳间断流脓 5 年。耳部检查：耳郭及外周无红肿、外伤、畸形等，无牵拉痛；左耳有少许脓性分泌物，不臭；鼓膜可见一穿孔；咽鼓管通畅；双耳听力正常。辅助检查；白细胞 16.1×10^9 个/L，中性多核细胞 0.87，淋巴细胞 0.13。临床诊断：慢性化脓性中耳炎伴鼓膜穿孔。

74. 中耳鼓室有几个壁（　　）

A. 2 个　　　　　　　　B. 3 个　　　　　　　C. 4 个

D. 5 个　　　　　　　　E. 6 个

75. 借中耳鼓室的壁，慢性化脓性中耳炎向上可穿透鼓室盖到达什么结构（　　）

A. 脑膜和岩上窦　　　　B. 颈内静脉　　　　　C. 横窦

D. 外半规管或面神经管　　E. 鼓室窦和乳突小房

（76、77 题共用题干）

患者，男，50 岁，因无痛性血尿，做膀胱镜检查。在膀胱三角处见乳头状肿瘤，经病理鉴定为膀胱癌。随之，在硬膜外麻醉下行膀胱切除术。

76. 行硬膜外麻醉操作时，应将麻醉药物注入（　）

A. 中央管内　　　　　B. 硬膜外隙　　　　　C. 小脑延髓池

D. 蛛网膜下隙　　　　E. 硬脑膜静脉窦

77. 行硬膜外麻醉的进针由浅入深依次经过哪些结构（　）

A. 皮肤、浅筋膜、后纵韧带、棘间韧带、黄韧带

B. 皮肤、浅筋膜、黄韧带、后纵韧带、棘间韧带

C. 皮肤、浅筋膜、棘间韧带、棘上韧带、后纵韧带

D. 皮肤、浅筋膜、棘上韧带、棘间韧带、黄韧带

E. 皮肤、浅筋膜、黄韧带、棘间韧带、后纵韧带

（78、79 题共用题干）

患者，男，55 岁，甲状腺次全切除手术后，患者出现手足抽搐。

78. 手术中可能误切了（　）

A. 甲状旁腺　　　　　B. 喉上神经　　　　　C. 舌咽神经

D. 喉返神经　　　　　E. 迷走神经

79. 可调节钙磷代谢的内分泌腺是（　）

A. 肾上腺　　　　　　B. 胸腺　　　　　　　C. 甲状旁腺

D. 垂体　　　　　　　E. 松果体

80. 患者，女，42 岁，因右上腹绞痛伴发烧 3 小时就诊。查体发现，在右腹直肌外侧缘与右肋弓交界处有明显压痛，深吸气时加剧。皮肤和巩膜未见黄疸。该女性最大可能患有（　）

A. 阑尾炎　　　　　　B. 胆囊炎　　　　　　C. 胃窦炎

D. 胰腺炎　　　　　　E. 十二指肠球炎

三、B 型选择题（1×20）

A. 红细胞　　　　　　B. 中性粒细胞　　　　C. 淋巴细胞

D. 单核细胞　　　　　E. 巨核细胞　　　　　F. 嗜酸性粒细胞

G. 嗜碱性粒细胞

81. 过敏或寄生虫感染是明显增多的是（　）

82. 细菌感染时增多最明显的是（　）

83. 细胞颗粒与肥大细胞类似的是（　）

84. 产生血小板的是（　）

85. 吞噬细菌后变成脓细胞的是（　）

86. 可以分化为巨噬细胞的是（　）

87. 没有细胞器的是（　）

88. 细胞体积分大、中、小三型，为机体关键免疫细胞的是（　）

A. 连结相邻 2 个椎体　　　B. 连结相邻 2 椎弓板　　　C. 位于椎体后面

D. 位于椎体前面　　　　　　E. 位于相邻棘突之间

89. 前纵韧带（　）

90. 后纵韧带（　）

91. 椎间盘（　）

92. 黄韧带（　）

A. 回盲瓣　　　　　　　　　B. 肠脂垂　　　　　　　　C. 齿状线

D. 盆膈　　　　　　　　　　E. 肛瓣

93. 皮肤和黏膜的分界线是（　）

94. 有防止大肠内容物返流的结构是（　）

95. 大肠和小肠在外形上的区别之一是（　）

96. 直肠与肛管的分界是（　）

A. 腹腔干　　　　　　　　　B. 脾动脉　　　　　　　　C. 锁骨下动脉

D. 胃十二指肠动脉　　　　　E. 肱动脉

97. 胃短动脉起自（　）

98. 椎动脉起自（　）

99. 胃左动脉起自（　）

100. 胰十二指肠上动脉起自（　）

参考答案

1. B	2. C	3. C	4. A	5. D	6. E	7. E	8. D	9. E	10. E
11. C	12. E	13. A	14. E	15. A	16. A	17. A	18. A	19. D	20. C
21. D	22. B	23. A	24. C	25. B	26. A	27. B	28. C	29. A	30. B
31. A	32. C	33. A	34. D	35. D	36. D	37. C	38. C	39. A	40. D
41. D	42. A	43. D	44. E	45. E	46. B	47. E	48. D	49. A	50. D
51. B	52. C	53. C	54. B	55. B	56. C	57. B	58. D	59. D	60. C
61. C	62. E	63. D	64. C	65. E	66. C	67. D	68. A	69. A	70. C
71. B	72. C	73. D	74. E	75. A	76. B	77. D	78. A	79. C	80. B
81. F	82. B	83. G	84. E	85. B	86. D	87. A	88. C	89. D	90. C
91. A	92. B	93. C	94. A	95. B	96. D	97. B	98. C	99. A	100. D

附录三　综合练习自测试卷（三）与答案

一、A1 型选择题（1×60）

1. 关于方位术语中，错误的描述是（　　）
A. 近头者为上　　　　　　B. 近足者为下　　　　　　C. 近腹者为前
D. 近背者为后　　　　　　E. 四肢而言距其附着部近者为内侧

2. 上皮组织的功能中不包括（　　）
A. 分泌　　　　　　　　　B. 吸收　　　　　　　　　C. 保护
D. 营养　　　　　　　　　E. 感觉

3. 假复层纤毛柱状上皮分布于（　　）
A. 消化管道　　　　　　　B. 循环管道　　　　　　　C. 泌尿管道
D. 呼吸管道　　　　　　　E. 以上都是

4. 关于变移上皮，下列哪项错误（　　）
A. 细胞的层次和形状可随器官胀缩而改变
B. 分布于排尿管道的大部分
C. 表层细胞呈大立方形，可见双核现象
D. 细胞有分泌作用
E. 盖细胞有防止尿液侵蚀的作用

5. 电镜下微绒毛与纤毛在结构上的不同点是（　　）
A. 前者细长，后者短粗
B. 前者内含线粒体，而后者则无
C. 前者内含纵行排列的微管，后者内含纵行排列的微丝
D. 前者内含纵行排列的微丝，后者内含纵行排列的微管
E. 前者短粗，后者细长

6. 狭义的结缔组织是指（　　）
A. 致密结缔组织　　　　　B. 疏松结缔组织　　　　　C. 脂肪组织
D. 网状组织　　　　　　　E. 固有结缔组织

7. 关于同源细胞群，描述正确的是（　　）
A. 单核细胞聚集而成　　　B. 属于一种多核细胞　　　C. 来源于同一个软骨细胞
D. 是成骨细胞的前体　　　E. 是破骨细胞的前体

8. 相邻骨细胞突起间有（　　）

A. 桥粒　　　　　　　　　B. 连接复合体　　　　　　　C. 缝隙连接

D. 中间连接　　　　　　　E. 紧密连接

9. 关于嗜碱性粒细胞描述正确的是（　　）

A. 占白细胞总数的比例最高　B. 细胞质具有强嗜碱性　　C. 胞核呈圆形

D. 胞质中含嗜碱性特殊颗粒　E. 在急性细菌性感染疾病时明显增多

10. 肌原纤维的结构和功能的基本单位是（　　）

A. 肌节　　　　　　　　　B. 肌质　　　　　　　　　　C. 肌膜

D. 肌浆网　　　　　　　　E. 肌纤维

11. 骨骼肌纤维收缩时，与肌球蛋白分子头部结合的是（　　）

A. 钙离子　　　　　　　　B. ATP　　　　　　　　　　C. 肌钙蛋白

D. 肌动蛋白　　　　　　　E. 原肌球蛋白

12. 光镜下心肌纤维与骨骼肌纤维区别，哪项是错误的（　　）

A. 二种肌纤维的大小和粗细不同

B. 骨骼肌纤维有横纹，心肌纤维没有横纹

C. 骨骼肌纤维没有闰盘，心肌纤维有闰盘

D. 骨骼肌纤维含有多个胞核，大多位于周边，心肌纤维只有一二个胞核，位于中央

E. 骨骼肌纤维没有分支，心肌纤维有分支

13. 对平滑肌纤维的描述正确的是（　　）

A. 细施呈长椭圆形　　　　　　　　　　　　B. 细胞质内无肌原纤维

C. 细胞质内有数十个至数百个细胞核　　　　D. 细胞质可见横纹

E. 细胞连接处有闰盘

14. 神经元胞质中不含有（　　）

A. 神经纤维　　　　　　　B. 嗜染质　　　　　　　　　C. 神经原纤维

D. 线粒体　　　　　　　　E. 高尔基复合体

15. 下列对神经元的描述正确的是（　　）

A. 接受刺激　　　　　　　B. 传导冲动　　　　　　　　C. 整合信息

D. 神经系统结构与功能基本单位　　　　　　E. 以上都是

16. 按神经元的接触方式分（　　）

A. 轴—树突触　　　　　　B. 轴—体突触　　　　　　　C. 轴—棘突触

D. 以上都是　　　　　　　E. 以上都不是

17. 关于神经冲动的传导正确的是（　　）

A. 电流的传导是在轴膜进行

B. 有髓神经纤维的神经冲动呈跳跃式传导

C. 有髓神经纤维的轴突越粗、髓鞘越厚、结间体越长，传导速度越快

D. 无髓神经纤维因无髓鞘和郎飞结，神经冲动只能沿轴膜连续传导，故传导速度慢

E. 以上都对

18. 下列属于短骨的是（　　）

A. 指骨　　　　　　　　B. 椎骨　　　　　　　　C. 月骨

D. 锁骨　　　　　　　　E. 趾骨

19. 颈椎（　　）

A. 均有椎体　　　　　　B. 第1、2颈椎无横突孔　　　C. 第7颈椎棘突没有分叉

D. 第2颈椎又称为寰椎　　E. 棘突末端都分叉

20. 关于闭孔叙述错误的是（　　）

A. 膜和肌封闭　　　　　　　B. 髂骨、坐骨和耻骨共同围成

C. 耻骨和坐骨共同围成　　　D. 髋骨的前下方

E. 有血管和神经通过

21. 下列不构成骨盆的是（　　）

A. 髋骨　　　　　　　　B. 骶骨　　　　　　　　C. 尾骨

D. 耻骨联合　　　　　　E. 第五腰椎

22. 支配咀嚼肌运动的神经是（　　）

A. 副神经　　　　　　　B. 面神经　　　　　　　C. 上牙槽神经

D. 鼓索　　　　　　　　E. 三叉神经

23. 左腮腺导管开口于哪个牙所对应的颊黏膜处（　　）

A. 左上颌中切牙　　　　B. 左上颌第二磨牙　　　C. 左上颌第一前磨牙

D. 左上颌侧切牙　　　　E. 左下颌第二磨牙

24. 对咽的叙述，正确的是（　　）

A. 上借咽峡通鼻腔　　　　　B. 下平第6颈椎上缘移行为食管

C. 只分口咽、喉咽两部　　　D. 是一前后略扁的漏斗形肌性管道

E. 位于颈椎及上段胸椎前方

25. 对十二指肠的描述，正确的是（　　）

A. 属于下消化道　　　　　B. 为腹膜内位器官

C. 水平部向左跨过下腔静脉前方

D. 借十二指肠悬肌连于腹后壁

E. 十二指肠前外侧壁有十二指肠大乳头

26. 不经过肝门的结构是（　　）

A. 肝门静脉　　　　　　B. 肝固有动脉　　　　　C. 左右肝管

D. 肝静脉　　　　　　　E. 淋巴管、神经

27. 下列关于胆囊的说法，正确的是（　　）

A. 仅能贮存胆汁　　　　B. 容量为50～80mL

C. 可分为底、体、颈、管四部分

D. 位于肝左叶下的胆囊窝内

E. 产生胆汁

28. 属于下呼吸道的是（　　）

A. 口腔　　　　　　　B. 鼻　　　　　　　C. 咽

D. 喉　　　　　　　　E. 气管

29. 成年人喉介于（　　）

A. 第 2~5 颈椎之间　　　B. 第 3~6 颈椎之间　　　C. 第 2~7 颈椎之间

D. 第 3~6 胸椎之间　　　E. 第 3~7 胸椎之间

30. 右主支气管的说法，哪项正确（　　）

A. 比左支气管细而长　　　B. 长 5~6cm　　　C. 几乎呈水平位入右肺

D. 粗短，走形方向较垂直　　　E. 进入气管内异物不易坠入此管

31. 关于肋膈隐窝描述正确的是（　　）

A. 呈半月状，胸膜腔最低部分

B. 有脏胸膜和壁胸膜返折形成

C. 深吸气能被肺充满

D. 不含浆液

E. 与腹膜腔相通

32. 患者，女，55 岁，近来常间歇性头痛，擤鼻子常带血。经医院检查被确诊为鼻咽癌。鼻咽癌的好发部位是（　　）

A. 咽鼓管圆枕　　　　　B. 鼻咽部　　　　　　C. 梨状隐窝

D. 咽隐窝　　　　　　　E. 下鼻甲后方约 1cm 处

33. 有关肾的说法，错误的是（　　）

A. 两肾均为腹膜外位器官　　　B. 肾表面包有三层被膜

C. 左肾因左肺底较低，故低于右肾

D. 肾位于脊柱的两侧，紧贴腹后壁

E. 右肾因受肝的影响，位置较左肾约低半个椎体

34. 肾的被膜从内向外依次是（　　）

A. 肾筋膜、脂肪囊、纤维囊　　　B. 肾筋膜、纤维囊、脂肪囊　　　C. 脂肪囊、纤维囊、肾筋膜

D. 纤维囊、脂肪囊、肾筋膜　　　E. 纤维囊、肾筋膜、脂肪囊

35. 下列哪个结构不与膀胱后方毗邻（　　）

A. 直肠　　　　　　　　B. 前列腺　　　　　　C. 精囊

D. 输精管壶腹　　　　　E. 子宫

36. 肾盂肾炎患者叩击和触压疼痛的位置是（　　）

A. 竖脊肌的外侧缘与 12 肋下缘所形成的夹角

B. 竖脊肌的内侧缘与 12 肋下缘所形成的夹角

C. 竖脊肌的外侧缘与 12 肋上缘所形成的夹角

D. 竖脊肌的内侧缘与 11 肋下缘所形成的夹角

E. 竖脊肌的外侧缘与 11 肋下缘所形成的夹角

37. 输精管常用的结扎部位是（　　）

A. 睾丸部 　　　　　　　B. 精索部 　　　　　　　C. 腹股沟部

D. 盆部 　　　　　　　　E. 壶腹部

38. 关于前列腺的描述，正确的是（　　）

A. 与膀胱底相邻 　　　　B. 为男性生殖腺之一 　　C. 呈栗子形，尖朝上底朝下

D. 有尿道穿过 　　　　　E. 有输精管穿过

39. 卵巢位于（　　）

A. 盆腔卵巢窝内 　　　　B. 髂窝内 　　　　　　　C. 骨盆的内侧壁

D. 髂外动脉夹角处 　　　E. 髂内动脉夹角处

40. 防止子宫下垂的主要韧带是（　　）

A. 子宫主韧带 　　　　　B. 子宫阔韧带 　　　　　C. 子宫骶韧带

D. 子宫圆韧带 　　　　　E. 卵巢悬韧带

41. 患者，女，45 岁，因盆腔炎性积液需要做穿刺抽取液体检查，在何处穿刺（　　）

A. 直肠 　　　　　　　　B. 尿道 　　　　　　　　C. 阴道穹

D. 下腹部 　　　　　　　E. 腰部

42. 下列能够进行物质交换的血管是（　　）

A. 大动脉 　　　　　　　B. 小动脉 　　　　　　　C. 中动脉

D. 静脉 　　　　　　　　E. 毛细血管

43. 室间隔前 2/3 的滋养动脉是（　　）

A. 动脉圆锥支 　　　　　B. 前室间支 　　　　　　C. 后室间支

D. 左旋支 　　　　　　　E. 右旋支

44. 关于椎动脉的描述，错误的是（　　）

A. 向上穿行第 6 ~ 1 颈椎的横突孔 　　　　　　　B. 为颈外动脉的分支

C. 为锁骨下动脉的分支 　　　　　　　　　　　　D. 经枕骨大孔入颅

E. 分布于脑和脊髓

45. 关于体循环浅静脉的描述，错误的是（　　）

A. 不与动脉相伴行 　　　B. 又称皮下静脉 　　　　C. 常吻合成静脉网

D. 临床上常利用其进行输液 E. 常吻合成静脉丛

46. 关于脾的描述，错误的是（　　）

A. 脏面有脾门 　　　　　B. 位于左季肋区 　　　　C. 是人体最大的淋巴器官

D. 上缘前部有 2 ~ 3 个脾切迹 E. 其长轴与第 9 肋走向一致

47. 眼球结构屈光能力最强的是（　　）

A. 房水 　　　　　　　　B. 晶状体 　　　　　　　C. 角膜

D. 玻璃体 　　　　　　　E. 瞳孔括约肌

48. 有关视神经盘的描述，错误的是（　　）

A. 为视神经的起始处

B. 视神经盘中央有视网膜中央动脉和静脉穿过

C. 视神经盘中央凹陷称中央凹

D. 视神经盘边缘隆起

E. 视神经盘颞侧有黄斑

49. 关于膜迷路的描述，正确的是（　　）

A. 位于骨迷路内　　　　　　　　　　　　　B. 内含外淋巴

C. 由膜半规管、椭圆囊、球囊和蜗管构成　　D. 内含神经纤维

E. 椭圆囊和球囊是位觉感受器

50. 鼓室描述正确的是（　　）

A. 顶部借鼓室盖与颅中窝分隔　　　　　　　B. 下壁为颈动脉管的上壁

C. 前壁为颈静脉　　　　　　　　　　　　　D. 鼓室空气不与外界相通

E. 镫骨底借韧带连于蜗窗

51. 脊髓内交感神经节前神经元胞体所在部位是（　　）

A. 后角固有核　　　　B. 中间外侧核　　　　C. 骶中间外侧核

D. 胸核　　　　　　　E. 中间内侧核

52. 关于尺神经的叙述，错误的是（　　）

A. 分布于前臂大部分屈肌　　B. 损伤后拇指不能内收　　C. 发自臂丛内侧束

D. 损伤后屈腕力量减弱　　　　E. 行程中经过尺神经沟

53. 支配泪腺的神经是（　　）

A. 面神经　　　　　　　B. 舌咽神经　　　　　　C. 副神经

D. 三叉神经　　　　　　E. 迷走神经

54. 交感神经节前神经元胞体所在的部位是（　　）

A. 胸核　　　　　　　　　　　　B. 脊髓胸 1 至腰 3 节段的中间内侧核

C. 脊髓胸 1 至腰 3 节段的中间内侧核和中间外侧核

D. 脊髓骶 2 至 4 节段的中间外侧核

E. 脊髓胸 1 至腰 3 节段的中间外侧核

55. 胚泡植入过程中正值子宫内膜处于（　　）

A. 活动期　　　　　　B. 静止期　　　　　　C. 增生期

D. 分泌期　　　　　　E. 月经期

56. 关于蜕膜反应的叙述，下列哪项是错误的（　　）

A. 处在分泌期的子宫内膜进一步增厚

B. 子宫内膜基质细胞增大，含大量糖原和脂滴

C. 腺体增大和弯曲，分泌旺盛

D. 小螺旋动脉增大，被成片的蜕膜细胞包绕

E. 蜕膜反应局限在胚胎周围

57. 胚内中胚层形成后，在脊索左右两侧，由内向外依次为（　　）

A. 间介中胚层、轴旁中胚层、侧中胚层

B. 轴旁中胚层、间介中胚层、侧中胚层

C. 轴旁中胚层、侧中胚层、间介中胚层

D. 侧中胚层、轴旁中胚层、间介中胚层

E. 侧中胚层、间介中胚层、轴旁中胚层

58. 胎盘的结构由哪两部分组成（ ）

A. 胎儿平滑绒毛膜和母体基蜕膜

B. 胎儿丛密绒毛膜和母体基蜕膜

C. 胎儿丛密绒毛膜和母体包蜕膜

D. 胎儿丛密绒毛膜和母体壁蜕膜

E. 胎儿平滑绒毛膜和母体包蜕膜

59. 关于神经垂体的描述，正确的是（ ）

A. 由远侧部、结节部和中间部组成
B. 分泌生长激素

C. 分泌促性腺激素
D. 包括垂体前叶和后叶

E. 包括正中隆起、神经部和漏斗

60. 下列哪项属于腹膜外位器官（ ）

A. 胃
B. 脾
C. 胰

D. 肝
E. 膀胱

二、A2、A3 型选择题（1×20）

61. 缝匠肌麻痹时可以影响（ ）

A. 髋关节的伸
B. 膝关节的伸
C. 屈髋伸膝

D. 伸髋屈膝
E. 膝关节的屈

（62~63 题共用题干）

某中年男性，自青少年时起就经常堵塞、流涕、不适等症状。在五官科检查时，医生考虑患者可能患鼻炎或鼻窦炎。

62. 患者中鼻道的内容物可能来自（ ）

A. 筛窦后群
B. 蝶窦
C. 上颌窦

D. 中鼻甲的炎性物质
E. 鼻泪管

63. 患者直立时最不容易引流的鼻窦是（ ）

A. 蝶窦
B. 上颌窦
C. 额窦

D. 筛窦后群
E. 筛窦前群

（64~66 题共用题干）

患者，男，35 岁，因间歇性腹胀、腹泻、消瘦两年，加重伴呕吐 20 天入院。有"胃病史"，无肝炎、结核等病史。胃肠钡餐检查食管、胃无异常，十二指肠球部和降部明显扩张，水平部狭窄，仅有少量钡剂通过，肠管边缘光滑规则，黏膜未见明显改变。胃镜检查发现，胃黏膜广泛充血，有较多胆汁反流。B 超检查结果为肝、胆、胰、脾、双肾均无异常，后腹膜、主动脉旁、十二指肠下段未见明显肿块。胸片、腹部平片无异常。

64. 根据临床症状及体格检查，诊断为（　　）

A. 反流性胃炎　　　　　　　B. 慢性胃炎　　　　　　　C. 十二指肠梗阻

D. 胃癌　　　　　　　　　　E. 以上都不是

65. 关于十二指肠，下列说法错误的是（　　）

A. 介于胃和空肠之间　　　　　　　　　　　　B. 属于下消化道

C. 是小肠中长度最短的一部分　　　　　　　　D. 呈 C 形包绕胰头

E. 可分四个部分

66. 关于十二指肠的四个部分，下列说法正确的是（　　）

A. 十二指肠上部在十二指肠各部中活动度较小

B. 十二指肠降部是十二指肠中活动度最大的一部分

C. 肠系膜上动静脉行于十二指肠水平部后方

D. 十二指肠升部行于腰椎左侧

E. 以上都不对

（67～69 题共用题干）

患者，女，19 岁。简要病史：3 天前上唇右侧长疖肿，用手反复挤压。昨天开始头痛、发烧，今天开始伴有呕吐入院。查体所见：T 38.5℃，P 100 次/分，BP 100/70mmHg。神清，但颈项强直。右眼睑有轻度水肿，结膜瘀血，眼球前突，外展受限，上睑下垂，视力障碍。医生诊为断面部感染导致颅内海绵窦炎。

67. 关于面静脉的起止，正确的是（　　）

A. 起自眼上静脉　　　　　　B. 起自内眦静脉　　　　　　C. 起自眼下静脉

D. 注入颈外静脉　　　　　　E. 注入颈前静脉

68. 关于面静脉的描述，错误的是（　　）

A. 收集面前部组织的静脉血　　　　　　　　　B. 与面动脉相伴行

C. 与下颌后静脉前支汇合后注入颈内静脉　　　D. 有丰富的静脉瓣

E. 经内眦静脉、眼静脉与颅内海绵窦相通

69. 面部危险三角区位于（　　）

A. 鼻根与两侧口角之间　　　B. 鼻根与两侧鼻翼之间　　　C. 鼻尖与两侧口角之间

D. 鼻尖与两侧内眦之间　　　E. 鼻尖与两侧外眦之间

（70～73 题共用题干）

某青少年男性，经常有鼻腔堵塞、流涕等不适症状。在五官科检查时，医生考虑可能患鼻炎或鼻窦炎。

70. 患者上鼻道的内容物可能来自（　　）

A. 筛窦后群　　　　　　　　B. 蝶窦　　　　　　　　　　C. 上颌窦

D. 下鼻甲的炎性物质　　　　E. 鼻泪管

71. 蝶窦开口于（　　）

A. 上鼻道　　　　　　　　　B. 中鼻道　　　　　　　　　C. 下鼻道

D. 蝶筛隐窝　　　　　　　　E. 上、中鼻道均有开口

72. 患者直立时最不容易引流的鼻窦是（　　）

A. 额窦   B. 蝶窦   C. 上颌窦

D. 筛窦前群   E. 筛窦后群

73. 鼻窦中开口高于窦底的是（　　）

A. 额窦   B. 蝶窦   C. 上颌窦

D. 筛窦前、中群   E. 筛窦后群

（74、75 题共用题干）

患者，男，56 岁。患慢性前列腺炎伴前列腺增生，需做前列腺按摩。

74. 请问前列腺液自腺体排出后首先到达（　　）

A. 尿道内口   B. 尿道海绵体部   C. 尿道球部

D. 尿道膜部   E. 尿道前列腺部

75. 关于前列腺描述错误的是（　　）

A. 分为底、体、尖 3 部   B. 分为前、中、后、左侧、右侧 5 叶

C. 其前面正中线上有前列腺沟

D. 后叶是前列腺癌的好发部位

E. 有尿道和射精管穿过

（76 ~ 78 题共用题干）

眼球能清晰成像，经过了屈光系统的调节作用，角膜、房水、晶状体和玻璃体具有屈光的作用。

76. 眼球屈光装置的主要结构是（　　）

A. 角膜   B. 房水   C. 晶状体

D. 玻璃体   E. 虹膜

77. 关于屈光装置的叙述，错误的是（　　）

A. 玻璃体对视网膜有支撑作用

B. 晶状体为双凸透镜状的弹性结构

C. 房水为角膜和晶状体提供营养

D. 晶状体浑浊导致白内障

E. 角膜富含血管和神经

78. 青光眼与哪个结构有关（　　）

A. 角膜   B. 晶状体   C. 房水

D. 玻璃体   E. 视网膜

（79 ~ 80 题共用题干）

女，11 岁，几天前不明原因出现上腹隐痛，6 ~ 7h 后转移至右下腹痛，为持续性，伴阵发性加重、约 4h 前疼痛突然减轻，但渐波及全腹而入院。伴有发热、恶心、呕吐，便意频繁感。查体：急性病容，全腹压痛，反跳痛，肌紧张，以右下腹为明显。嘱患者右大腿屈曲并内旋时，自感右下腹疼痛。肛门指检直肠前壁有触痛，临床诊断：急性阑尾炎穿孔，弥漫性腹膜炎。

79. 阑尾根部连于什么部位的后内侧壁 （　　）

A. 直肠　　　　　　　　B. 回肠　　　　　　　　C. 空肠

D. 盲肠　　　　　　　　E. 结肠

80. 便意频繁是因炎性分泌物易积存于什么位置 （　　）

A. 直肠子宫陷窝　　　　B. 直肠膀胱陷窝　　　　C. 直肠

D. 肛管　　　　　　　　E. 盲肠

三、B 型选择题（1×20）

A. 前交叉韧带　　　　　B. 股骨头韧带　　　　　C. 髌韧带

D. 骶结节韧带　　　　　E. 桡骨环状韧带

81. 属于膝关节囊内韧带的是 （　　）

82. 属于肘关节的韧带的是 （　　）

83. 属于髋关节韧带的是 （　　）

A. 舌乳头　　　　　　　B. 丝状乳头　　　　　　C. 菌状乳头

D. 肝　　　　　　　　　E. 胰腺

84. 能感受味蕾的结构是 （　　）

85. 具有一般感觉功能的是 （　　）

86. 人体第二大消化腺是 （　　）

A. 窦房结　　　　　　　B. 心瓣膜　　　　　　　C. 房室结

D. 卵圆窝　　　　　　　E. 梳状肌

87. 心内膜折叠形成的结构是 （　　）

88. 心的起搏点是 （　　）

89. 位于房间隔下部心内膜深面的是 （　　）

A. 上矢状窦　　　　　　B. 下矢状窦　　　　　　C. 窦汇

D. 横窦　　　　　　　　E. 乙状窦

90. 直接延续为颈内静脉的是 （　　）

91. 脑脊液主要渗入 （　　）

A. 形成脐正中韧带　　　B. 其残余物在胎盘的羊膜下

C. 退化消失　　　　　　D. 形成椎间盘的髓核

E. 不形成胚胎本体的任何结构

92. 原条的转归是 （　　）

93. 卵黄囊的转归是 （　　）

94. 尿囊的胚内部分的转归是 （　　）

95. 绒毛膜的转归是 （　　）

A. 促甲状腺激素　　　　B. 抗利尿激素　　　　　C. 褪黑素

D. 糖皮质激素　　　　　E. 胰岛素

96. 神经垂体贮存的激素（　　）

97. 腺垂体分泌的激素（　　）

98. 肾上腺分泌的激素（　　）

A. 肠系膜上淋巴结　　　　B. 腰淋巴结　　　　　C. Virchow 淋巴结

D. 下颌下淋巴结　　　　　E. 咽后淋巴结

99. 鼻咽癌可转移至（　　）

100. 胃癌可转移至（　　）

参考答案

1. E	2. D	3. D	4. D	5. D	6. E	7. C	8. C	9. D	10. A
11. D	12. B	13. B	14. A	15. E	16. D	17. E	18. C	19. C	20. B
21. E	22. E	23. B	24. D	25. C	26. D	27. C	28. E	29. B	30. D
31. A	32. D	33. C	34. D	35. B	36. A	37. B	38. D	39. A	40. A
41. C	42. E	43. B	44. B	45. E	46. E	47. B	48. C	49. C	50. A
51. B	52. A	53. A	54E	55. D	56. E	57. B	58. B	59. E	60. C
61. E	62. C	63. B	64. C	65. B	66. D	67. B	68. D	69. A	70. A
71. D	72. C	73. C	74. E	75. C	76. C	77. E	78. C	79. D	80. A
81. A	82. E	83. B	84. C	85. A	86. E	87. B	88. A	89. C	90. E
91. A	92. C	93. B	94. A	95. E	96. B	97. A	98. D	99. E	100. C

附录四 综合练习自测试卷（四）与答案

一、A1 型选择题（1×60）

1. 常用解剖学术语描述，正确的是（　）
A. 解剖学姿势规定，身体直立，呈立正姿势
B. 近腔者为内
C. 对于上肢而言，内侧即桡侧
D. 将人体分为左右两部分的面称矢状面
E. 矢状面又称为额状面

2. 下列描述哪项是被覆上皮的分类依据（　）
A. 上皮组织的分布和功能
B. 在垂直切面上细胞的形状
C. 上皮细胞的排列层数
D. 上皮细胞的排列层数和在垂直切面上表层细胞的形状
E. 上皮组织的分布

3. 下列有关假复层纤毛柱状上皮的描述，哪项是错误的（　）
A. 内有梭形细胞　　　　　B. 各种细胞都能达到细胞游离面
C. 内有柱状细胞　　　　　D. 内有杯状细胞
E. 所有细胞基底面均附着在基膜上

4. 以下对变移上皮的描述，哪项是错误的（　）
A. 按核位置的深浅可分为表层细胞、中间层细胞和基底细胞
B. 上皮细胞形态可随所在器官的收缩与扩张状态不同而变化，细胞层数不变
C. 分布于排尿管道
D. 膀胱收缩时，上皮较厚
E. 表层细胞较大、较厚，称盖细胞

5. 纤毛的电镜结构之一是（　）
A. 纤毛内可见大量可收缩的微丝
B. 可见 9 对三联微管
C. 纤毛内微管的排列方式是外周为九组二联微管，中央为两条单微管
D. 微管可收缩，使纤毛变短
E. 纤毛内可见大量的线粒体

6. 在疏松结缔组织中，最常见的细胞是（　　）

A. 成纤维细胞 　　　　　B. 巨噬细胞 　　　　　C. 浆细胞

D. 肥大细胞 　　　　　　E. 脂肪细胞

7. 关于软骨细胞的描述，错误的是（　　）

A. 软骨细胞包埋在软骨基质中，所在腔隙称软骨陷窝

B. 软骨细胞分泌软骨基质

C. 软骨周边的细胞成熟，小而扁、散化

D. 中部的细胞大而圆，分裂增殖为 2～8 个细胞组成的同源细胞群

E. 细胞质微嗜碱性，电镜下可见丰富的粗面内质网和发达的高尔基复合体

8. 关于骨细胞的描述，不正确的是（　　）

A. 位于骨组织内，比较均匀地分散于骨板之间或骨板内

B. 骨细胞有多个细长突起

C. 骨细胞胞体所在腔隙为骨陷窝，相邻的骨陷窝彼此独立不相连

D. 骨细胞突起所在的空间称骨小管

E. 随细胞成熟，骨细胞胞体逐渐变小，细胞器减少，突起延长

9. 关于嗜碱性粒细胞的嗜碱性颗粒，描述不正确的是（　　）

A. 嗜碱性颗粒大小不等

B. 嗜碱性颗粒在胞质中分布均匀

C. 颗粒内含有肝素、组胺、中性粒细胞趋化因子和嗜酸性粒细胞趋化因子等

D. 细颗粒中的肝素有抗凝作用

E. 通过颗粒中的物质，嗜碱性粒细胞可以启动针对病原体的炎症反应，也参与过敏反应

10. 肌节是（　　）

A. 两条相邻 Z 线之间的一段肌原纤维

B. 两条相邻 Z 线之间的一段肌纤维

C. 两条相邻 M 线之间的一段肌原纤维

D. 两条相邻 M 线之间的一段肌纤维

E. 两条相邻 H 带之间的一段肌原纤维

11. 肌浆网是肌细胞内（　　）

A. 粗面内质网 　　　　　B. 滑面内质网 　　　　　C. 细胞内小管

D. 高尔基复合体 　　　　E. 线粒体

12. 平滑肌纤维间存在的细胞连接是（　　）

A. 中间连接 　　　　　　B. 紧密连接 　　　　　　C. 缝隙连接

D. 桥粒 　　　　　　　　E. 缝隙连接和桥粒

13. 骨骼肌、心肌、平滑肌从哪些方面鉴别（　　）

A. 有无闰盘 　　　　　　B. 细胞的形态 　　　　　C. 分布范围

D. 细胞核的数量及位置 　E. 以上均是

14. 神经元的轴突内无（ ）

A. 神经丝   B. 线粒体   C. 微管

D. 滑面内质网   E. 尼氏体

15. 神经元的分类描述正确的是（ ）

A. 按神经元的突起数量分为三类

B. 按神经元轴突的长短分为两型

C. 按神经元的功能分为三类

D. 按神经元释放的神经递质和神经调质的化学性质进行分类

E. 以上都是

16. 电突触是神经元之间存在的（ ）

A. 中间连接   B. 紧密连接   C. 缝隙连接

D. 桥粒   E. 连接复合体

17. 关于周围有髓神经纤维哪项是错误的（ ）

A. 轴突外包神经膜细胞

B. 髓鞘和神经膜都有节段性

C. 轴突越粗，髓鞘越厚，结间体越长

D. 结间体越长，传导速度越慢

E. 髓鞘切迹的位置不是固定不变的

18. 骨构造的描述，错误的是（ ）

A. 骨干主要由骨密质构成   B. 骨骺主要由骨松质构成   C. 骨髓有红骨髓和黄骨髓

D. 骨膜有血管和神经   E. 骺软骨即指关节软骨

19. 胸骨（ ）

A. 由胸骨柄和胸骨体组成

B. 胸骨体外侧缘连结第 2~8 肋软骨

C. 胸骨角平对第 4 肋

D. 胸骨角向后平对第 4 胸椎体

E. 上 7 对肋软骨与胸骨之间均为滑膜关节

20. 下列关于颈椎说法错误的是（ ）

A. 第 1 颈椎无椎体   B. 第 2 颈椎有齿突   C. 横突有横突孔

D. 第 7 颈椎称隆椎   E. 第 7 颈椎棘突分叉

21. 下列关于骨盆的说法错误的是（ ）

A. 由骶骨、尾骨和左右髋骨组成

B. 界线为大、小骨盆的分界

C. 男性骨盆多呈心形，较小

D. 男性耻骨下角多在 80°~90°

E. 小骨盆上口由界线围成

22. 翼状肩体征是由于哪块肌麻痹所致（　　）

A. 三角肌　　　　　　　　B. 前锯肌　　　　　　　　C. 斜方肌

D. 肩胛下肌　　　　　　　E. 背阔肌

23. 咽峡的构成（　　）

A. 腭垂、两侧腭咽弓和舌根

B. 腭帆后缘、两侧腭咽弓和舌根

C. 软腭、两侧腭舌弓和舌根

D. 腭垂、腭帆后缘、两侧腭舌弓、腭咽弓和舌根

E. 以上均不正确

24. 对咽的描述，何者不妥（　　）

A. 后方有颈椎　　　　　　B. 上端达颅底　　　　　　C. 下端续食管

D. 经喉口通喉腔　　　　　E. 前方有气管

25. 有关空、回肠的描述，错误的是（　　）

A. 空、回肠活动度较大

B. 孤立淋巴滤泡在空、回肠均可见到

C. 集合淋巴滤泡只见于空肠的黏膜内

D. 空肠肠壁较厚、管径较大、血管较丰富、黏膜皱襞高而密

E. 空肠约占空、回肠全长的 2/5，回肠则占 3/5

26. 关于肝的毗邻，错误的是（　　）

A. 左叶邻胃前壁　　　　　B. 右叶前部邻结肠右曲　　C. 右叶中部邻十二指肠降部

D. 右叶后部邻右肾　　　　E. 肝上方为膈

27. 关于胆总管的叙述，何为正确（　　）

A. 由左右肝管汇合而成　　B. 位于门静脉的左后方　　C. 位于肝胃韧带内

D. 位于肝十二指肠韧带内　E. 开口于胆囊

28. 不属于外鼻的结构是（　　）

A. 鼻根　　　　　　　　　B. 鼻背　　　　　　　　　C. 鼻尖

D. 鼻翼　　　　　　　　　E. 鼻阈

29. 参与构成喉口的活瓣的喉软骨是（　　）

A. 甲状软骨　　　　　　　B. 环状软骨　　　　　　　C. 会厌软骨

D. 杓状软骨　　　　　　　E. 以上均不是

30. 关于肺的描述，错误的是（　　）

A. 位于胸腔内，纵隔的两侧

B. 左肺狭长，右肺宽短

C. 肺尖可超出锁骨内侧 1/3 段上方 2~3cm

D. 右肺被斜裂和水平裂分为三个叶

E. 右肺前缘下份有心切迹

31. 胸膜下界在锁骨中线相交于（　　）

A. 第 6 肋 　　　　　　　　B. 第 8 肋 　　　　　　　　C. 第 10 肋

D. 第 11 肋 　　　　　　　　E. 第 12 肋

32. 患者，男，45 岁，患有左侧结核性胸膜炎，并引发了胸腔积液，此患者站立时，积液集聚在肋膈隐窝，试问肋膈隐窝位于（　　）

A. 脏、壁胸膜移行处 　　　B. 肋胸膜、膈胸膜移行处 　　C. 胸膜顶处

D. 膈胸膜与纵隔胸膜移行处　E. 肋胸膜、纵隔胸膜移行处

33. 肾门约在哪个椎体平面，相当于第几肋软骨前端（　　）

A. T_{11}；9 　　　　　　　B. T_{12}；7 　　　　　　　C. L_1；9

D. L_2；9 　　　　　　　　E. L_3；9

34. 下列叙述，哪项是错误的（　　）

A. 泌尿系统各器官的功能只是生成尿并输送和排出尿

B. 左侧肾蒂较右侧者长

C. 两肾上端比下端较靠近脊柱

D. 肾的上端较下端宽而薄

E. 肾的上端内侧附有肾上腺

35. 与女性膀胱下方邻接的结构是（　　）

A. 尿生殖膈 　　　　　　　B. 盆膈 　　　　　　　　　C. 子宫

D. 精囊腺 　　　　　　　　E. 直肠

36. 肾囊封闭时，药物注入（　　）

A. 纤维囊 　　　　　　　　B. 脂肪囊 　　　　　　　　C. 肾筋膜

D. 腹膜 　　　　　　　　　E. 肾门

37. 关于精囊说法正确的是（　　）

A. 位于前列腺的后面 　　　B. 能储存精子 　　　　　　C. 是不成对的器官

D. 分泌物参与构成精液 　　E. 没有排泄管

38. 射精管开口于（　　）

A. 尿道起始部 　　　　　　B. 尿道膜部 　　　　　　　C. 尿道前列腺部

D. 尿道海绵体部 　　　　　E. 前尿道

39. 卵巢呈（　　）

A. 圆形 　　　　　　　　　B. 椭圆形 　　　　　　　　C. 方形

D. 扁卵圆形 　　　　　　　E. 心形

40. 关于阴道描叙正确的是（　　）

A. 连于子宫和内生殖器 　　B. 由黏膜、肌层、内膜组成　C. 是性交器官

D. 仅月经排出的管道 　　　E. 仅胎儿娩出的管道

41. 患者，女，25 岁，发现乳房一肿块，诊断为乳房纤维瘤，行乳房手术时，做何种切口为宜（　　）

A. 放射状切口 　　　　　　B. 环形切口 　　　　　　　C. 横行切口

D. 左侧斜切口   E. 右侧斜切口

42. 体循环起于（　　）

A. 左心房   B. 左心室   C. 右心房

D. 右心室   E. 左心耳

43. 关于左冠状动脉，正确的叙述是（　　）

A. 发出前室间支和旋支   B. 发自主动脉弓   C. 营养右心房

D. 与右冠状动脉没有吻合   E. 发出后室间支和右缘

44. 某男臂中部骨折，骨折断端可能刺伤的动脉是（　　）

A. 锁骨下动脉   B. 腋动脉   C. 肱动脉

D. 桡动脉   E. 尺动脉

45. 缺乏静脉瓣的静脉为（　　）

A. 面静脉   B. 头静脉   C. 贵要静脉

D. 大隐静脉   E. 小隐静脉

46. 淋巴器官不包括（　　）

A. 淋巴结   B. 胸腺   C. 脾

D. 扁桃体   E. 甲状腺

47. 不属于眼副器的结构是（　　）

A. 眼睑   B. 结膜   C. 眼球外肌

D. 眶筋膜和眶脂体   E. 睫状肌

48. 黄斑的描述正确的是（　　）

A. 位于视神经盘鼻侧 3.5cm 处

B. 其中央凹陷称中央凹

C. 中央凹血管丰富，感光最敏锐

D. 中央凹由密集的视杆细胞构成

E. 中央凹有视网膜中央动脉穿过

49. 小儿咽鼓管的特点是（　　）

A. 较细长   B. 较细短   C. 较粗长

D. 较粗短   E. 粗短且水平位

50. 小儿咽部感染常常引起中耳炎，与下列哪个解剖结构有关（　　）

A. 鼓室   B. 咽鼓管   C. 外耳道

D. 乳突窦   E. 鼓室丛

51. 脊髓的交感神经低级中枢位于（　　）

A. 胸核   B. 中间外侧核   C. 骶中间外侧柱

D. 中间内侧核   E. 网状结构

52. 支配第 3~4 蚓状肌的神经是（　　）

A. 桡神经深支   B. 肌皮神经   C. 桡神经浅支

D. 正中神经   E. 尺神经

53. 管理眼球角膜的神经是（ ）

A. 展神经   B. 视神经   C. 眼神经

D. 滑车神经   E. 动眼神经

54. 交感神经（ ）

A. 不支配肾上腺

B. 低级中枢位于脊髓胸 1 至腰 3 节段的中间外侧核

C. 节后纤维仅分布于躯干、四肢的血管、汗腺和竖毛肌

D. 节前纤维经灰交通支终于椎旁节

E. 以上都不对

55. 受精的部位一般在（ ）

A. 子宫体部或底部   B. 输卵管峡部   C. 输卵管壶腹部

D. 输卵管漏斗部   E. 腹腔

56. 三级绒毛干的绒毛中轴内含（ ）

A. 合体滋养层与细胞滋养层   B. 细胞滋养层与结缔组织

C. 合体滋养层，结缔组织与毛细血管

D. 结缔组织，蜕膜细胞与毛细血管

E. 结缔组织与毛细血管

57. 下述哪一结构不是由受精卵发育而来（ ）

A. 胚盘   B. 脐带   C. 羊膜

D. 蜕膜   E. 卵黄囊

58. 临床上作早期妊娠诊断时，通常是测孕妇尿中的（ ）

A. 雌激素   B. HCG   C. 孕激素

D. 绒毛膜促乳腺生长激素   E. 催乳素

59. 内分泌腺描述正确的是（ ）

A. 与神经系统无关   B. 包括甲状腺、肾上腺、垂体、松果体等

C. 有排泄管   D. 其分泌物直接输送至靶器官

E. 作用无特异性

60. 下列哪项不属于腹膜内位器官的是（ ）

A. 胃   B. 脾   C. 子宫

D. 输卵管   E. 阑尾

二、A2、A3 型选择题（1×20）

61. 患者，男，因受暴力打击致肱骨中部骨折，最可能损伤的是（ ）

A. 尺神经   B. 正中神经   C. 腋神经

D. 肌皮神经   E. 桡神经

（62~64 题共用题干）

患者，男，48 岁，患腹股沟疝，经治疗后痊愈。

62. 下列腹股沟管构成的壁中，哪项错误（　　）

A. 前壁是腹外斜肌腱膜和腹内斜肌

B. 后壁是腹横筋膜和腹股沟镰

C. 上壁为腹内斜肌和腹横肌的弓状下缘

D. 下壁为腹股沟韧带

E. 以上均错

63. 腹股沟直疝是（　　）

A. 腹腔内容物经腹股沟管深环进入腹股沟管，再经浅环突出

B. 腹腔内容物不经深环，而从腹股沟三角处膨出

C. 腹腔内容物经腹股沟管浅环进入腹股沟管，再经深环突出

D. 腹腔内容物经股管进入腹股沟三角处

E. 以上均错

64. 腹股沟斜疝是（　　）

A. 腹腔内容物经腹股沟管深环进入腹股沟管，再经浅环突出

B. 腹腔内容物经股管进入腹股沟三角处

C. 腹腔内容物经腹股沟管浅环进入腹股沟管，再经深环突出

D. 腹腔内容物不经腹股沟管深环，而从腹股沟三角膨出

E. 以上均错

（65～67 题共用题干）

患者，女，35 岁，于 4 小时前无明显诱因上腹部持续性疼痛，伴发热、恶心、呕吐。约 2 小时后上腹部疼痛减轻，但右下腹开始疼痛。检查：急性病面容，右下腹肌紧张，有压痛和反跳痛。确诊为急性阑尾炎。

65. 阑尾炎患者对压痛和反跳痛最敏感的位置在何处（　　）

A. 上腹部　　　　　　　B. 麦氏点　　　　　　　C. 小腹部

D. 肾区　　　　　　　　E. 胆囊压痛点

66. 阑尾手术时寻找阑尾最可靠的方法是什么（　　）

A. 寻找压痛点

B. 寻找脐与右髂前上棘连线中、外 1/3 的交点处

C. 寻找脐与左髂前上棘连线中、外 1/3 的交点处

D. 沿结肠带向下寻找阑尾

E. 患者自述

67. 阑尾在腹腔内可能的位置变化有哪些（　　）

A. 回肠前位　　　　　　B. 盆位　　　　　　　　C. 盲肠后位

D. 盲肠下位　　　　　　E. 以上都有

（68～70 题共用题干）

患者，男，45 岁。因腹胀加重、呕血、便血 1 天入院就诊。患者有肝炎肝硬化病史，经病理检查诊断为肝硬化导致腹水、呕血、便血。患者经保肝、抗感染治疗 20 天后症状减

轻出院。

68. 下列不属于肝门静脉属支的是（　　）

A. 胃左静脉　　　　　　　B. 胆囊静脉　　　　　　　C. 附脐静脉

D. 肝静脉　　　　　　　　E. 肠系膜下静脉

69. 肝门静脉高压引起的临床表现除以下哪种（　　）

A. 脾肿大　　　　　　　　B. 呕血、便血　　　　　　C. 腹水

D. 海蛇头　　　　　　　　E. 胸前区疼痛

70. 肝门静脉系与上、下腔静脉系之间的吻合部位，正确的是（　　）

A. 包括食管静脉丛、直肠静脉丛、椎静脉丛

B. 包括食管静脉丛、直肠静脉丛、脐周静脉网

C. 包括食管静脉丛、直肠静脉丛、椎静脉丛、脐周静脉网

D. 包括直肠静脉丛、椎静脉丛

E. 包括直肠静脉丛、椎静脉丛、脐周静脉网

（71～74 题共用题干）

患者，女，43 岁。因右腋下包块 10 个月余入院。查体：右侧乳房外上象限可扪及 8cm×6cm 大小包块，边界不清，固定，无压痛，乳头内陷，乳房皮肤呈"橘皮样"变。右侧腋窝可扪及多个黄豆大小的包块，质硬，无压痛。左侧乳房无异常，颈部及上胸部 CT 示：右侧腋窝及锁骨下多个淋巴结肿大。临床诊断为：右侧乳腺癌。

71. 乳房皮肤呈"橘皮样"变乳头内陷，原因是癌变部位淋巴回流障碍外，还与什么有关（　　）

A. 乳房癌变部位静脉瘀血

B. 癌细胞侵及乳房悬韧带使之缩短

C. 乳房癌变部位胸大肌痉挛收缩

D. 乳房癌变部位输乳管增长

E. 乳房癌变部位乳房皮肤变薄

72. 患者右侧腋窝多个淋巴结肿大。腋窝淋巴结的分群不包括（　　）

A. 胸肌淋巴结　　　　　　B. 肩胛下淋巴结　　　　　C. 尖淋巴结

D. 外侧淋巴结　　　　　　E. 胸肌间淋巴结

73. 患者癌变部位在乳房外上象限，此处的癌细胞首先转移至（　　）

A. 外侧淋巴结　　　　　　B. 肩胛下淋巴结　　　　　C. 胸肌淋巴结

D. 胸骨旁淋巴结　　　　　E. 腋尖淋巴结

74. 如果癌变部位在乳房区内侧部，癌细胞首先转移至（　　）

A. 胸骨旁淋巴结　　　　　B. 胸肌淋巴结　　　　　　C. 肝门淋巴结

D. 腋尖淋巴结　　　　　　E. 肩胛下淋巴结

（75～77 题共用题干）

患者，女，30 岁，停经 45 天，阴道少量出血 12 天，到医院检查 B 超显示：子宫 81mm×42mm×45mm，宫颈内口上方见节育环回声，临床诊断：宫外孕。

75. 输卵管全长由内侧向外侧可分四部 （　　）

A. 输卵管子宫部、输卵管峡部、输卵管壶腹部、输卵管漏斗部

B. 输卵管漏斗部、输卵管壶腹部、输卵管峡部、输卵管子宫部

C. 输卵管壶腹部、输卵管漏斗部、输卵管峡部、输卵管子宫部

D. 输卵管峡部、输卵管漏斗部、输卵管子宫部、输卵管壶腹部

E. 输卵管子宫部、输卵管壶腹部、输卵管峡部、输卵管漏斗部

76. 宫外孕常见部位 （　　）

A. 输卵管子宫部　　　　　B. 输卵管峡部　　　　　C. 输卵管壶腹部

D. 输卵管漏斗部　　　　　E. 阴道部

77. 女性结扎常选部位 （　　）

A. 输卵管子宫部　　　　　B. 输卵管峡部　　　　　C. 输卵管壶腹部

D. 输卵管阴道部　　　　　E. 输卵管漏斗部

（78 ~ 80 题共用题干）

患儿，女，5 岁。两周前因受凉而出现上呼吸道感染症状，服药后有所好转，近日体温高达 39 度，并伴有左外耳道有黄色脓液流出而来医院就诊。

78. 请问细菌可能来自 （　　）

A. 血液途径　　　　　B. 乳突小房途径　　　　　C. 外耳道途径

D. 乳突窦途径　　　　　E. 咽鼓管途径

79. 下列关于咽鼓管描述错误的是 （　　）

A. 咽鼓管咽口位于鼻咽部侧壁

B. 咽鼓管鼓室口开口于鼓室前壁

C. 咽鼓管分为骨部和软骨部

D. 成人咽鼓管比幼儿相对较大而平

E. 连通咽腔和鼓室

80. 咽鼓管位于鼓室的哪个壁 （　　）

A. 前壁　　　　　B. 后壁　　　　　C. 上壁

D. 下壁　　　　　E. 以上都不是

三、B 型选择题（1 × 20）

A. 咬肌　　　　　B. 颞肌　　　　　C. 翼内肌

D. 翼外肌　　　　　E. 二腹肌

81. 下颌向上和前方运动的是 （　　）

82. 上提下颌骨的是 （　　）

83. 上提和后退下颌骨的是 （　　）

84. 牵拉下颌骨向前下并作侧方运动的是 （　　）

85. 下降下颌骨的是 （　　）

A. 胃　　　　　B. 小肠　　　　　C. 阑尾

D. 结肠 E. 直肠

86. 有结肠袋、结肠带、肠脂垂的器官是（ ）

87. 消化和吸收的重要部位是（ ）

88. 消化管的最膨大部位是（ ）

89. 位于右髂窝内的器官是（ ）

A. 腹腔干 B. 脾动脉 C. 锁骨下动脉

D. 胃十二指肠动脉 E. 肱动脉

90. 胃短动脉起自（ ）

91. 椎动脉起自（ ）

92. 胃左动脉起自（ ）

93. 胰十二指肠上动脉起自（ ）

94. 桡动脉起自（ ）

A. 硬膜外隙 B. 蛛网膜下隙 C. 终池

D. 小脑延髓池 E. 硬膜外隙

95. 马尾位于（ ）

96. 位于蛛网膜与软脊膜之间的是（ ）

A. 颈椎 B. 腰椎 C. 寰椎

D. 胸椎 E. 隆椎

97. 有肋凹的是（ ）

98. 横突有孔的是（ ）

99. 棘突斜向后下呈叠瓦状排列的是（ ）

100. 有枕骨相关节的是（ ）

参考答案

1. D	2. D	3. B	4. B	5. C	6. A	7. C	8. C	9. B	10. A
11. B	12. C	13. E	14. E	15. E	16. C	17. D	18. E	19. D	20. E
21. D	22. B	23. E	24. E	25. C	26. C	27. D	28. E	29. C	30. E
31. B	32. B	33. C	34. A	35. A	36. B	37D	38C	39. D	40. C
41. A	42. B	43. A	44. C	45. A	46. E	47. E	48. B	49. E	50. B
51. B	52. E	53. C	54. C	55. C	56. E	57. D	58. B	59. B	60. C
61. E	62. E	63. B	64. A	65. B	66. D	67. E	68. D	69. E	70. B
71. B	72. E	73. C	74. A	75. A	76. C	77. B	78. E	79. D	80. A
81. C	82. A	83. B	84. D	85. E	86. D	87. B	88. A	89. C	90. B
91. C	92. A	93. D	94. E	95. C	96. B	97. D	98. A	99. D	100. C